医学之书 The Medical Book

U0188124

Medical

医学之书

[美]克利福德·皮寇弗 著

褚波 张哲 译

重庆大学出版社

医

学

之

书

The Medical Book

从巫医到机器人医生
医学史上的
250个里程碑

From Witch Doctors
to Robot Surgeons,
250 Milestones
in the History of Medicine

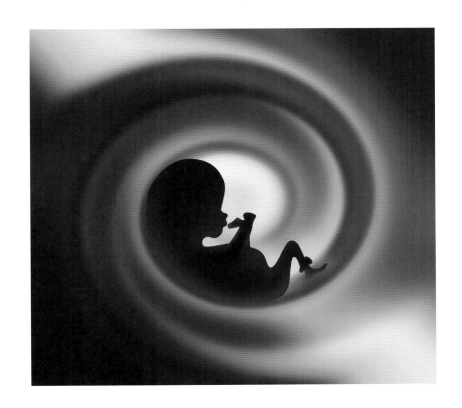

上帝不会一开始就把所有奥秘都告诉人类，

而是需要人类长期探索，才能从不断的发现中取得进步。

——色诺芬尼（古希腊哲学家）

公元前 500 年

任何尊重医学技术的地方，

也一定尊重人类自己。

——希波克拉底（古希腊医学家）

公元前 400 年

目　录

V

引言

医学的范围

欢迎翻开《医学之书》，进入这趟关于医学史的伟大旅程。在这趟旅程中，伴随你的，不仅有极为实用的医学技术，也有一些奇怪的甚至令人费解的话题——本书涵盖的内容相当广泛，从包皮环切术到濒死体验，再从巫医到机器人外科医生，等等，都有涉猎。The Great Courses（一个在线教育网站）上的教学内容为我们提供了一扇极佳的窗口，在这里可以窥见医学史的浩瀚，以及人类自石器时代以来所取得的惊人成就：

在今天这个现代医学的时代，器官移植已经司空见惯，新闻媒体上关于 DNA 和人类基因组奥秘的报道则透露着这样的信息：揭开生命的秘密已经指日可待了……不过，为了取得今天的这些成就，人类可是一步一个脚印，花费了数千年的努力。起初，哪怕是轻微的划伤，也可能让人们面临感染和死亡的威胁；那时，人们尚不知血液为何物，"细胞"这个概念都还没出现；一种简单的、可让医生听见病人心跳的仪器的问世，都是一个意义深远的进步。正是从这样的时代开始，人类的医学知识在不断地累积。

在《医学之书》中，每个条目都很短，最多只有几段文字。如此安排的好处是，读者可以很方便地跳至某个主题，而无须在浩瀚的文字中苦苦搜寻。比如，你想知道医生最早是在什么时候开始研究蛆虫疗法，用以清理伤口、挽救伤者生命时，你可以直接翻到"蛆虫疗法"这一条目，阅读该疗法的简短介绍。针灸和吐真药是否真的有用？第一例眼部手术是什么时候完成的？人体可以冷冻，然后在 100 年之后复苏吗？黄热病和昏睡病有什么区别？对于这些以及其他让人深思的问题，我们将在本书中一一解答。在我们这个时代，医疗卫生是最重要的问题之一，而在未来，它还会更加重要。学生与他们的父母、医疗行业的从业者，甚至《实习医生格雷》《豪斯医生》等医学剧的众多粉丝，都应该来看看这本书。

当同事问我，医学史上最伟大的里程碑事件有哪些时，我通常会提到三件事。第一个里程碑事件是在手术过程中使用绷带，用以止血，就像法国医生安布鲁瓦兹·巴累（Ambroise

Paré，1510—1590）所做的一样。他推广了绷带——在截肢手术中，用绷带扎紧血管的方式来阻止大出血，而不是像以前那样，使用烙铁烧灼创口这种老旧的止血方法。第二个里程碑事件是使用全身麻醉药物（如乙醚）来缓解疼痛。这一进步得归功于几位美国医生。第三个里程碑事件要数无菌手术，这种手术方式是由英国医生约瑟夫·李斯特（Joseph Lister，1827—1912）推广开来的。他使用苯酚来为伤口和手术器材消毒，大大降低了术后感染的概率。

如果再多说一点，我还可以讲讲医学史上的另外两个关键进步。首先是 X 射线的使用，这是第一个让医生可以直接看见活人身体内部的开创性方法。其次是医生和管理机构逐渐对尸体解剖持开放态度，这让医生可以直观地了解人体的解剖学结构。事实上，在这本书提到的一些里程碑事件中，就有列奥纳多·达·芬奇（Leonardo da Vinci，1452—1519）、巴托罗梅奥·欧斯塔修（Bartolomeo Eustachi，1500—1574）、安德烈亚斯·维萨里（Andreas Vesalius，1514—1564）、彼得罗·达·科尔托纳（Pietro da Cortona，1596—1669）、威廉·切塞尔登（William Cheselden，1688—1752）、伯恩哈德·西格弗里德·阿尔比努斯（Bernhard Siegfried Albinus，1697—1770）、威廉·亨特（William Hunter，1718—1783）和亨利·格雷（Henry Gray，1827—1861）等医学先驱所绘制的人体图谱。过去，为了掌握熟练的解剖技术，医生们经常要克服自己对亲人的情感反应。比如，因发现了血液循环规律而举世闻名的英国医生威廉·哈维（William Harvey，1578—1657），就曾参与解剖自己姐姐与父亲的尸体。19 世纪初，英国对尸体的需求量非常大，以至于解剖学家经常与盗墓者合作，以获得所需的尸体样本。正如我在本书后面一点会提到，艺术史学家马丁·肯普（Martin Kemp）和玛丽娜·华莱士（Marina Wallace）曾说："不管是写实的还是艺术性的，人体肖像图都有很多类型，而且总会给人强烈的感官刺激。医学史上，人体解剖图形式多样，从色彩丰富、艳丽的蜡版画——这些蜡像就像富有表现力的演员在出演一部不会终止的戏剧，到亨利·格雷著名的《格氏解剖学》（*Gray's Anatomy*）中简洁而冰冷的木版画，所有这些图像都带有艺术史专家所说的'风格'。"

历史学家安德鲁·坎宁安（Andrew Cunningham）写道："所有解剖学插图的问题都在于，它们都是……理想化的东西。实际上，这就是为什么各类解剖图都试图解决同一个问题：让人们看到解剖学家希望人们看到的东西。但是解剖学不仅非常复杂……而且对于一般人来说，要像训练有素的解剖学家那样分辨人体的所有结构，也是非常困难的事情。"

就我个人来说，我从小就备受一种奇怪病症的困扰——解剖痴迷症。顾名思义，我对解剖学极其痴迷。在新泽西时，我的卧室里放着各种塑料器官模型，比如心脏、大脑、眼球、耳朵。卧室的墙上，则张贴着高精度的器官图画。上大学时，我只穿解剖学主题的 T 恤，上面通常是血液循环系统、解剖过的青蛙之类的图片。正是这种研究生物学、理解人体结构的激情，让我写出了这本书。

最后，我们应该注意到，在细菌理论和现代科学兴起之前，医学主要建立在迷信和安慰剂效应的基础上。关于这个话题，美国医学专家亚瑟·K. 夏皮罗（Arthur K. Shapiro）和伊莱恩·夏皮罗（Elaine Shapiro）写道："例如，在 17 世纪出版的《伦敦药典》（London Pharmacopoeia）前三版中，就收录了松萝（从暴力致死的受害者的头骨长出的苔藓）和维戈药膏（Vigo's plaster，由毒蛇的肉、活青蛙和虫子制成）之类毫无用处的药物。"在科幻作家罗伯特·海因莱因（Robert Heinlein）的小说《航向日落之外》（To Sail Beyond the Sunset）中，即使是德高望重的医生艾拉·约翰逊（Ira Johnson）也承认医学存在局限性，以及在 1900 年左右，美国农村的医疗经常是安慰剂效应在发挥作用："我自己也做得不够好。碘、甘汞、阿司匹林可能是今天仅有的好于糖丸的药物。只有在接生、接骨或者为患者截肢的时候，我才觉得结果是明确的。"根据美国医学院的说法，即便在今天，在医生推荐的手术、药物和检测中，也只有不到半数的有效性得到验证。

目标和时间表

我写这本《医学之书》的目的，是想为广大读者提供一个概览，帮助大家了解医学史上重要的里程碑事件、思想和思想家，书里的故事都很简短，几分钟就能看完一个。而且，其中很多故事我自己也很感兴趣。不过，为了不让这本书篇幅过长，我并没有把所有里程碑事件都囊括进来，放弃了一些医学奇迹。尽管如此，我还是认为，我已经把大部分具有重要历史意义，对医学、社会、人类思想都有重大影响的事件写进书里了。1921 年，英国神经外科医生查尔斯·巴伦斯（Charles Ballance）曾发表过一个名为《一窥脑部手术的历史》（A Glimpse into the History of Surgery of the Brain）的演讲，他在演讲中说道，脑部手术的历史实在太过浩瀚，即使竭尽全力，也没法呈现它的全貌，只能"像一个攀爬阿尔卑斯山的旅行者一样，带着敬意，爬过少数几座山峰"。在讲述医学的里程碑时，我们面临的情况其实和巴伦斯是一样的。有时，一些信息会在书中反复出现，这样做的目的是，让每一页都能作为一个单独的故事来阅读。书中偶尔还会出现加粗的文字，目的是提示读者书中还有相关的故事可以阅读。比如，昏睡病（sleeping sickness）这个词出现在书中时，就有可能是加粗的，因为在书的索引条目里，有这么一条：昏睡病。在每一页中，都有一个小栏目"另参见（≥)"，有助于读者把不同的、但有一定相关性的故事串联起来，获得更多的阅读乐趣。

《医学之书》反映了我在知识上的一些不足——尽管我竭尽所能，研究了医学史上的很多领域，但仍然很难做到对所有领域都熟稔于胸。所以，本书清楚地反映了我个人的兴趣点和优缺点。书中的医学故事都是我挑选的，所以我也为书中的任何错误、瑕疵负责。这本书不是一篇综合性或学术性的论文，而是给自然科学专业的学生、对医学感兴趣的读者看的科普性、消遣性读物。非常欢迎读者给我反馈，为本书提出修改意见。对书的完善，是一个长期性的工作，也是我乐意去做的事情。

书中的故事都是以时间顺序排列的，一些非常久远的时间，比如公元前某某年，都只是估算出来的。与其在每一个相对久远的时间前面放置一个"大约"这样的词汇，我更愿意在这里统一告诉读者，那些时间都是粗略的估算。

对于大多数故事而言，我所标注的时间都是一个发现或突破出现的时间。当然，如果某个成就不止一位贡献者，或者几位学者都曾独立取得过某一成就时，如何标注时间，就是一个问题了。这种情况下，我通常会选择最早的那个时间。不过有时候，在请教过同事或其他科学家之后，我也会选择某一成就得到大众认可时的时间。

加拿大著名医生威廉·奥斯勒（William Osler）曾写道："在科学上，署名权属于说服这个世界相信自己想法的人，而不是首先提出这个想法的人。"当回顾医学史上的重大事件时，我们通常会发现，如果一位科学家没有获得某个成果，那么用不了多久，也许是几个月或几年后，这个成果就会属于其他科学家。就像牛顿所说，大多数科学家只是因为站在巨人的肩膀上，才比别人看得更远一点而已。很多时候，可能有几个人在同一时间发明某种医疗设备，或者解开了某个医学谜题，但因为各种原因——包括运气，能够青史留名的只有名气最大的那个，而其他人则会被历史完全遗忘。多人同时取得某一成果，可能是因为人类的知识积累到了一定程度，取得该成果的时机恰好成熟了。我们可能不愿意相信，一些关于伟大发现的故事中存在多位主角，但在历史上，这样的情况其实反复出现。比如，亚历山大·格雷厄姆·贝尔（Alexander Graham Bell）和伊莱沙·格雷（Elisha Gray）在同一天提交关于电话技术的专利申请，但人们记住的只有贝尔。正如社会科学家罗伯特·默顿（Robert Merton）所言，"天才并不是唯一的思想之源，只是更高效的思想之源"。

默顿还认为，"基本上所有科学发现都是'多重化的'（multiple）"，也就是说，一个发现，通常是由多个人一起取得的。有时，一个发现的名字来源于发展了它的人，而不是最初发现它的人。著名解剖学家威廉·亨特，经常就一个发现和他的兄弟争论谁是第一个发现的人，但他也承认，"在解剖学或其他任何一个自然科学领域，如果一个人并不热爱艺术，对名誉也不热心，也不热衷于把自己的名字和发现联系在一起，那么当他面对毫无道理的反对意见时，他就没法保持耐心，也就很难得到广泛关注"。有人曾这么问美国著名作家马克·吐温（Mark Twain），为什么那么多发明都是被独立发明出来的，马克·吐温回答说："进入了这个时代，大家都在做着这个时代的事。"

很多读者可能会注意到，基础物理领域的很多重要发现，也催生了一系列医学技术，它们都有助于缓解人们的病痛，挽救生命。科学作家约翰·G. 西蒙斯（John G. Simmons）指出，医学上，大多数成影技术的诞生，都归功于 20 世纪的物理学。1895 年，威廉·康拉德·伦琴（Wilhelm Conrad Röntgen）发现 X 射线之后没几周，X 射线就用于诊断疾病了。激光技术，也是通过几十年的时间，从量子力学衍生出来的实用成果。超声波检查最初源于水下探测，CT 扫描则利用了计算机技术。近年来最重要的医学技术，是磁共振成像（magnetic resonance imaging，MRI），这种技术可以用三维图像的方式，揭示人体内部的细节。

最后，我要指出的是，战争和暴力通常也会加快人们对医学的认识。比如，当古罗马医生盖伦（Galen，129—199）成为一名角斗士医生之后，他有很多机会研究人体创伤，从而对人体的解剖结构有了更多认识。法国外科医生多米尼克·让·拉雷（Dominique Jean Larrey，1766—1842）在埃劳战役中发现，当肢体的温度非常低时，可以缓解截肢带来的痛苦，于是他用雪和冰来减轻疼痛。最后一个例子是，今天的国际红十字与红新月运动的出现，归因于瑞士的社会活动家亨利·杜南（Henri Dunant，1828—1910）——1859 年在意大利目睹索尔费里诺战役后，杜南对战争充满了恐惧。这些和医学相关的话题，你都可以在本书中看到。

在一些故事里，我引用了一些报道和图书的内容，但为了让文章看起来更简洁，我没有在故事中标注引用内容的来源或注明作者的身份。为此，我感到抱歉，不过本书最后一部分罗列了相关的参考文献，这样可以让作者的身份更明确一些。由于本书是按时间顺序撰写的，因此当你查找某个你所感兴趣的概念时，请一定使用索引，因为我可能会在一些你没有想到的故事中讨论这个概念。

我们需要记住的是，书中的医学发现都是人类历史上最伟大的成就。对我来说，医学始终在让我思考生物学的极限以及细胞和组织是怎么发挥功能的。医学还让我看到希望：大多数让人心生恐惧的疾病，最终都会成为过去。

关于使用"巫医"一词的说明

书中第一个故事的名字叫作"巫医"（Witch Doctor）。英国作家罗伯特·蒙哥马利·马丁（Robert Montgomery Martin）在 1836 年出版的著作《南部非洲的历史：好望角、毛里求斯、塞舌尔等》（*History of Southern Africa Comprising the Cape of Good Hope, Mauritius, Seychelles, etc*）中，使用"巫医"来描述非洲给人治病的术士，之后这个词就开始流行起来。尽管在今天看来，巫医有时是贬义的，但我没有不敬的意思，我使用这个词，只是想描述关于巫医的历史，而且我的很多同事曾问过我该词的起源。虽然有些著作的作者会用"萨满教道士"（shaman）这个词来代替巫医，但我认为，萨满教道士更强调与精神、武术、占卜、神话有关的知识，而巫医只与医学问题有关。

声明和致谢

本书中的任何信息，都不能在医学急救、诊断或疾病治疗等场景下使用。有关诊断或治疗的任何医学问题，都应该咨询具有执业资格的医生。

丹尼斯·戈登（Dennis Gordon）、特佳·卡拉塞克（Teja Krašek）、詹妮弗·奥·布伦南（Jennifer O' Brennan）、梅利莎·K. 卡罗尔（Melissa K. Carroll）、布赖恩·普劳特（Bryan Plaunt）、休·罗斯（Sue Ross）、雷切尔·迪·安努丝·亨里克兹（Rachel D' Annucci Henriquez）和皮特·巴恩斯（Pete Barnes）曾给我不少意见和建议，在此向他们表示感谢。另外，还要特别感谢本书的编辑梅拉妮·马登（Melanie Madden）。在研究本书提到的一些里程碑事件时，我阅读了很多非常棒的著作和网站内容，把它们中的大部分都列入了参考文献中。

巫医

来自尼日利亚拉沙镇的两位巫医。
图片来源：美国疾病控制与预防中心。

颅骨穿孔术（公元前 6500 年）、迪奥斯科里季斯的《药物论》（70 年）、安慰剂效应（1955 年）

"从非洲的努尔人到美国的纳瓦霍人，很多社会的信仰都千差万别，"历史学家罗伊·波特（Roy Porter）写道，"不过……与现代西方医学不同，他们传统的治疗手段都倾向于把很多疾病……归因于个人因素。"在一些古老的部落里，人们往往认为疾病是由某种超自然力量施加在他们身上的。

从远古时代开始，"医学人士"（有时也会泛指巫医、萨满教道士等）就通过开展宗教仪式、初级的手术、念咒语、使用以草药为主的药物，来解决人们的健康问题。

萨满教的一些做法（比如治疗疾病的人似乎会与一个精神世界产生联系），可能起源于旧石器时代。考古学家曾在以色列发现了一个古代女性的墓葬，其中就存在中石器时代萨满教的证据。这位古代女性的下葬时间大概是在公元前 10000 年。墓葬里，她的身体不仅被排列成特殊图案的石头围绕着，而且还有 50 个完整的龟壳、一只人类的脚，以及一些鸟类、野猪、豹、牛、鹰的残骸。这些事实说明，墓葬的女主人在当时不仅有较高的社会地位，而且可能身前还和大自然与动物有着千丝万缕的密切关系。今天，非洲南部的大部分恩古尼部落都还有萨满教道士，他们会用草药、占卜的方法给族人治病，也会给族人提供咨询。

萨满教道士的治病方法因人而异。比如，心理学家斯坦利·克里普钠（Stanley Krippner）在他的著作《巴拿马的库纳印第安人》（*Cuna Indians of Panama*）中提到："Abisua 萨满教道士通过唱歌来治病，Inaduledi 道士则是用草药，而 Nele 道士专注于疾病诊断。"

科学记者罗伯特·阿德勒（Robert Adler）写道："在全球的很多族群中，萨满教道士或术士被认为拥有两大相伴相依的能力：杀人或救人，伤害他人或治疗他人。不管在哪里，这些人通常都非常了解当地拥有致幻能力的植物，他们会在治病的仪式上使用这些植物，（按照他们的话来说）让患者与超自然力量相通……正是在萨满教道士和术士强大的人物形象中，我们看到了身着白衣的现代医生的前身……就像那些古人一样，我们也认为医生具有强大的力量。"■

公元前 10000 年

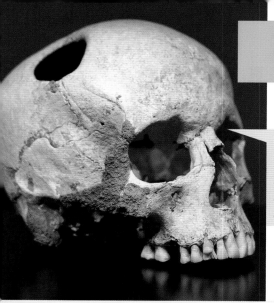

颅骨穿孔术

阿尔布卡西斯（Albucasis，936—1013）

这是一个小女孩的头骨，可以看出小女孩生前做过颅骨穿孔术（大约公元前 3500 年），而且术后还活了下来。这可以从孔洞周围的头骨生长情况看出来：孔洞的边缘是平滑的。

巫医（公元前 10000 年）、治疗癫痫（1857 年）、现代脑部手术（1879 年）

公元前 6500 年

神经科学家和医学史专家斯坦利·芬格（Stanley Finger）写道："先是大脑有了高级功能，然后才有了人类文明这种说法，基于这样一个事实：在很多新石器时代的遗址中，考古学家都曾发现，一些头骨上留有孔洞，而这些孔洞是人为钻取或切割出来的。"实际上，通过切割、钻孔或刮擦的方式，在人的头骨上打洞的行为被称为颅骨穿孔术（trepanation），它曾经非常普遍。在史前时代，人的骨骼曾被古人当作饰物戴在身上，用来趋吉避凶。我们还不太清楚古人实施颅骨穿孔的动机是什么——也许，古人这么做是为了缓解头痛和癫痫，或者是为了让"邪灵"从大脑跑出去。我们也不清楚古人在做颅骨穿孔术时有没有进行麻醉，比如把古柯树叶或酒精当作麻醉剂。有趣的是，在法国的一个墓葬遗址（墓葬主人的下葬时间大约是公元前 6500 年）的 120 个头颅中，大约 1/3 有颅骨穿孔术形成的孔洞。从孔洞周围的骨骼情况来看，很多穿孔的头颅最后都有愈合的迹象，这说明即便接受这种可怕的手术，当时不少的古人也存活下来了。在中世纪及更早之前，人们接受颅骨穿孔术通常是为了缓解癫痫发作时的症状，以及在头部遭受创伤，比如头骨破裂时，减轻所受到的伤害。

在世界很多地方，包括非洲、哥伦布到来之前的中美洲以及欧洲的很多地区，人们都曾用过颅骨穿孔术。仅在秘鲁，就出土过 10 000 多个有过穿孔的头骨。在欧洲，头颅上孔洞的大小范围很广，直径从几厘米到几乎半个头骨不等。

在中世纪的伊斯兰世界，阿尔布卡西斯是最伟大的外科医生之一，他用钻头来开展颅骨穿孔术。他写道："你会非常清楚地知道，钻穿头骨后，即使操作手术的是最无知、最怯懦的人，脑膜上也不会发生什么事情。是的，哪怕他昏昏欲睡也没什么。"不过，如果硬脑膜（大脑外层的膜）变黑了，"你就会知道，手术失败了"。

近年来，一些怪异的人会自己给自己做颅骨穿孔术，因为他们相信，这种手术能让自己大脑开窍。■

尿液分析

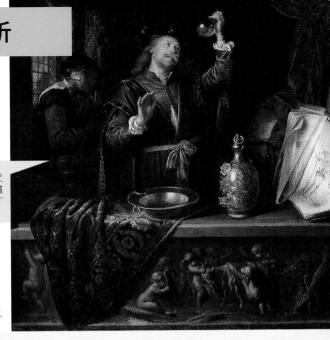

1653 年，一名医生盯着一个长颈瓶，观察其中的尿液。这是一幅画在橡木板上的油画，由荷兰画家格里特·道（Gerrit Dou，1613—1675）所画。

先天性代谢缺陷（1902 年）、"兔子死了"（1928 年）

喜剧演员罗德尼·丹泽菲尔德（Rodney Dangerfield）曾说过："我喝得太多了，上次我提供的尿样是橄榄色的。"事实上，尿液分析，或者说研究尿液，以便进行医学诊断，曾有过一段既荒唐又严肃的历史。

大约公元前 4000 年，苏美尔人就开始用泥板记录他们对尿液的分析结果。在大约公元前 100 年的梵语医学书籍中，描述过至少 20 种不同的尿液。在古代印度，医生就已经知道，患有我们今天所说的糖尿病的人，排出的尿液带有甜味，会引来蚂蚁。

在现代医学之前，验尿方法就是用肉眼观察。中世纪的西方医生对验尿方法进行了"升级"，看起来就像是表演魔术一样：医生会穿着长袍，手里拿着形似膀胱的玻璃瓶，在病人眼前转来转去，最后才作出诊断。一些医生甚至看都没看病人一眼，就开始诊断。在文艺复兴时期，人们甚至用验尿来算命，以及预测未来。

今天，我们知道，如果尿液被检测出了大量白细胞，就说明提供尿液的人存在尿路感染。尿血的人，也就是尿液中存在红细胞，可能意味着肾结石、肾创伤，或者泌尿系统（包括肾脏、输尿管、膀胱、前列腺和尿道）有肿瘤。如果尿液中存在葡萄糖，主要原因就是患有糖尿病。还有一些检测尿液的方法可用于诊断肝脏或甲状腺疾病。

生理学家 J. A. 阿姆斯特朗（J. A. Armstrong）写道："尿液被当作一扇窗户，通过它，医生似乎觉得他们能够看清人体内部的运转情况，因此尿液检查拉开了实验室医学的序幕。随着医生地位的提高，尿液诊断的重要性被夸大。到了 17 世纪，人们对尿液检测的使用，已经偏离了理性的轨道。"■

公元前 4000 年

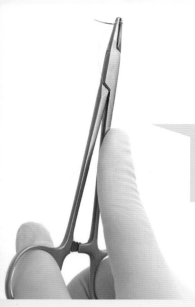

伤口缝合

盖伦（Galen, 129—199）
阿-扎哈拉维（al-Zahrawi, 936—1013）
约瑟夫·李斯特（Joseph Lister, 1827—1912）

外科医生的手上戴着手套，拿着一把持针钳，持针钳夹着一根无损伤弧形缝合针，使用的是4-0非吸收单丝合成缝合线（4-0表示缝合线的直径，0前面的数字越大，缝合线越细）。

 艾德温·史密斯外科纸草文稿（公元前1600年）、巴累的"合理手术"（1545年）、组织移植（1597年）、消毒剂（1865年）、血管缝合（1902年）、霍尔斯特德外科学（1904年）、纳米医学（1959年）、激光（1960年）、腹腔镜手术（1981年）

公元前3000年

"在外科技术水平越来越高的时代，"外科医生约翰·柯克普（John Kirkup）写道，"与越来越复杂的手术操作相比，伤口缝合这样的'小事情'的重要性常常会被低估。实际上，在无菌操作规范建立之前，伤口缝合造成过很多不幸。即使在今天，一例成功的手术也取决于皮肤、肠道、骨骼、肌腱等组织是否快速愈合。而且，不管是伤口的愈合，还是疤痕的外形，医生都没法保证。"

今天，外科手术中的缝合通常是指用一根连接线的针，把伤口或手术切口的边缘缝合起来。但在历史上，缝合方式多种多样。古时候，针是用骨头或金属制作的。缝合伤口的线，是用蚕丝或肠线（羊的小肠）做的。有时，古人还会用体型较大的蚂蚁来缝合伤口——当蚂蚁下颚咬进皮肤，把伤口闭合起来，古人就会把蚂蚁的身体掐掉，只留下它们的头部，使其保持咬合状态。古埃及人用亚麻线和动物肌肉来缝合伤口，最早的关于这类缝合方式的记载出现在公元前3000年。公元2世纪的古罗马医生盖伦（出生于希腊的帕加马）用的缝合线，是用动物材料制作的，西班牙外科医生阿-扎哈拉维用的也是这类缝合线。英国外科医生约瑟夫·李斯特还研究了为肠线消毒的方法——这种材料可以被身体慢慢吸收掉。在20世纪30年代，一家大型肠线类缝合线生产商，一天就要消耗26 000根羊小肠。今天，很多缝合线都是用合成聚合物纤维制成的，有些能被身体吸收，有些则不能。而缝合用的针（无针眼），则预先和缝合线连接在一起，也就是针线一体，这样在缝合时，对身体组织造成的损伤会更小。

根据用法不同，缝合线的宽度也会不同，有些线比人类的头发还细。在19世纪，外科医生更倾向于用一种可怕的方式——灼烧——来处理伤口，而不是缝合，因为使用缝合线会有感染的风险。■

玻璃眼球

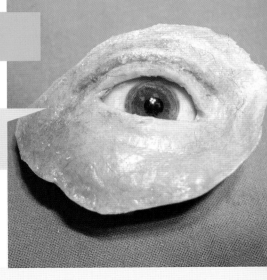

这只义眼由玻璃和硅制成，患者的右眼球因恶性肿瘤而不得不摘除后，医生给他换上了义眼。

格雷维尔·切斯特的大脚趾（公元前 1000 年）、眼睛手术（公元前 600 年）、脑神经分类（1664 年）

英国著名作家狄更斯曾在小说《尼古拉斯·尼克尔贝》（*Nicholas Nickelby*）中，描述了一位不那么招人喜欢的学校校长："他只有一只眼睛，但人们都喜欢两只眼睛。"实际上，缺少一只眼睛——不论是疾病、出生缺陷还是意外事故导致的，都会在外形、功能、社交等方面深深地影响一个人的生活。虽然人造眼球不会帮助患者恢复视力，但它们能填充到眼窝里，甚至可以和眼部肌肉连接起来，产生很自然的眼动。如今，每年都超过 10 000 人失去一只眼睛。虽然人造眼球经常是指玻璃做的眼球，但目前大多是塑料材质的。

有趣的是，目前已知最古老的人造眼球大约有五千年的历史，它出土于伊朗东南部的一个名为"焚毁之城"的遗址，是考古学家在一个 6 英尺（约 1.8 米）高的女性骨骸中发现的。这颗眼球呈半球形，似乎是用天然焦油混合动物脂肪制成的，上面覆盖一层薄薄的黄金，并且雕刻出了虹膜和形似阳光的金线。这颗人造眼球并不是用来模仿真正的眼球，而是另有他用：这位身材高大的伊朗女性应该是一位祭师，而一颗闪亮的眼球可能让她看起来似乎拥有特殊的能力。眼球两边的小孔可能起着固定作用，考古学家通过显微镜研究了这位伊朗女性的眼窝后发现，她终生都戴着人造眼球。

1579 年，威尼斯人发明了第一颗用薄薄的玻璃外壳制作的人造眼球，它可以戴在眼睑的后面。1884 年，医生有时会把玻璃球植入天然眼窝，用以恢复眼窝体积，从而让人造眼球可以活动。因为需要定制化的人造眼球，美国曾雇用了不少德国工匠，而且从那时候起，一些人造眼球制造商开始把眼球的存货数量保持在数百只。1943 年，在第二次世界大战期间，因为无法从德国进口优质的冰晶石玻璃，美国军队的技术人员开始为受伤士兵提供塑料眼球。目前，科学家正在利用先进的微电子技术开发一些能够固定在视网膜上的移植物，可以向视神经或者大脑的视皮层传输信号，从而让人造眼球也具有视力。■

公元前 2800 年

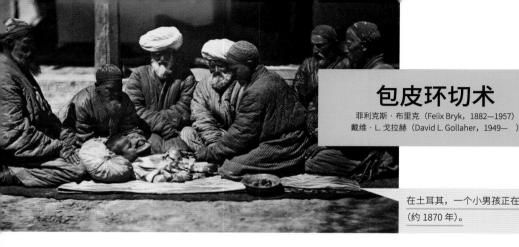

包皮环切术

菲利克斯·布里克（Felix Bryk，1882—1957）
戴维·L.戈拉赫（David L. Gollaher，1949—　）

在土耳其，一个小男孩正在接受包皮环切术（约 1870 年）。

避孕套（1564 年）、精子的发现（1678 年）、逆转录酶与艾滋病（1970 年）

公元前 2400 年

　　"包皮环切术是外科史上最古老的谜团，"医学史专家戴维·L.戈拉赫写道，"我们很容易理解，新石器时代的人们为什么要在洞穴石壁上画画，而要说清楚古人为什么要在自己或自己孩子的生殖器上切切割割，却要难得多。在一千年前，也就是远在医学和宗教分道扬镳、发展成不同的领域之前……人们切割阴茎包皮是为了留下具有象征意义的伤口；因此，切割包皮逐渐变成一种象征特殊力量的仪式。"

　　为男性实施包皮环切术的目的，是割除部分阴茎包皮。曾有多个理论讨论过这种手术的起源，有的理论认为切割包皮是出于卫生的考虑；有的认为是为了增强或削弱快感；还有的认为这么做是为了区分不同的人群。最早关于包皮环切术的描述，发现于埃及的一幅浮雕上，这幅浮雕大约完成于公元前 2400 年。上面的文字写道："扶着他，别让他晕过去了。"根据《希伯来圣经》（*Hebrew Bible*）中的《耶利米书》（*Book of Jeremiah*，写成于公元前 6 世纪），以色列人及附近的一些人实施过包皮环切术。在《创世纪》（*Book of Genesis*，《希伯来圣经》的第一卷）中，上帝告诉亚伯拉罕，要做一次包皮环切术，作为"你和我达成协议的标志"。1442 年，天主教曾把包皮环切术视为不可饶恕的罪过。今天，全世界大约有 1/3 的男性都切除过包皮。尽管有证据表明，包皮环切术能够明显降低男性在阴茎—阴道性交过程中感染 HIV 的风险，但大部分主流医学机构都不建议为婴儿开展常规的包皮环切术。

　　瑞典人类学家菲利克斯·布里克曾在他的著作《男性与女性的包皮环切术》（*Circumcision in Man and Woman*，出版于 1934 年）中写道："研究包皮环切术的人，要对所有文化领域都有深入的了解，因为这项研究会触及人类历史的根源，在这项古老的习俗中……政府、巫术、宗教、外科学、卫生学以及性文化的形成和起源都交织在了一起。"■

阿育吠陀医学

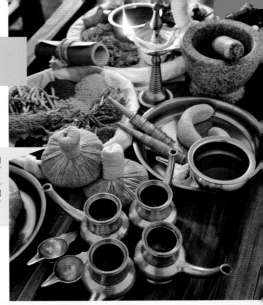

这是阿育吠陀医学中，实施草药疗法和精油疗法的设备。滴油是阿育吠陀疗法的一种，医生会在香油中加入薰衣草油，然后缓慢地滴在患者的前额上。

《针灸大成》（1601年）、替代疗法（1796年）

阿育吠陀（Ayurveda）是诞生于印度次大陆（主要在喜马拉雅山以南直到印度洋一带，包括印度、巴基斯坦、孟加拉国等国家）的传统医学体系，其中历史最悠久的组成部分，可以追溯至三千年前印度的吠陀时期（Vedic Period）。虽然阿育吠陀随着时间在发展，但早期的关于诊断、治疗、健康建议的很多信息，都收录在《遮罗迦本集》（*Charaka Samhita*）、《妙闻集》（*Sushruta Samhita*）和稍晚一点的《语帅本集》（*Bhela*）中。在梵文中，阿育吠陀一词的意思是"生命的科学"（the science of life），这套医学体系使用草药（包括香料）、精油、按摩、瑜伽和冥想来治疗疾病。

阿育吠陀医学中的观点认为：有三种生命力（梵文里称为dosha）控制着身体的健康，这三种力量失衡，就会导致疾病。据说，"瓦塔"（vata）控制着细胞分裂、心脏和思维；"皮塔"（pitta）控制着激素和消化；"卡帕"（kapha）则关系到免疫和生长。医生会根据病人的体质，把他们分成不同类别，并根据不同的体质，制订不同的治疗方案，比如控制呼吸、用植物精油按摩皮肤、通过排便甚至呕吐"清洗"身体等。

今天，印度很多高校都设有传统的阿育吠陀医学专业，并给学生颁发学位。而且，很多印度人都只使用这种医学手段治疗疾病，或者联合使用阿育吠陀和现代医学方法。瑜伽、冥想之类的阿育吠陀疗法有助于缓解压力。尽管有证据表明，把特定草药作为抗菌剂来处理伤口，或用于治疗其他病痛确实是有好处的，但在某些阿育吠陀疗法中，存在有毒的金属元素（如铅、汞、砷）和有毒的草药，这些安全问题都值得考虑。而且，也需要更多的研究，才能确定很多阿育吠陀疗法的有效性。

历史学家洛伊斯·N.玛格纳（Lois N. Magner）曾这样评论阿育吠陀疗法："在治疗因饮食不当导致的疾病时，通常需要清理肠道，但阿育吠陀医生在治疗这些患者时，首先会让他们禁食7天。在禁食期间，有些患者不需要其他治疗就能恢复，而有些患者会因此死亡，因而也不需要其他治疗了。"■

公元前2000年

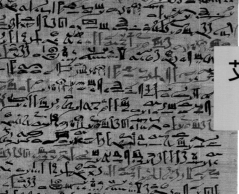

这是《艾德温·史密斯外科纸草文稿》的一部分，用古埃及的僧侣体文字（一种可以快速书写的字体）书写而成，这部分内容探讨的是面部创伤问题。

艾德温·史密斯外科纸草文稿

伊姆霍特普（Imhotep，公元前 2650—前 2600）
艾德温·史密斯（Edwin Smith，1822—1906）
格奥尔格·莫里茨·埃伯斯（Georg Moritz Ebers，1837—1898）

伤口缝合（公元前 3000 年）、《黄帝内经》（公元前 300 年）、迪奥斯科里季斯的《药物论》（70 年）、巴累的"合理手术"（1545 年）、脑脊液（1764 年）

公元前 1600 年

《艾德温·史密斯外科纸草文稿》是世界上最古老的外科文献，也曾是古埃及医学教材的一部分。文稿完成于公元前 1600 年左右，用古埃及的僧侣体文字书写（古埃及时期书吏用来快速记录的手写体），收录了此前一千多年的相关内容。文稿讨论了用缝合线缝合伤口的方法，还提到用蜂蜜可以防止感染。另外，这份文稿也是已知的第一次描述颅缝（cranial suture，连接头骨的结缔组织）、大脑表面、脑脊液的医学文献。

伊姆霍特普可能是历史上第一位为人所知的医生，他也常被认为是上述文稿内容的真正作者，但参与过文稿编撰工作的，很可能不止一个人。艾德温·史密斯是一位美国古董收藏家，他在 1862 年从一位埃及商人那里买到了这份文稿。不过，在 1930 年之前，文稿还没有被完整翻译过。人们常常把《艾德温·史密斯外科纸草文稿》拿来与另一份著名的埃及文献《埃伯斯纸草文稿》进行比较。后者大概完成于公元前 1550 年，1873 年由德国的埃及学家格奥尔格·莫里茨·埃伯斯购得。比起《艾德温·史密斯外科纸草文稿》，《埃伯斯纸草文稿》更加"魔幻"，包含很多具有迷信色彩的内容，比如用于去除致病恶魔的咒语等。

来看看《艾德温·史密斯外科纸草文稿》记载过的医学案例，比如第 25 个："如果一个男性下颚骨脱臼，你在检查时应该会发现，他的嘴是张开的，无法闭合，你可以把你的两根拇指伸进他的嘴里，分别放在下颚骨两边垂直部分的末端，同时把其余手指向上托住他的下巴，这样你应该就能让下颚骨恢复原位了。"直到今天，医生们仍然在用类似的手法处理下颚骨脱臼的问题。

《艾德温·史密斯外科纸草文稿》一共记载了 48 个案例，其中 27 个与头部创伤有关（比如头皮深部创口和头骨骨裂的处理），6 个是关于脊椎创伤的治疗。文稿里，有一句话会经常出现："这种情况可以不用处理了。"这句话的意思是，有些患者已经没有治好的希望了。■

放血疗法

盖伦（Galen，129—199）
乔治·华盛顿（George Washington，1732—1799）
威廉·奥斯勒（William Osler，1849—1919）

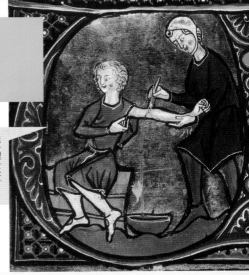

这幅中世纪的画作描述了医生使用锋利器具实施放血疗法的场景。在中世纪和文艺复兴时期的欧洲，"理发师外科医生"非常热衷于开展放血疗法，在治疗任何你能想到的疾病时，这些医生都会给患者放血。

希波克拉底誓言（公元前 400 年）、盖伦的著作（190 年）、理发店的旋转彩柱（1210 年）、水蛭疗法（1825 年）、安慰剂效应（1955 年）

所谓的放血疗法，就是帮助病人放出一些血液，来治疗或预防疾病。总体来说，这种疗法是无效且不安全的。但在三千多年前，这是古代医生最常用的一种治病手段。比如，在一幅出土于一座埃及古墓（大约修建于公元前 1500 年）的插画上，医生正在用水蛭为病人实施放血疗法。而且，从地域上看，放血疗法的应用范围非常广泛，在美索不达米亚、埃及、希腊、玛雅、阿兹特克以及印度次大陆的古老文明中，都有放血疗法这种治病方式（比如在印度的阿育吠陀医学中，就存在放血疗法）。在古代伊斯兰教的医学典籍中，一些文献的作者就推荐放血疗法，而犹太法典《塔木德》（*Talmud*）还在每周和每月设定特定日子实施放血疗法。

放血疗法在古代如此风行，与古希腊医生盖伦有着密切关系。盖伦非常赞同希波克拉底的关于疾病成因的看法——后者认为，疾病之所以发生，是因为血液、黑胆汁、黄胆汁、黏液这四种体液失衡。盖伦建立了一套复杂的放血疗法，会根据病人年龄、天气、症状等因素来决定放出多少血液。在中世纪和文艺复兴时期的欧洲，"理发师外科医生"（那时候的外科医生大多是由理发师兼任的）非常热衷于开展放血疗法，在治疗任何你能想到的疾病时，这些医生都会给患者放血。美国第一任总统乔治·华盛顿的咽喉发生感染后，曾被放了很多血，加速了他的死亡。直到 20 世纪，放血疗法都还存在，加拿大医生威廉·奥斯勒甚至在他撰写的 1923 年版医学教科书中推荐这种疗法。

在实施放血疗法时，通常会用到的工具有柳叶刀（lancet，外科手术中常用的细长刀具）、划痕器（scarificator，内置弹簧、装载有多片刀片的器械）和水蛭。在过去的很多个世纪里，放血疗法始终盛行的原因可能是，它或多或少会产生一些安慰剂效应，而且在那些时代，病人也没有其他有效的疗法可用。今天，临床上基本不再使用放血疗法，只有在治疗极少数疾病时，才会用到这种古老的方法，比如治疗血色病（hemochromatosis）患者血液中铁太多，放血可以降低铁的含量；还有红细胞增多症（polycythemia）患者红细胞过多，也需要放血，缓解病情。2010 年，美国加利福尼亚州消费者事务局下令，禁止持证针灸师开展放血疗法。■

公元前 1500 年

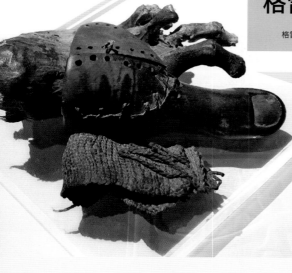

一具有着两千四百年历史的埃及女性木乃伊的脚上，戴着一只由皮革和木头制成的、可活动的大脚趾，她真正的大脚趾在生前被截去了。这具木乃伊的脚趾和脚，都陈列在开罗博物馆中。

玻璃眼球（公元前 2800 年）、巴累的"合理手术"（1545 年）

公元前 1000 年

记者哈利·波兰（Haley Poland）写道："不管是帮助盲人重见光明，让双耳失聪的人听见声音，还是让双腿截肢的人再次行走，自虎克（Hook）船长以来，假体制造已经取得了很大的进步。以前，假肢是用木头做的，人造眼球是用玻璃做的，而现在，假体是工程化的机电设备，能与人体交互，还能智能化地与人体神经和大脑交流信息。"

假体能够替换或增强人体缺失或受损的部分。比如格雷维尔·切斯特大脚趾（Greville Chester Great Toe）就是人造的，制作于公元前 1295 年—前 664 年，主要原料是亚麻布、胶水和灰泥。这只大脚趾的名称来自埃及学家、古董收藏家格雷维尔·约翰·切斯特，他在 1881 年获得了这份埃及文物，并把它捐给了大英博物馆。大脚趾有穿戴的痕迹，这说明它并不仅仅是脚趾主人死后在制作木乃伊过程中的一个陪葬品。另一只假脚趾——开罗脚趾（Cairo Toe）也有穿戴痕迹，这只脚趾是在一具埃及木乃伊身上发现的，制作年代大约在公元前 1069 年—前 664 年。开罗脚趾上有三个连接点，这说明它可能比格雷维尔·切斯特大脚趾更实用一些。

中世纪的盔甲生产商也会用铁来制造假肢，提供给失去肢体的士兵。16 世纪，法国外科医生安布鲁瓦兹·巴累研制出一种新型假腿，腿上有可活动的膝关节，还有一只由弹簧连接的可活动的脚。此外，巴累还发明了内置弹簧的机械手。

在现代社会，新型塑料以及碳纤维这样的新材料的应用，使得假体更坚固、更轻便。可以把肌肉活动转化为电信号的肌电假肢也进入了医学领域。这种假肢应用一种非常先进的技术——目标肌肉神经分布重建（targeted muscle reinnervation）。应用这种技术时，首先通过外科手术，对之前控制已截去肢体的肌肉神经进行"改道"，连接到另一块功能正常的肌肉上，这样患者就能控制这块肌肉。比如，当一个人想要移动特定的手指，他胸前的一小块肌肉就会收缩。而安置在胸前这块肌肉上的传感器会捕捉到肌肉的运动情况，然后就能指挥机械手臂，从而移动手指。现在，科学家还在研制神经认知假体，这种假体能够直接感知大脑或神经脉冲，并完成相应的动作。■

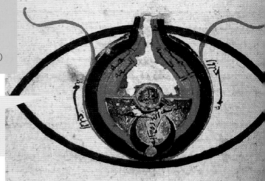

眼睛手术

阿里·伊本·伊萨（Ali ibn Isa, 940—1010）
伊本·艾尔·海什木（Ibn al-Haytham, 965—1039）
伊本·艾尔·纳菲斯（Ibn al-Nafis, 1213—1288）
朱利叶斯·赫尔希伯格（Julius Hirschberg, 1843—1925）

这幅插图来自《眼睛的解剖结构》（Anatomy of the Eye）。这是一份阿拉伯手抄本，由阿尔·穆塔迪比（al-Mutadibih）完成于 1200 年。

011

伤口缝合（公元前 3000 年）、玻璃眼球（公元前 2800 年）、阿育吠陀医学（公元前 2000 年）、检眼镜（1850 年）、角膜移植（1905 年）、激光（1960 年）

"手术中，最易受到损害的人体部位之一就是眼睛了，"历史学家彼得·詹姆斯（Peter James）和考古学家尼克·索普（Nick Thorpe）写道，"然而，在古代，眼科手术却是医学中进步最快的领域之一。"白内障是导致失明或近乎失明的最常见原因，患有这种疾病的人，眼球的晶状体会变得混浊。公元前 6 世纪，印度医生苏胥如塔（Sushruta）开展了为人所熟知的白内障手术，他在《妙闻集》（Sushruta Samhita，阿育吠陀医学中的重要典籍）中曾描述过这样的手术：医生用一根弯曲的针，把晶状体中的不透明部分推到眼睛里，使其不会挡住视线。如此一来，虽然患者的眼睛不能正常聚焦，但对于混浊的晶状体几乎挡住了所有光线的患者来说，这种手术足以改善他们的生存质量了。手术之后，医生还会用清澈、温热的黄油把眼睛浸湿，然后绑上绷带。而在此之前的几个世纪，巴比伦可能就已经在使用这种基本的方法来实施白内障手术了。今天在做白内障手术时，通常会移除晶状体，再植入人造晶状体。

作为专门探究眼睛解剖结构和功能的医学分支，眼科学在中世纪的伊斯兰医学中是一个非常活跃的领域，出现了很多眼科专家，比如摩苏尔的阿玛尔·伊本·阿里（Ammar ibn Ali）在 1000 年使用注射器，通过抽吸的方法去除白内障［参见阿玛尔·伊本·阿里的著作《治疗眼疾时的选择》（Choices in the Treatment of Eye Diseases）］；伊本·艾尔·海什木（西方也称他为 Alhazen）在 1021 年完成的著作《光学之书》（Book of Optics）中讨论了眼睛的解剖结构和视觉原理；伊本·艾尔·纳菲斯则撰写了一本厚厚的眼科学教科书《实验眼科学精装本》（The Polished Book on Experimental Ophthalmology）；阿里·伊本·伊萨也出版了著名的眼科学教科书《眼科医生的笔记》（Notebook of the Oculists）。在中世纪的伊斯兰世界，眼科医生通常需要获得资格证才能行医。

德国眼科医生朱利叶斯·赫尔希伯格写道："从 800 年到 1300 年，伊斯兰世界诞生了不下 60 位著名眼科专家或医生、眼科学教科书或专著的作者，而在 12 世纪之前的欧洲，一位眼科医生都没听说过。"■

公元前 600 年

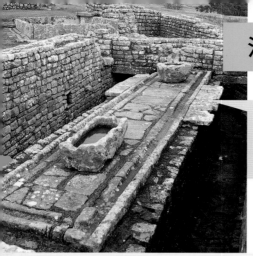

这是豪斯戴德罗马城堡的厕所，从邻近的水箱流出的水，可以把排泄物冲走。这座城堡设在哈德良长城上，位于古罗马的不列颠亚行省内。

人体内的"动物园"（1683 年）、《大不列颠劳动人口的卫生情况》（1842 年）、宽街的水泵手柄（1854 年）、水的氯化（1910 年）

公元前 600 年

由于污水和被污水污染的水源会导致很多疾病，所以关于污水处理系统的发展，是应该在本书中占有一席之地的。比如在今天的美国，污水可能导致的疾病威胁着很多人的健康：弯曲菌病（campylobacteriosis，美国最常见的一种腹泻疾病，由弯曲杆菌引发，这种细菌可以扩散到血液中，可以在免疫力低下的人群中造成致命的感染）、隐孢子虫病（cryptosporidiosis，由微小隐孢子虫引起的传染病，症状包括腹痛、水泻、呕吐及发热）、致泻性大肠杆菌（diarrheagenic *E. coli*，多种可以引起腹泻的大肠杆菌）、脑炎（encephalitis，由蚊子传播的病毒性疾病。蚊子通常会在被污水污染的水源中排卵）、病毒性胃肠炎（viral gastroenteritis，病原体包括轮状病毒等多种病毒）、水源性贾第虫病（giardiasis，由单细胞寄生虫肠贾第虫引发）、甲型肝炎（hepatitis A，由病毒导致的肝脏疾病）、钩端螺旋体病（leptospirosis，由钩端螺旋体导致的疾病）、高铁血红蛋白血症（methaemoglobinaemia，也称蓝婴综合征，发病原因通常是婴儿喝了被污水污染的、硝酸盐过高的井水）。

其他可能由污水导致的疾病还包括脊髓灰质炎（poliomyelitis，由病毒导致）以及一系列由细菌导致的疾病：沙门氏菌病（salmonellosis）、志贺氏菌病（shigellosis）、副伤寒（paratyphoid fever）、伤寒（typhoid fever）、耶尔森菌病（yersiniosis）和霍乱（cholera）。

关于污水处理系统，最早可以追溯到公元前 600 年，也就是马克西姆下水道（Cloaca Maxima，也译作大下水道）最初竣工的时间。大下水道是世界上最知名的早期下水道系统之一，修建于古罗马时代，用来抽排城市内的积水，同时把废水导向台伯河（River Tiber）。不过，在古代印度、史前的中东、克里特岛（希腊第一大岛）和苏格兰，还有更古老的污水处理系统。今天，污水处理包括多种流程，比如需要多次过滤，并在特定地点利用微生物对废水中的污染物进行生物降解，最后还要进行消毒，在有效降低水中的微生物数量后，才能把经过处理的水排放到环境中。消毒剂通常包括氯化物、紫外线和臭氧。有时，也需要使用一些化学物质，降低水中氮和磷的含量。在污水处理系统诞生之前，城市居民通常直接将垃圾倒在大街上。■

希波克拉底誓言

希波克拉底（Hippocrates，公元前 460—前 377）
孙思邈（Sun Simiao，581—682）

这是《潘氏抄本》（*Paneth Codex*）中的内容，这部手抄本完成于 1326 年的博洛尼亚。在这幅图片中，一个魔鬼正在吹号角，这可能象征一种疾病。图片周围的文字与希波克拉底的一些观点有关。

流产（70 年）、盖伦的著作（190 年）、帕拉塞尔苏斯烧掉医学典籍（1527 年）、阿司匹林（1899 年）

希波克拉底被誉为"西方医学之父"，因为他摒弃了很多古老的医学观念，比如疾病是由一些超自然因素引起的。这位古希腊医生声名显赫，甚至到了今天，以他的名字命名的医学道德准则依然具有实用性。

关于希波克拉底本人，我们知之甚少。他的医学著作《希波克拉底全集》（*Hippocratic Corpus*），其实主要是由公元前 420 年—前 370 年的几位作者共同撰写的，探讨了癫痫、头部损伤、妇科疾病等医学问题，并提供了相关的医学建议。希波克拉底学派认为：疾病是由人体内四种体液不均衡造成的，这四种体液包括血液、黑胆汁、黄胆汁和黏液。医生在制订医疗方案以及给出饮食建议时，目的都是想恢复体液的平衡。举个例子，当时的医生认为，如果人体内黏液不足，那么病患食用柑橘类水果就很有好处。另外，在治疗过程中，记录病人的用药情况也被认为是非常重要的事情。

希波克拉底誓言可能是由希波克拉底本人或其他古希腊人撰写的，想要做一位好医生，都会以这一誓言为行为准则。希波克拉底誓言的现代化版本，也曾流传了很长时间。在最初的誓言版本里，医生需要对很多神明发誓，承诺做到以下几点：尊重自己的老师，尊重病人的隐私，帮助病人摆脱病痛；绝不使用致命的药物，绝不使用阴道栓剂导致孕妇流产，绝不做特定种类的手术，也绝不能和病人发生性关系。

"在希波克拉底死后的几个世纪里，"科学记者罗伯特·阿德勒（Robert Adler）写道，"他的著作和学说与他的追随者以及其他古希腊医生混杂在了一起……贯穿《希波克拉底全集》的，其实是这么一个信念：健康和疾病都是自然现象，与诸神无关。在随后的一千五百多年里，人类文明几经兴衰，医学的中心从希腊来到了罗马，从罗马转移到了伊斯兰国家，再从伊斯兰国家辗转到中世纪的欧洲。"

中国古代医生孙思邈的《大医精诚》（《备急千金要方》第一卷），是中医学典籍中论述医德的一篇重要文献）也非常有名，等同于中国版的希波克拉底誓言。■

公元前 400 年

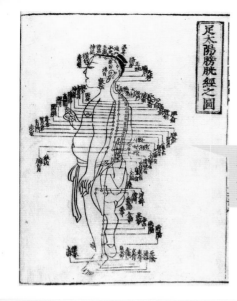

《黄帝内经》中有关于针灸疗法的描述。这里展示的是一幅针灸图表，由元代医生滑寿（1304—1386）绘制，收录在他的医学著作《十四经发挥》中。

 埃德文·史密斯外科纸草文稿（公元前 1600 年）、《针灸大成》（1601 年）

公元前 300 年

　　《黄帝内经》是中国最古老、最知名的医学典籍，由多位不知姓名的作者在公元前 300 年—前 200 年编撰而成。这本典籍包含两个主要部分：一是《素问》，二是《灵枢》。两个部分均为 81 章。根据德国学者保罗·安索德（Paul Unschuld）的说法，《黄帝内经》"在中国的医学史上扮演着重要角色，就像希波克拉底之于古代欧洲。而随着医学的进步和认知上的重大改变，希波克拉底作为医学鼻祖的光环已经被弱化了——在现代欧洲，传统医学已经过时了。但在中国则不同，即便在今天，仍有很多中医从业者在临床实践中，把《素问》当作重要的理论依据和知识来源"。

　　《黄帝内经》包括对传说人物黄帝提出的问题的解答。《素问》讨论的是医学理论和诊断方法；《灵枢》讨论的是针灸疗法。

　　一些更古老的医学典籍常常把健康问题归因到鬼神的作用上，而《黄帝内经》则不同，更多是从自然层面探讨病因，比如饮食、年龄、生活方式和情绪等。除了考虑其他一些作用因素和概念外，比如阴和阳，以及气，《黄帝内经》还会从很多层面讨论人体正常的和不正常的功能表现，并提出相应的诊断和治疗方法。

　　根据《黄帝内经》，人体具有五脏（心脏、脾脏、肺脏、肝脏和肾脏）和六腑（胆囊、胃、小肠、大肠、膀胱和三焦）。三焦并不是严格意义上的解剖结构，但是一些针灸师相信，它与多种体液的循环有关。而把五脏六腑连接起来的，是一些虽然不可见，但具有特定功能的经络，在开展针灸疗法时，银针会刺入经络中。

　　在《黄帝内经》中，一些内容会把人体比作一个政府，不同的部分就像政府的不同部门，有着特定的分工。有时，一些器官会扮演人体最高权威的挑战者，如果器官战胜了意志，就有可能引起健康问题，甚至导致死亡。■

在这幅图中，一位药剂师正在配制底也迦。这幅图来自《健康花园》（*Hortus sanitatis*，世界上第一本自然历史百科全书），由一位名为雅各布·梅登巴赫（Jacob Meydenbach）的印刷工在 1491 年汇编而成。这幅图也提到了对蛇的使用。

米特里达提解毒剂与底也迦

米特里达提六世（Mithridates VI，公元前 132—前 63）
尼禄·克劳迪厄斯·凯撒·奥古斯塔斯·日耳曼尼库斯
（Nero Claudius Caesar Augustus Germanicus，37—68）

迪奥斯科里季斯的《药物论》（70 年）、帕拉塞尔苏斯烧掉医学典籍（1527 年）、抗毒素（1890 年）、黑死病病因（1894 年）、专利药品（1906 年）、安慰剂效应（1955 年）

自古代起，人们便迷上了毒药，同时又害怕毒药带来的后果。在古希腊和古罗马，毒药常用于暗杀或执行死刑。在这些需求的刺激下，人们开始探寻能广泛使用的解毒剂。米特里达提解毒剂（Mithridatium，出现于公元前 2 世纪）和底也迦（Theriac，出现于公元 1 世纪）曾是两种著名的解毒剂，在很长一段时间内被广泛认为可以对抗多种毒药。这两种解毒剂含有的成分之多，不论是数量还是种类，都会让你感到吃惊。据说，米特里达提解毒剂是由本都（Pantus，位于当今的土耳其）国王米特里达提六世发明的，这位国王具有波斯帝国和希腊马其顿帝国的血统。由于担心遭到投毒暗杀，他不断完善解毒剂配方，并在罪犯和奴隶身上试药。米特里达提六世相信，解毒剂中的 45 种（或更多）成分，可以让他不再惧怕动物毒液或其他毒药。

公元 1 世纪，罗马皇帝尼禄的御医老安德罗马库斯（Andromachus the Elder）对米特里达提解毒剂做了一些"改进"：添加毒蛇的肉，提高鸦片的含量。"改进"后的解毒剂被称为底也迦，在 12 世纪也被称为威尼斯糖蜜（Venice Treacle），其中含有至少 64 种成分，包括矿物质、毒药、动物的肉、草药、花、海葱（squill）、蜂蜜等。随着时间的推进，底也迦不仅用来解毒，还用于治疗多种疾病，比如黑死病。在中世纪的欧洲，这种解毒剂的成分超过 100 种，这些成分需要几年时间才能"成熟"。在 20 世纪初，欧洲还有人在使用底也迦。

研究人员约翰·格里芬（John Griffin）写道："在接近两千年的时间里，米特里达提解毒剂和安德罗马库斯的底也迦这两种古老的药物在疾病治疗上都占据着重要地位。人们对药物质量的担心，使得这些药物常常是公开配制的。后来，公开配置这种监督方式由生产检查和成品检验所替代……总之，米特里达提解毒剂和底也迦对现代医学的贡献可能就是人们对药物质量的担心，促进了最早的药物监管思想的出现。"■

公元前 100 年

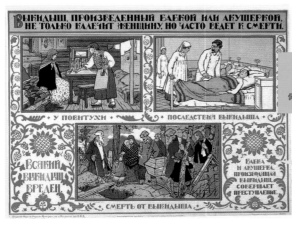

流产

佩达尼乌斯·迪奥斯科里季斯（Pedanius Dioscorides，约40—90）

这是一张1925年的苏联海报，向助产医生发出了警告：不能实施流产手术，而且流产经常导致孕妇死亡。海报还警告那些实施流产手术的助产医生，他们正在犯罪。

希波克拉底誓言（公元前400年）、避孕套（1564年）、精子的发现（1678年）、分离连体婴儿（1689年）、剖宫产术（1882年）、"兔子死了"（1928年）、宫内节育器（1929年）、羊膜穿刺术（1952年）、避孕药（1955年）、沙利度胺事件（1962年）、首例试管婴儿（1978年）

70年

流产手术可以追溯到数千年前，从使用草药到用力按摩腹部，再到插入尖锐的器具，古人使用过各种各样有效或无效的流产手段。比如在公元70年左右，古希腊药理学家佩达尼乌斯·迪奥斯科里季斯曾建议使用流产药酒，流产药酒全由植物制成，包括藜芦、喷瓜（squirting cucumber）和旋花科植物（scammony）。公元2世纪的古希腊医生索兰纳斯（Soranus）提出骑着动物，或者用力跳起，让脚跟触碰到臀部，从而引起流产的方法。今天，从孕妇子宫移除胚胎或胎儿有很多方法，比如药物流产，只需服用特定药物而不需要做手术。在负压吸引人工流产术中，会用到手动吸管或电吸引器。刮宫术则会用到刮宫工具。

流产一直是一个极具争议的问题，有些人认为，破坏受精卵就是在杀人。不过，就像伦理学家路易斯·格宁（Louis Guenin）所说，"杂合子人"（zygotic personhood，这个词的意思是，一个受精卵就是一个人）是最近才出现的概念。比如，在1869年之前，天主教认可的观点是：胚胎要发育到40天时，灵魂才会进入。亚里士多德也认为，40天是一个门槛。如果早期胚胎没有灵魂，那么较早做流产手术也就不算谋杀。1211年，罗马教皇英诺森三世（Pope Innocent III）提出：胎儿长到3~4个月时，就会有灵魂，在哪里都是这样。在犹太法律中，当胎儿发育出了头部之后，就算是一个完整的人了。在玛雅文化中，胚胎在40天之前，都只是"水"[据《塔木德·夫兄弟婚法69b》（Talmud, Yevamoth 69b）]。

在1973年的罗伊诉韦德案中，美国最高法院废除了禁止流产的州法律，并认为这样的法律侵犯了妇女的隐私权。特别是在妇女怀孕的前三个月，州政府无权以任何方式限制妇女流产的权利。■

迪奥斯科里季斯的《药物论》

佩达尼乌斯·迪奥斯科里季斯（Pedanius Dioscorides，约 40—90）

这是阿拉伯版本的《药物论》（De Meteria Medica）中的一页内容（阿拉伯版《药物论》翻译于 1224 年）。

 巫医（公元前 10000 年）、《黄帝内经》（公元前 300 年）、米特里达提解毒剂与底也迦（公元前 100 年）、洋地黄（1785 年）、疟疾病因（1897 年）、阿司匹林（1899 年）

数千年来，药学（pharmacy，制备和配制药物的学科）的历史和生药学（pharmacognosy，研究天然药物的学科）的历史基本上是重合的。在公元 1 世纪，希腊军队的外科医生佩达尼乌斯·迪奥斯科里季斯开始着手一项伟大的工作：把所有已知的关于植物和其他天然产物的医学信息都收录在一本著作里，在随后的一千五百年里，这本著作被人们不断翻阅，还被翻译成其他语言版本。首先保存和抄录这本著作的是阿拉伯人，其中的内容为伊斯兰医学奠定了基础。这本著作最终流传到拉丁美洲。

迪奥斯科里季斯出生于今天的土耳其，古罗马皇帝尼禄在位时，他曾在罗马行医。迪奥斯科里季斯四处游历，收集药物信息，他的著作《药物论》（De Materia Medica）分为五卷，描述了大约 600 种植物，还配有清晰准确的插图。迪奥斯科里季斯对药物的描述非常实用，包括剂量、配方以及给药方法等信息。除了讲到用鸦片缓解疼痛，他还在著作中讨论了大麻、薄荷、野生野莓等植物的药用功能。此外，著作中还有解毒剂，以及关于溃疡、蛔虫等很多病痛的治疗方法。

英国化学家约翰·曼（John Mann）写道："迪奥斯科里季斯的《药物论》最重要的贡献和创新之处在于，他不是按种属，而是按药用功能对植物进行编排。而且，他对很多植物的描述都很准确，比如在描述茄科植物和曼陀罗时，他就提到这些植物含有莨菪烷类生物碱（tropane alkaloid，植物代谢时产生的一种含氮有机分子），可用于缓解疼痛。但对于毒芹（hemlock）的描述就不那么准确了：'它可以防止处女的胸部长得太大。'"其他一些迷信说法还包括用臭虫来治疗疟疾。

你应该会注意到，在现代社会，医生给病人开的药最初都与在植物中发现的某些成分有关。比如阿司匹林，这种药物的一种活性成分就是在柳皮中发现的，可以退烧、镇痛、消炎。而可以调节心率的洋地黄（digitalis）则来自一种在花园里很常见的花（即洋地黄，原产于欧洲，目前在中国也有栽培）。■

70 年

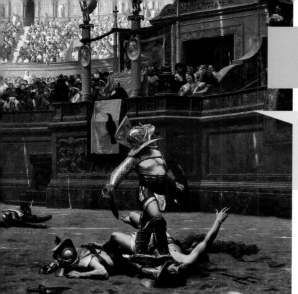

角斗士身上的伤口，让盖伦有机会观察肌肉和人体内部器官的解剖学构造。这幅油画作品名为《角斗士》（Pollice Verso），由法国著名画家让－莱昂·热罗姆（Jean-Léon Gérôme，1824—1904）于 1872 年所画。

 希波克拉底誓言（公元前 400 年）、拉齐的《医学集成》（900年）、纳菲斯的肺循环（1242 年）、帕拉塞尔苏斯烧掉医学典籍（1527 年）、《人体的构造》（1543 年）、血液循环系统（1628 年）

190 年

除了希波克拉底（参见"希波克拉底誓言"），可能再也没有其他医生能像盖伦一样，对西方医学产生如此深远的影响。盖伦出生于公元 2 世纪，此时正值罗马鼎盛时期，他的医学知识、解剖学研究以及他收集的大量医学著作，对后来一千余年的医生产生了深刻的影响。据报道，为了使记录速度跟得上自己的口述速度，盖伦曾雇用 20 位书写员。另外，他对动物的解剖，也让人们对器官系统有了新的认识。

盖伦的出生地位于今天的土耳其西海岸，在定居罗马之前，他曾广游四海。在盖伦所处的时代，解剖人体是违法的，因此，他的很多解剖学研究都是在猪、狗、猴（地中海猕猴）身上开展的。通过活体解剖，他可以切断不同的神经来证明是大脑在控制人体的肌肉运动。切断动物喉咙的神经后，发声就会受到明显影响。为了证明肾脏产生尿液，盖伦把动物的尿管结扎起来，观察肾脏的肿胀情况。作为一名角斗士医生，他通过观察那些触目惊心的伤口，对人体的解剖学结构有了更多了解。最终，他从一众医生中脱颖而出，成为罗马皇帝马可·奥勒留（Marcus Aurelius）的医生。

当然，盖伦的医学发现和理论并不都是正确的。对希波克拉底的理论（即疾病的发生，是因为血液、黑胆汁、黄胆汁、黏液这四种体液失衡导致的）进行思考之后，他进一步发展了这个理论，并提出，每一种体液的失衡，都对应着一种性格，比如，如果一个人缺少黑胆汁，那么他就拥有忧郁型性格。此外，他还错误地认为静脉血是由肝脏产生和输送的；动脉血则产生于心脏，血液会通过看不见的小孔从心脏的左边传输到右边。

对盖伦来讲，哲学是每位医生都必须学习的课程。罗马帝国轰然崩塌之后，他的影响力仍在持续，他的著作和理论传遍了阿拉伯世界，后来又传到了中世纪的欧洲和更远的地方。■

拉齐的《医学集成》

阿布·巴克尔·穆罕默德·伊本·扎卡里亚·拉齐
(Abu Bakr Muhammad ibn Zakariya al-Razi，拉丁名为拉茨，Rhazes，865—925)
阿布·阿里·侯赛因·伊本·阿卜杜拉·伊本·西那 (Abu 'Ali al-Husayn ibn 'Abd-Allah Ibn Sina，欧洲人尊称其为阿维森纳，Avicenna，980—1037)

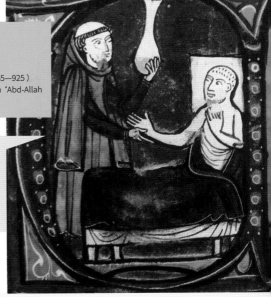

这是克雷莫纳的杰拉德（Gerard，1114—1187）编撰的《医学论文集》(*Collection of Medical Treatises*) 中的一幅插图，画的是欧洲人对拉齐的描绘。杰拉德是一位意大利翻译家，曾到西班牙的托莱多旅居，在这里学习阿拉伯语，并翻译了在这里发现的很多阿拉伯科学著作。

↱ 希波克拉底誓言（公元前 400 年）、阿维森纳的《医典》（1025 年）

　　拉齐是中世纪的欧洲和伊斯兰世界最伟大的医生之一，他出生于波斯（即今天的伊朗），在西方世界人们称他为拉茨。拉齐一生写了约 200 本书，涵盖哲学、炼丹术、医学等多个领域。他是世界上第一本儿科学书籍的作者，并且通过广泛而深入的观察，区分开了天花和麻疹，因此而闻名天下。他也是率先研究神经系统损伤，并把这些损伤与临床症状联系起来的医生之一。此外，除了学术著作，他也会撰写一些资料，提供给需要帮助的普通人。他在讨论医学伦理时写道："医生的使命就是救死扶伤，甚至对敌人也是如此……我的职业不允许我们伤害人类自身，医学是为整个人类的福祉服务的。"

　　拉齐经常指出以前的一些著名医生的错误，比如盖伦。他还经常严厉地批评宗教和宗教的先知们。据说，一个医生曾希望帮拉齐移除白内障，但被他拒绝了，他说："我已经看够了这个世界。"最后，拉齐是在愤怒和黑暗中离开人世的。

　　拉齐最重要的著作是《医学集成》(*Kitab al-hawi fi al-tibb*，英文名 *Comprehensive Book of Medicine*，约著于 900 年)，这是在他去世后，收集他的学术材料整理而成的医学巨著，其中收录了很多医学知识和观察资料。在伊斯兰世界，《医学集成》启发了在拉齐之后的很多医生，包括著名的阿维森纳，也就是《医典》(*Canon of Medicine*，共五卷)的作者。1279 年，犹太医生法拉杰·本·萨利姆（Faraj ben Salim）把《医学集成》翻译成了拉丁文，名为 *Liber Continens*，在 1486 年印刷出版，其影响力也随着拉丁文版本的出版而扩散。《医学集成》影响力巨大的原因不仅在于丰富的内容，还在于它论述了希腊、阿拉伯、印度医生的医学知识、方法和理论，否则很多医生的重要成果无法流传下来。拉齐的另一本极具影响力的著作是《曼苏尔医书》(*Al-tibb al-Mansuri*，英文名 *Medicine Dedicated to Mansur*)，这本医学教科书在中世纪的欧洲，是传播范围最广的医学手册之一。■

019

900 年

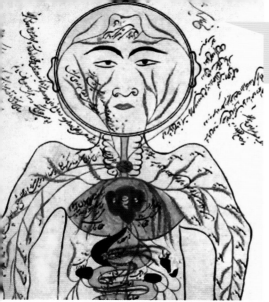

这是根据阿维森纳的《医典》绘制的人体内部器官图，来自波斯（如今的伊朗）的伊斯法罕。

阿维森纳的《医典》

希波克拉底（Hippocrates，公元前 460—前 377）
亚里士多德（Aristotle，公元前 384—前 322）
盖伦（Galen，129—199）
阿布·巴克尔·穆罕默德·伊本·扎科里亚·拉齐
（Abu Bakr Muhammad ibn Zakariya al-Razi，865—925）
阿布·阿里·侯赛因·伊本·阿卜杜拉·伊本·西那
（Abu ʿAli al-Husayn ibn ʿAbd-Allah Ibn Sina，即阿维森纳，980—1037）

希波克拉底誓言（公元前 400 年）、盖伦的著作（190 年）、拉齐的《医学集成》（900 年）、纳菲斯的肺循环（1242 年）、帕纳的《1846 年法罗群岛麻疹流行情况调查》（1846 年）、随机对照试验（1948 年）

1025 年

在保存和传播希腊及罗马的医学传统方面，中世纪的伊斯兰医生起到了重要作用。在伊斯兰的医学思想家中，最有影响力的莫过于伊本·西那，也就是西方世界所熟知的阿维森纳。他最有名的著作是医学百科全书《医典》，完成于 1025 年，共有 5 卷，全书用阿拉伯语写作，后来被翻译成拉丁文，为之后七百年的医学教学奠定了基础，被欧洲的医学院校广泛采用。阿维森纳的《医典》受希波克拉底、盖伦、亚里士多德影响颇深。与闻名于世的前辈拉齐一样，阿维森纳也强调，对于临床诊断，观察、试验和循证医学是非常重要的。

在《医典》中，阿维森纳讨论了癌症手术，也阐述了传染病的本质（如肺结核）和隔离的重要性。尤其值得一提的是，他区分了纵隔炎（mediastinitis，胸腔中部的组织发生感染）和胸膜炎（pleurisy，包围肺部胸膜的内表皮发生炎症）。阿维森纳还在《医典》中提到了药物试验，他认为在试验期间，药物必须纯净，要在多种疾病的患者中进行试验，这样才能弄清楚药物能治疗什么病，有什么"意外"效果。而且，服药时间也必须有规定。另外，他还建议，临床试验应该在不同病人中重复开展，从而判断药物的有效性。如果只在动物中开展试验，不足以确定药物在人体上的效果。阿维森纳对精神疾病也很感兴趣，比如幻觉、抑郁以及中风患者的行为等。当然，《医典》也有缺陷，比如，阿维森纳认为心脏有三个心室而不是两个。

历史学家劳伦斯·康拉德（Lawrence Conrad）曾在文章里这样评价："《医典》涵盖多个医学领域，既准确又全面，这使它在几百年的时间里，一直是医学领域的权威著作。在伊斯兰科学史上，《医典》是影响力最大、最持久的成果之一。"加拿大医生威廉·奥斯勒（William Osler）认为，阿维森纳写出了"有史以来最有名的医学教科书"，没有哪一本医学著作能像《医典》那样，"在那么长的时间里，一直是圣经般的存在"。■

犹太医生所受的迫害

马丁·路德（Martin Luther，1483—1546）

这幅插图是由德国医生、历史学家、制图师哈特曼·舍德尔（Hartmann Schedel，1440—1514）描绘，它所描述的内容是：在黑死病肆虐期间，很多犹太人被活活烧死。

黑死病病因（1894 年）、知情同意书（1947 年）、逆转录酶与艾滋病（1970 年）

在医学史上，犹太医生遭受迫害的现象屡见不鲜。比如在 1161 年，因为一个疑似线索，一些犹太医生被怀疑投毒杀死了波西米亚（欧洲中部国家，如今是捷克的一部分）的居民，于是 86 个犹太人受到了极端惩罚——被活活烧死。大约在 1348 年的欧洲，尽管也有很多犹太人死于黑死病，但仍有人认为是犹太人带来了这场瘟疫，于是有很多犹太人被杀害。根据奥地利维也纳大学医学系的记载，在 1610 年，犹太法律强制规定，犹太医生每见到 10 名基督教徒，就要通过投毒的方式杀死一名。德国神学家马丁·路德写道："如果他们（犹太人）可以把我们全部杀死，他们会很乐于这么做……他们经常这样做，尤其是那些自居为医生的犹太人。"路德还倡议人们"烧掉犹太教堂"。

在欧洲的中世纪时期，一些教皇禁止基督教徒向犹太医生寻求帮助。在后来的 17 世纪，德国符腾堡的霍尔牧师宣称："我宁愿在基督面前死去，也不愿意让一个和魔鬼打交道的犹太医生治病。"1938 年，德国吊销了犹太医生的行医执照。由于医生短缺，当时的德国不得不把医学教育的时间缩短为两年。

在第二次世界大战的前几年，犹太籍学生和医生的数量在美国的医学院校受到严格限制。为了鉴别申请者的犹太身份，学校的管理者会查看申请材料中的学生姓名和宗教关系。1940 年，美国康奈尔大学医学系主任限制了每堂课的犹太学生数量；犹太学生在申请耶鲁大学医学系时，他们的申请材料上也会被打上"H"的标记——代表希伯来（Hebrew）。1945 年，哥伦比亚大学神经病学研究所所长被告知：要么解雇所里的所有犹太籍同事，要么他自己辞职。最后，这位所长辞职了。

即便在今天，医疗卫生领域的犹太籍从业人员有时也会遭到莫名其妙的指控。1988 年，美国芝加哥的一位市长助理指控犹太人向非裔美国人注射艾滋病毒；1997 年，巴勒斯坦的一位杰出议员曾暗示，以色列人向巴勒斯坦的小孩注射艾滋病毒。■

1161 年

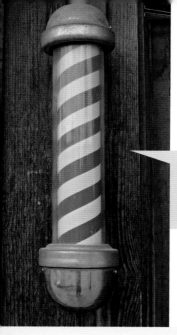

理发店门口旋转彩柱上的条纹，可以追溯到理发师还能开展放血疗法等外科手术的时代。其中，红色条纹代表着带血的绷带，蓝色条纹可能是对美国国旗颜色的致敬。

放血疗法（公元前 1500 年）、巴累的"合理手术"（1545 年）、水蛭疗法（1825 年）、双蛇杖（1902年）、邦迪创可贴（1920 年）

1210 年

作为理发店的标志，那些带有红白条纹的旋转彩柱已在理发店的门口竖立了很多个世纪。这个标志物的出现，可以追溯到理发师身兼数职的那个时代：除了理发，他们还会拔牙，开展放血疗法之类的外科手术——当时的医生认为，放血有助于改善健康。带血的绷带，清洗后会放到理发店门口晾干。可能清洗得不够干净，绷带通常还是红色的，在风的吹动下，它们会绕着柱子飘动。就是这种现象，最终演变成了带有螺旋条纹的旋转彩柱，从而成为理发店的标志。

1096 年，理发师外科医生在法国建立了第一家官方机构。大约在 1210 年，为了区分专业的外科医生和理发师外科医生，法国巴黎的一所大学要求，前者穿长袍式的工作服，而后者穿短袍式的工作服。需要指出的是，并不是所有的理发师外科医生都不够专业，比如法国医生安布鲁瓦兹·巴累最初就是一位理发师外科医生，但后来他成了欧洲文艺复兴时期最负盛名的外科医生。

1540 年，理发师外科医生和专业外科医生在英格兰联合成立了一个行业机构——"理发师–外科医生"联合公司（United Barber-Surgeons Company），不过两类医生有不同的分工。对于理发师来讲，他们需要在门口悬挂蓝白条纹的彩柱，可以为顾客拔牙，实施放血疗法，但不能开展复杂的外科手术。专业的外科医生则悬挂红白条纹的彩柱，不能为顾客理发、刮胡子。

在实施放血疗法时，顾客需要紧紧抓住一位职员，让静脉血管更容易看清，血液更容易流出来。理发师会在顾客的手臂上划一道伤口，让血液流出。理发师也经常用水蛭开展放血疗法。早期的理发店彩柱顶端，还会放置一个铜盆，代表盛放水蛭的容器。

在美国，最有名的自动旋转彩柱生产商是位于明尼苏达州圣保罗市的威廉·马维公司（William Marvy Company），创立于 1950 年。到 1967 年，这家公司已经售出了 50 000 根旋转彩柱。■

纳菲斯的肺循环

阿布·阿里·侯赛因·伊本·阿卜杜拉·伊本·西那（Abu 'Ali al-Husayn ibn 'Abd-Allah Ibn Sina，即阿维森纳，980—1037）
伊本·纳菲斯（Ibn al-Nafis，全名 Ala al- Din Abu al-Hassan Ali ibn Abi-Hazm al-Qurashi al-Dimashqi，1213—1288）
威廉·哈维（William Harvey，1578—1657）

伊本·纳菲斯描述了心脏和肺部之间的血液循环。在这幅图中，肺动脉和肺静脉（心脏的上方）左右分开，分别与肺部连接。

眼睛手术（公元前 600 年）、盖伦的著作（190 年）、阿维森纳的《医典》（1025 年）、《人体的构造》（1543 年）、血液循环系统（1628 年）、拉瓦锡的呼吸（1784 年）、B-T 分流术（1944 年）

世界已知的、第一位正确描述肺循环的人，是穆斯林医生伊本·纳菲斯。他出生于叙利亚大马士革附近，在埃及开罗工作。肺循环是指肺部与心脏之间的血液通路。具体来讲就是，耗尽氧气的血液离开心脏，经由右心室，进入肺动脉，流向肺部。在肺部，血液再次充满氧气后，通过肺静脉，返回左心房，然后流向左心室，最后被泵入主动脉，到达全身各处。

纳菲斯坚持认为，不应该太过相信过往一些医生的陈旧观念。1242 年，他在著作《医典解剖学注》（*Commentary on Anatomy in Avicenna's Canon*）中写道："在确定每一种器官的功能时，不管我们同不同意前辈们的观点，我们都应该以经过证实的检查结果和直接的研究为判断依据。"比如，古希腊医生盖伦和波斯医生阿维森纳曾经都认为，血液会通过心脏壁上的一些看不见的小孔，从心脏的一边流向另一边，但纳菲斯并不接受这个观点，而是认为心脏里根本没有小孔。他这样写道："心脏右侧腔室的血液必定会通过肺动脉流向肺部，并通过肺部扩散，与空气混合，然后从肺静脉流向心脏的左侧腔室，在这里形成至关重要的生命精华。"这些重要的观察结果，大概是在他 29 岁时得出的，而在随后的三四百年里都未明显过时，直到 1628 年，英国医生威廉·哈维发表了关于全身血液循环的完备理论。

纳菲斯还给医学百科全书《医学集成》的 300 卷内容做了注释，其中讨论外科手术及其他医学技术的 80 卷注释得以出版。■

1242 年

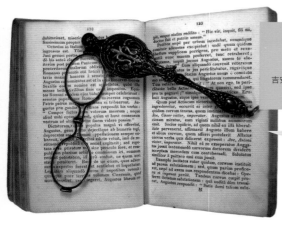

眼镜

萨尔维诺·达·阿玛特（Salvino D' Armate，1258—1312）
吉安巴蒂斯塔·德拉·波尔塔（Giambattista della Porta，1535—1615）
爱德华·斯卡利特（Edward Scarlett，1677—1743）

024

左图是一副长柄眼镜，有两块镜片，一根长柄。这种眼镜是在 1700 年前后，由英国眼镜设计师乔治·亚当斯（George Adams）发明的。当时，有些人其实并不需要使用眼镜，但戴着精致的长柄眼镜，看起来比较时尚。

 《显微图谱》（1665 年）、检眼镜（1850 年）、助听器（1899 年）、激光（1960 年）、人工耳蜗移植（1977 年）

历史学家洛伊斯·N. 玛格纳（Lois N. Magner）写道："眼镜的使用带来了非常深远的影响，改变了人们对待人体局限和缺陷的态度。眼镜的出现不仅让学者和抄写员可以继续工作，还让人们习惯了这样的想法：生理上的局限性，可以通过人类的发明来克服。"

今天的眼镜通常是指安置在一个框架内，用于矫正视力的镜片。在历史上，眼镜曾有多种形式，包括夹鼻眼镜（pince-nez，直接夹在鼻梁上，没有镜腿）、单片眼镜（monocle，佩戴在一只眼镜上的镜片）和长柄眼镜（lorgnette，有一根柄的眼镜）。

1000 年，"阅读石"（reading stone）非常常见。所谓的"阅读石"，是指水晶或球形玻璃的一部分，把它们放在阅读材料上，可以放大文字。中国大约从 1270 年开始使用眼镜，也就是马可·波罗（Marco Polo）旅居中国的那个时期。而在阿拉伯国家，使用眼镜的时间可能更早。1284 年，意大利人萨尔维诺·达·阿玛特成为欧洲最广为人知的眼镜发明者。最早的眼镜是用凸透镜来纠正远视和老花眼（年龄增大导致的远视）。较早一本提到用凹透镜来纠正近视（远处的物体看起来很模糊，近处的看起来比较清晰）的文献，是意大利学者吉安巴蒂斯塔·德拉·波尔塔在 1558 年所写的《自然魔法》（Natural Magick）。凹透镜是用于阅读眼前的文字。

眼镜曾经非常昂贵，一度被视为具有高价值的资产。大约在 1727 年，英国的眼镜制造商爱德华·斯卡利特发明了现代形式的眼镜——具有牢实的镜腿，可以架在耳朵上。1784 年，美国科学家本杰明·富兰克林（Benjamin Franklin）发明了双光眼镜（bifocal），用来同时纠正近视和老花这两个视力问题。

今天，很多眼镜都是用 CR–39 塑料制造的，因为这种塑料具有良好的光学性质，而且也很耐用。镜片的作用通常是改变光线的焦点位置，让焦点刚好落在位于眼球后面、对光线敏感的组织——视网膜上。■

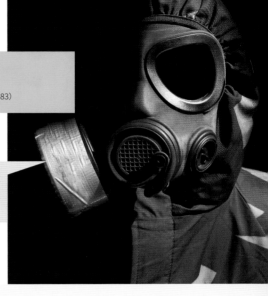

生物武器

汉尼拔（Hannibal，公元前 248—前 183）

这是防毒面具和生化防护服。在处理化学和生物武器的威胁时，医生起着重要作用。

 抗毒素（1890 年）、黑死病病因（1894 年）、普通感冒（1914 年）

在应对生物武器的威胁上，医生起着非常重要的作用。他们对这类危险保持敏感，能够快速识别生物武器，然后制订出合适的应对策略，比如制备抗体和疫苗。21 世纪，由于生物技术的发展，对病原体进行基因改造的方法越来越简单，生物武器的威胁越来越大（比如导致大规模流行病）。

生化攻击是指，使用细菌、病毒、真菌以及其他生物制剂来杀害人类、牲畜和植物。比如可以导致炭疽病的炭疽杆菌（*Bacillus anthracis*）就是非常有效的生物武器，这种细菌可以形成生命力极为顽强的孢子，非常便于扩散。而且，肺部感染炭疽杆菌后，如果不及时治疗，那么 90% 的感染者都会在一周内死亡。恐怖分子及其同伙则可以提前注射疫苗，避免自身感染炭疽杆菌。

其他生物武器还包括鼠疫杆菌（*Yersinia pestis*，可导致黑死病）、病毒（如裂谷热病毒、埃博拉病毒）、毒素（如从蓖麻中提取的蓖麻毒素、由肉毒杆菌分泌的肉毒素）。

生物武器已经有上千年的历史。公元前 184 年，北非古国迦太基（Carthage）的汉尼拔率领军队，向敌军投掷了装满毒蛇的瓦罐。1346 年，鞑靼军队将一些死于瘟疫的士兵抛过卡法城（Kaffa）的城墙，在这座克里米亚城市引发了一场瘟疫。1763 年，美国特拉华的印第安议员收到一些带有天花病毒的毛毯。1940 年，日本军机向中国投掷陶瓷炸弹，其中装载着携带有鼠疫杆菌的跳蚤。

今天，可在各个场景中使用的设备陆续问世，可以利用抗体来检查各种病原体，从而发现可能的生物攻击。世界医学会（World Medical Association）这样写道："一次成功的生物攻击，尤其是可以让人们很容易受到感染的那种攻击，所产生的后果极为可怕，就连化学武器甚至核武器都无法与之相比。如今，全球化程度越来越高，人们的旅行越来越便捷，在世界任何地方爆发的感染事件，都会威胁到全人类。"

1346 年

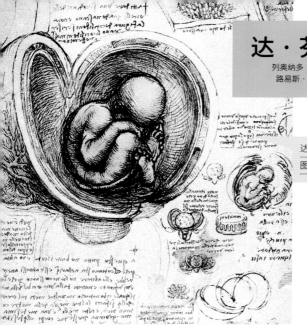

达·芬奇的人体解剖图

列奥纳多·达·芬奇（Leonardo da Vinci，1452—1519）
路易斯·达·阿拉贡（Louis d'Aragon，1475—1519）

达·芬奇绘制的子宫内胎儿插图，图中可以看见脐带（约1510年）。

《人体的构造》（1543年）、失而复得的埃乌斯塔基奥解剖图（1552年）、彼得罗·达·科尔托纳的人体草图（1618年）、切塞尔登的《骨论》（1733年）、阿尔比努斯的《人体骨骼与肌肉图鉴》（1747年）、威廉·亨特的《人类妊娠子宫的解剖学图解》（1774年）、《1832年解剖法案》（1832年）、《格氏解剖学》（1858年）

1510年

很多读者可能对达·芬奇都很熟悉，这位意大利天才既是科学家也是艺术家，他创作的两幅油画《蒙娜丽莎》和《最后的晚餐》举世闻名。早在1489年，达·芬奇还在米兰时，就制订了一个宏伟的计划，要完成一本《解剖学论著》，包含一整套与人体相关的解剖图和注解。尽管达·芬奇提出了这个计划，但始终没能完成《解剖学论著》。

为了完成这本著作，达·芬奇进行了一些解剖学研究。在这个过程中，他绘制了最早的一幅子宫内胎儿的科学图像。此外，他还创造性地向大脑中注射石蜡，以便更好地研究大脑的形状和结构，这也是令人赞叹的一项工作。美国波士顿科学博物馆馆长介绍说："列奥纳多在做解剖学研究时所要忍受的那种不适感，是常人难以想象的……出于对知识的渴求，列奥纳多无数次彻夜面对一具具尸体，想想都让人不寒而栗。由于尸体容易腐化，他不得不争分夺秒地工作。他曾这样描述解剖学研究：每天晚上，陪伴自己的都是被切割开的或是去除了皮肤的尸体，还得担心被人看见，但是，好奇心总是驱使他不断向前。"

记者凯蒂·兰伯特（Katie Lambert）写道："他的笔记本里，是各种没有皮肤的身体部位，还有胎儿和正在做爱的夫妻，画得既精美，又让人觉得怪诞不经。图画周围还有各种注释，让你可以了解达·芬奇是怎么思考胎儿如何呼吸、睾丸如何工作这类问题的。"

1517年，红衣主教路易斯·达·阿拉贡和秘书安东尼奥·德·贝亚蒂斯（Antonio de Beatis）拜访了临近生命终点、身体部分瘫痪的达·芬奇。看了达·芬奇所展示的各种解剖学草图后，贝亚蒂斯在日记中记录到："列奥纳多编著了一本特别的解剖学论著，对肢体、肌肉、神经、静脉、关节、肠道，以及你能想到的男女身体上的任何部分，都绘制了图示，这是以前从来没有人做过的事情。"■

被烧死的维尔特医生

珀西瓦尔·威洛比（Percival Willoughby, 1632—1669）
约翰·亨特（John Hunter, 1728—1793）
乔治·威廉·弗雷德里克（George William Frederick, 即乔治三世, 1738—1820）
乔治·奥古斯塔斯·弗雷德里克（George Augustus Frederick, 即乔治四世, 1762—1830）

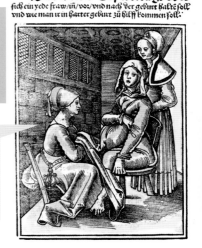

一位女性在待产椅上生孩子。这幅图由德国医生尤卡里斯·罗斯林（Eucharius Rösslin, 1470—1526）所画，他撰写的关于分娩的著作《玫瑰花园》（*Der Rosengarten*）出版于 1513 年，是当时接生婆的标准医学教科书。

产科钳（1580 年）、玛丽·托夫特的兔子（1726 年）、威廉·亨特的《人类妊娠子宫的解剖学图解》（1774 年）、现代助产术（1925 年）

尽管在 18 世纪，西方的男性助产士开始变得常见，男性也逐渐占据了这个行业，但在此之前，男性是不允许观看生产过程的，这种忌讳曾在医学史上发挥了重要作用。说明性别忌讳的最好例子，可能是维尔特医生所遭受的惩罚。1522 年，维尔特医生假扮女性，混进产房，观看生产过程，了解接生的一手资料。可惜的是，在那时，男性闯入产房是不可想象的事情，而在产房中，一位接生婆认出了他是穿着女性衣服的男性，并大声叫喊，发出抗议。最后，维尔特医生被烧死在火刑柱上，其他医生则观看了他被烧死的过程。

其他一些故事也能说明妇女生产过程中的性别忌讳。1646 年，美国马萨诸塞州的弗朗西斯·雷尤斯（Francis Rayus）也因为维尔特医生那样的罪名被逮捕。幸运的是，雷尤斯只被罚款 50 先令。1658 年，英格兰医生珀西瓦尔·威洛比遇到一个难产的病例，要与接生婆讨论产妇的情况，结果被要求爬进产妇的屋子，在没有灯光、产妇盖上被子的情况下进行检查，然后再爬出屋子，与接生婆讨论产妇的病情。1762 年，英格兰国王乔治三世的妻子临产时，是在一位名叫史蒂文斯（Stevens）的接生婆陪同下生下乔治四世的，而苏格兰人约翰·亨特虽然被认为是那个时代最好的外科医生，却只能坐在产房旁边的屋子里。

女性生育时，禁止丈夫参与生产过程的现象，在不同的历史时期、不同的文化中都很常见。比如在南太平洋上的小岛卢库诺尔（Lukunor），女性分娩时，丈夫得离开一个月，跟其他男性待在一起。有些时候，男性也会参与生产过程。在墨西哥维乔人（Huichol）部落，女性临产时，会在丈夫的睾丸上拴一根绳子，生产时她们会拉紧绳子，让丈夫也体验一下她们的痛苦。■

1522 年

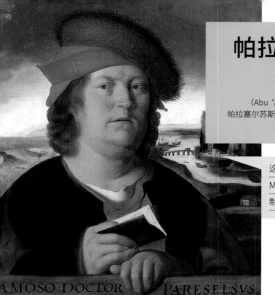

帕拉塞尔苏斯烧掉医学典籍

希波克拉底（Hippocrates，公元前 460—前 377）
盖伦（Galen，129—199）
阿布·阿里·侯赛因·伊本·阿卜杜拉·伊本·西那
（Abu 'Ali al-Husayn ibn 'Abd-Allah Ibn Sina，即阿维森纳，980—1037）
帕拉塞尔苏斯（Paracelsus，原名 Phillippus Aureolus Theophrastus Bombastus von Hohenheim，1493—1541）

这是弗兰德画家昆丁·马西斯（Quentin Massys，1466—1530）为帕拉塞尔苏斯绘制的画像。

 希波克拉底誓言（公元前 400 年）、米特里达提解毒剂与底也迦（公元前 100 年）、盖伦的著作（190 年）、替代疗法（1796 年）、安慰剂效应（1955 年）

1527 年

　　帕拉塞尔苏斯是一名瑞士医生、炼金术士，足迹曾遍及欧洲多国，他是在医学中使用化学物质和矿物质的先驱者。科学记者菲利普·波尔（Philip Ball）写道："帕拉塞尔苏斯生活在 1493—1541 年：这个时间段是西方历史的重要节点，是现代人类社会的开端。在这一时期，人们相信世界上真的有魔法，每一个黑暗的角落都藏有魔鬼，整个世界都是由上帝主宰的，但也是从这一时期起，人类开始破解自然的奥秘，勘察天空的变化和地面上的地形。"

　　帕拉塞尔苏斯因为反对希波克拉底和盖伦流传久远的医学观点而名声大噪。后两者都认为，疾病的发生，是人体内四种体液不平衡导致的，包括血液、黑胆汁、黄胆汁和黏液。帕拉塞尔苏斯认为，人之所以会生病，是因为受到了人体之外的病原体或其他异常物体的攻击，而疾病可以用化学物质来治疗。1527 年，他用学生点燃的篝火，公开烧掉了当时普遍采用的医学教科书，其中就包括盖伦和阿维森纳的著作。在作家休·克劳恩（Hugh Crone）看来，这次烧书行动，"无可争议地成了医学史上的一个转折点"。从这一刻起，医生们需要摒弃盖伦建立起来的医学基础，放心大胆地质疑医学权威，基于最新的观察和实验结果来寻找新的医学方法。

　　帕拉塞尔苏斯的一本重要著作记录了金属加工和采矿的职业风险。有时，他也被称为毒理学之父。帕拉塞尔苏斯写道："所有的东西都有毒，没有东西是不含有毒物质的——只是剂量的缘故，一些东西才没有表现出毒性。"换句话说，他认为剂量决定了毒性的大小。

　　帕拉塞尔苏斯提倡"相生相克"（like cures like）的观念。他认为，如果一种有毒物质导致了某种疾病，那么以正确的方式和剂量来使用这种物质，也可以治疗疾病。在一定程度上，帕拉塞尔苏斯就是顺势疗法的先驱——这种疗法在今天仍然在使用，在治疗时，人们会尽量稀释相关制剂。不过，大多数对照试验表明，顺势疗法的效果并不比安慰剂好。■

《人体的构造》

扬·斯蒂芬·范·卡尔卡（Jan Stephan van Calcar，1499—1546）
安德烈亚斯·维萨里（Andreas Vesalius，1514—1564）

维萨里的《人体的构造》里描绘的脊神经。

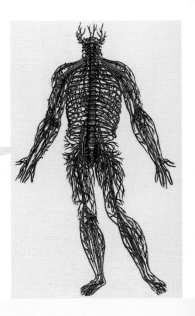

 盖伦的著作（190 年）、达·芬奇的人体解剖图（1510 年）、失而复得的埃乌斯塔基奥解剖图（1552 年）、彼得罗·达·科尔托纳的人体草图（1618 年）、切塞尔登的《骨论》（1733 年）、阿尔比努斯的《人体骨骼与肌肉图鉴》（1747 年）、威廉·亨特的《人类妊娠子宫的解剖学图解》（1774 年）、《1832 年解剖法案》（1832 年）、《格氏解剖学》（1858 年）

医学史专家 J. B. 德·C. M. 桑德斯（J. B. de C. M. Saunders）和查尔斯·奥·莫利（Charles O'Malley）写道："1543 年，安德烈亚斯·维萨里出版《人体的构造》，标志着现代科学的开端。毫无疑问，这是医学史上最重大的贡献之一，但这本著作的意义远不止于此，它还是一部精美的、充满创意的艺术作品，完美融合了版式、印刷技术和插图。"

作为医生和解剖学家，比利时布鲁塞尔人安德烈亚斯·维萨里把解剖作为一个重要的教学工具，他发现，伟大思想家盖伦、亚里士多德提出的很多关于人体的看法都是明显错误的。比如，维萨里观察到，血液并不是通过一些看不见的小孔，从心脏的一边流向另一边，这与盖伦的结论明显不同。他还发现，肝脏有两片。他对盖伦学说的挑战，让他成为很多人敌对的对象。为了解释维萨里的观察结果，一位反对者甚至认为：人体结构必定是在盖伦提出相关学说之后发生了改变。实际上，盖伦的所有结论都是基于动物解剖得出的，以至于他对人体的认识产生了严重错误。

作为一位医学研究者，维萨里常常得和疯狂的野狗竞争，还得忍受熏天的臭气，才能从墓地里得到腐烂的尸体，或者捡到被执行了死刑的罪犯的身体残骸——要捡到这些残骸，还得等它们从悬挂在罪犯尸体的柱子上掉下来。他在解剖尸体时，甚至会在自己的卧室内留下尸体样本，并且保存好几周。

《人体的构造》是维萨里开创性的解剖学著作，其中的插图可能出自扬·斯蒂芬·范·卡尔卡或者意大利文艺复兴时期的著名画家提香（Titian）的其他学生。这本著作首次揭示了人类大脑的内部构造。科学记者罗伯特·阿德勒（Robert Adler）写道："凭借《人体的构造》，维萨里终结了对古代知识的盲目推崇之风，同时告诉世人，新一代的科学家应该开拓进取，才能取得古代先贤做梦都想不到的发现。与哥白尼、伽利略等文艺复兴时期的其他几位科学巨人一样，维萨里为我们创造了一个不断进步的、由科学驱动的世界。"■

1543 年

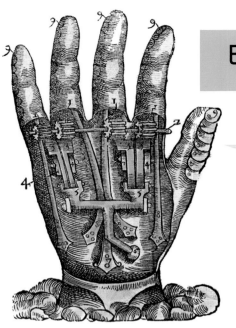

巴累的"合理手术"

安布鲁瓦兹·巴累（Ambroise Paré，1510—1590）

人造手，来自巴累的《手术器械与解剖学图谱》（*Surgical Instruments and Anatomical Illustrations*），于 1564 年在巴黎出版。

伤口缝合（公元前 3000 年）、艾德温·史密斯外科纸草文稿（公元前 1600 年）、格雷维尔·切斯特大脚趾（公元前 1000 年）、组织移植（1597 年）、腹主动脉结扎术（1817 年）、血管缝合（1902 年）、霍尔斯特德外科学（1904 年）

1545 年

在文艺复兴时期，法国人安布鲁瓦兹·巴累是欧洲名气最大的外科医生之一。外科医生、传记作者杰弗里·凯恩斯（Geoffrey Keynes）写道："通过个人魅力和独立思考，安布鲁瓦兹·巴累拯救了陷入死板教条中的外科手术。在那个时代，任何国家的医生都无法与巴累相提并论，他的影响力遍及欧洲的每一个角落。他留下的著作是一座丰碑，他的医学技术、他的人文关怀，在医学史上散发着夺目的光彩。"

在巴累生活的时代，医生常常认为开展外科手术有损尊严，于是，将在人体身上动刀的事情留给了声望不那么高的理发师外科医生。但是，巴累提升了手术的地位，并用法语而不是传统的拉丁语完成了一些著作，来传播他的外科学知识。

在治疗受枪伤的病人时，巴累得到首个非常重要的医学发现。那时，人们认为枪伤是有毒的，通常会把烧至沸腾的油倒在伤口上，使其在高温下闭合。有一天，巴累把油用完了，不得不用含有松油的软膏来为士兵处理伤口。第二天，他发现，用沸腾的油来处理的伤口红肿，士兵非常痛苦；而使用相对温和的油膏的士兵，情况要好一些，没那么痛苦，基本上没有发生感染。从那天起，巴累就发誓，再也不用滚烫的油来处理伤口，这种治疗方式实在太残忍了。

1545 年，巴累在其著作《伤口处理方法》（*Method of Treating Wounds*）中，推广了他处理伤口的方法，由此推动了更人性化、更合理的外科手术的发展。他的另一项重要贡献是，在截肢手术中，通过血管结扎来防止大量出血，而不再用烧红的烙铁来灼烧截肢部位。巴累还推动了产科学的发展，他使用的方法比传统的接生方式更安全。■

这幅图来自 1714 年出版的《从默默无闻中救出的巴托罗梅奥·埃乌斯塔基奥解剖图谱》。

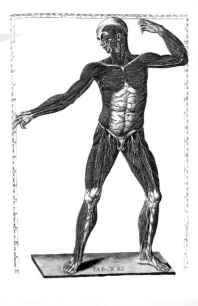

失而复得的埃乌斯塔基奥解剖图

巴托罗梅奥·埃乌斯塔基奥（Bartolomeo Eustachi，1500—1574）

达·芬奇的人体解剖图（1510 年）、《人体的构造》（1543 年）、彼得罗·达·科尔托纳的人体草图（1618 年）、切塞尔登的《骨论》（1733 年）、阿尔比努斯的《人体骨骼与肌肉图鉴》（1747 年）、探索迷宫般的内耳结构（1772 年）、威廉·亨特的《人类妊娠子宫的解剖学图解》（1774 年）、《1832 年解剖法案》（1832 年）、《格氏解剖学》（1858 年）

1552 年

历史学家安德鲁·坎宁安写道："所有解剖学插图的问题都在于，它们都是……理想化的东西。实际上，这就是为什么各类解剖图都试图解决同一个问题：让人们看到解剖学家希望人们看到的东西。但是解剖学不仅非常复杂……而且对于一般人来说，要像训练有素的解剖学家那样分辨人体的所有结构，也是非常困难的事情。"

意大利解剖学家巴托罗梅奥·埃乌斯塔基奥是人体解剖学研究的开创者之一。由于他在罗马的两家医院任职，因此他有机会解剖胎儿、婴儿和成人的尸体。1552 年，在艺术家皮尔·马泰奥·皮尼（Pier Matteo Pini）的帮助下，埃乌斯塔基奥制作了很多解剖图。可惜的是，大部分解剖图都遗失了。直到 162 年后，也就是 18 世纪初，那些遗失的解剖图才重见天日——都保存在皮尼的一个后裔手里。1714 年，整套 47 张解剖图以《从默默无闻中救出的巴托罗梅奥·埃乌斯塔基奥解剖图谱》（*Anatomical Illustrations of Bartholomeo Eustachi Rescued from Obscurity*）的名义公开出版。这些解剖图描绘的人体器官和组织包括肾脏、大脑、脊髓、肌肉等。

医学史专家奥勒·丹尼尔·埃纳森（Ole Daniel Enersen）写道："尽管从艺术的角度来看，这些解剖图不如维萨里绘制的解剖图，但是从解剖学上来看，它们比维萨里的解剖图更准确。如果埃乌斯塔基奥完成这些解剖图后就予以出版，那他肯定能和维萨里并驾齐驱，成为现代解剖学的开创者之一，而解剖学研究也会在 17 世纪发展成熟，而不是 18 世纪才实现这一点。"

关于耳咽管的论述，也使埃乌斯塔基奥名垂青史。在西方，这个器官是以埃乌斯塔基奥的名字命名的：eustachian tube。耳咽管是连接咽喉和中耳的管道，允许空气通过，维持中耳和外界压强的平衡。■

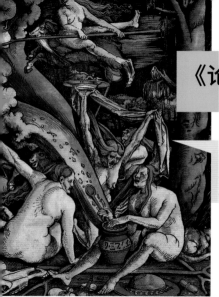

《论巫术、魔咒和毒药》

约翰·韦耶（Johann Weyer，约 1515—1588）

文艺复兴时期的艺术家汉斯·巴尔登·格里恩（Hans Baldung Grien）在 1508 年所画的女巫（木版画）。

 解开精神病人身上的锁链（1793 年）、精神分析（1899 年）、荣格的分析心理学（1933 年）、认知行为疗法（1963 年）

1563 年

心理学理查德·阿德勒（Richard Adler）写道："发疯有很多种形式。我们都很熟悉一些精神疾病，比如抑郁、创伤后应激障碍、恐惧症、强迫症、妄想症和精神分裂症等，这些疾病通常会出现在某些个体身上。但有时，整个社会都会陷入疯狂……在中世纪，整个社会的秩序逐渐崩塌……巫医横行，而正直的人则乐于看到女巫被烧死。"

在中世纪，曾有医生研究被控为女巫的女性的行为，而荷兰医生约翰·韦耶可能是其中最引人注目的人之一。在韦耶生活的时代，被怀疑是女巫的女性会遭受惩罚和折磨。很多历史学家把韦耶称为"精神病学之父"可能有点言过其实，但在他 1563 年出版的《论巫术、魔咒和毒药》（*De Praestigiis Daemonum et Incantationibus ac Venificiis*）中，他的确在部分章节里，从精神层面讨论了巫术热潮，还批驳了一些与超自然力量、女巫行为相关的荒诞观念。值得一提的是，韦耶批评了基督教权威搜寻女巫，并加以残忍迫害的做法。他可能还是第一位使用"精神疾病"（mentally ill）这个词的人，他用这个词来描述行为怪异、被指控开展巫术的女性。

韦耶从来没有否认魔鬼的存在。实际上，在《论巫术、魔咒和毒药》的部分章节中，他认为一些轻率的或忧郁的女性在精神上容易被魔鬼俘获，使其幻想自己在参与某些野蛮的仪式，但实际上他们并没有参与。韦耶认为，当女性被控使用巫术时，必须要就此咨询医生才行。根据医学史专家乔治·莫拉（George Mora）所说："韦耶基于一份发展简史，一篇关于他的发现的报告，以及他提出的与治疗方法相关的理论，他'预测'到现代社会检查精神疾病的方法。（他的治疗方法）包括药物治疗、身体检查、给予支持和建议。另外，如果修道院集体陷入歇斯底里，就应该把精神问题最严重的修女隔离。"可能大家都预料到了，因为精神病疗法，韦耶受到了批评，他的著作也被列入天主教的禁书目录中。■

避孕套

加布里埃莱·法洛皮奥（Gabriele Falloppio, 1523—1562）
贾科莫·吉洛拉莫·卡萨诺瓦·德·塞加尔
（Giacomo Girolamo Casanova de Seingalt, 1725—1798）

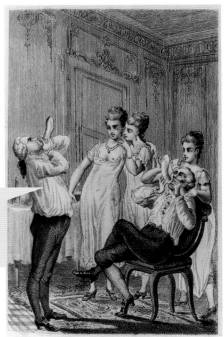

贾科莫·吉洛拉莫·卡萨诺瓦（左）和一位同事通过吹气的方式，测试避孕套上有没有小孔。这幅版画来自《记忆》（*Mémoires*），1872 年由布鲁塞尔·J. 罗兹（Bruxelles J. Rozez）所画。

 包皮环切术（公元前 2400 年）、精子的发现（1678年）、涂片检查（1928 年）、宫内节育器（1929 年）、避孕药（1955 年）、逆转录酶与艾滋病（1970 年）

防止受精和怀孕的方法有着悠久的历史。古埃及人曾用过的避孕方法是，把鳄鱼粪便与蜂蜜混合后放入阴道。在人类历史上，避孕套和其他起着阻隔作用的器具常用来降低怀孕的概率，以及阻止梅毒、淋病（这两种疾病都是由细菌引起的）、艾滋病等性疾病的传播。如今，避孕套是用乳胶、聚氨酯、羊的肠道或其他材料做成的，通常是由男性戴在阴茎上。

1564 年，意大利医生加布里埃莱·法洛皮奥报告了一种亚麻套，用于防止梅毒的传播，这是关于避孕套最早的正式文献之一。在《法国疾病》（*The French Disease*）中，法洛皮奥描述了他的试验："我在 1 100 位男性身上开展了试验，伟大的上帝可以证明，这些男性中没有发生一起感染事件。"风流成性的著名威尼斯冒险家、作家贾科莫·吉洛拉莫·卡萨诺瓦使用的天然羊皮避孕套，他把这类避孕套比作"让人非常放心的英式骑士服"。1855 年，首只橡胶避孕套问世；1861 年，《纽约时报》刊登了首个避孕套广告。乳胶避孕套是在 20 世纪 20 年代开发出来的，要比橡胶避孕套薄，生产起来也更省力。20 世纪 30 年代，自动化的避孕套生产线开始投入使用。

在历史上，避孕套的使用曾受到限制，还一度是非法的。一个简单的例子是，1873 年，美国的《康斯托克法》规定，邮局可以没收通过邮件销售的避孕套。朱利叶斯·施密特（Julius Schmidt）最初因在美国纽约生产皮肤避孕套而为人所知。1890 年，这位知名商人因为家中存放有 700 只避孕套而被逮捕。1941 年，德国宣布，普通民众使用避孕套是不合法的。1978 年之前，在爱尔兰销售避孕套也是不合法的。■

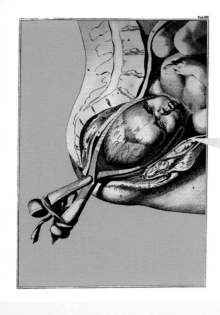

产科钳

彼得·钱伯伦（Peter Chamberlen，1560—1631）

用产科钳协助孕妇分娩。这幅画来自威廉·斯梅利（William Smellie，1697—1763）的著作《解剖图解与产科操作简本》（*A Set of Anatomical Tables with Explanations and an Abridgement of the Practice of Midwifery*，1754）。

玛丽·托夫特的兔子（1726 年）、威廉·亨特的《人类妊娠子宫的解剖学图解》（1774 年）、剖宫产术（1882 年）、现代助产术（1925 年）、医用超声波（1957 年）

1580 年

产科钳由两片弯曲的"叶片"组成，依稀有点像两只大勺子，用来夹住婴儿的头部。当两片"叶片"夹住婴儿头部后，会被锁住，以免夹伤婴儿的头部，同时便于医生把婴儿从产道里拉出来——当产妇难产，以及胎儿或产妇状况不太好时，产科钳就会派上用场。今天，超声波技术有助于确定胎儿头部的准确位置。

一般认为，英国外科医生和产科医生彼得·钱伯伦发明了特别有效的产科钳。由于钱伯伦的家庭成员一直把成功接生的方法视为一个秘密，小心翼翼地守护着，因此，产科钳的具体发明日期已不为人知。比如，当钱伯伦家的一个成员到达产妇房间，准备为产妇接生时，两个随从会抬着一个雕刻了金色图案的大箱子进入房间，箱子里就有神秘的产科钳。产妇会被蒙住眼睛，根本看不到钳子。产科钳的两个弧形叶片会单独伸入产道，确保在合适的位置夹住婴儿头部。这种工具对于成功生产确实非常重要。

医学记者兰迪·爱普斯坦（Randi Epstein）写道："不同于更早期的接生工具，钱伯伦给这个世界带来的是更温和的工具，可以完整地把婴儿从产道里活着拉出来。钱伯伦家族的一位成员说，产科钳的出现，推翻了这样的传统观念：'如果男性进入产房，母子中的一个，或者两人都会死亡。'这句话的意思是，在产科钳出现之前，男性只可能在产妇或婴儿，或者两者都临危时才能进入产房。"

不过，历史学家丽贝卡·维克斯（Rebecca Vickers）强调了分享新技术对于拯救生命的重要性："钱伯伦通过创造性的设计，发明了新型的产科钳，这无疑是巨大的成功。但是，这也是一个巨大的失败。这个家族仅允许他们自己使用这一突破性的工具，这样也就只有一个国家的一小部分产妇受益。他们的行为阻碍了医学的发展，可能还有无数的女性和婴儿因此失去了生的希望。在这个事件里，金钱和欲望胜过了人类的生命。"■

组织移植

加斯帕雷·塔利亚科齐（Gaspare Tagliacozzi，1546—1599）
卡尔·蒂尔施（Karl [or Carl] Thiersch，1822—1895）
雅克-路易斯·雷弗丹（Jacques-Louis Reverdin，1842—1929）
彼得·布雷恩·梅达沃（Peter Brian Medawar，1915—1987）

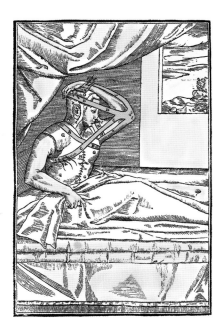

这幅插图来自加斯帕雷·塔利亚科齐的《植入手术纠正缺陷》（*De curtorum chirurgia per insitionem*，1597）。蓝色的带子把病人的手臂固定在脸部附近，让皮肤组织有时间在鼻子周围生长。

 伤口缝合（公元前 3000 年）、角膜移植（1905 年）、蛆虫疗法（1929 年）、肾脏移植（1954 年）、手移植（1964 年）、面部移植（2005 年）、培育新器官（2006 年）

1597 年，意大利外科医生加斯帕雷·塔利亚科齐写道："我们通过组装、重建和创造，制造出了大自然曾经给予过，又被命运拿走的所有部件。我们这么做，不仅是为了让一个人更好看，也是为了重塑他的精神，帮扶这个受伤的灵魂。"塔利亚科齐致力于制作人工鼻子——在他之前的几位古印度外科医生也这么干过，他创造了皮肤移植史上的一座引人注目的里程碑：通过移植组织的方式，替换掉因为烧伤或创伤而被损害的组织。塔利亚科齐曾在患者的手臂上割开（但不完全割掉）一块皮肤，然后把割开的部分缝合到鼻子缺损的部位。在接下来的一周多时间里，患者的手臂要用绷带固定在脸部附近。等到伤口开始愈合，这块皮肤会从手臂上完全割离，然后把鼻子修整成理想的形状。

1869 年，瑞士外科医生雅克-路易斯·雷弗丹从患者其他部分完全割下一小块皮肤，作为"种子"，移植到失去皮肤的部位。此后，这块皮肤开始生长，逐渐扩大面积。1874 年，德国外科医生卡尔·蒂尔施发表了一篇文章，描述了一种使用一块薄薄的表皮（皮肤外表面）和真皮（表皮和皮下组织之间的皮肤层）进行皮肤移植的方法。

英国外科医生彼得·布雷恩·梅达沃开展了一项开创性的研究，他发现，如果皮肤捐赠者是接受者的直系亲属，那么皮肤移植手术成功的概率会更大。比如，来自亲兄弟的皮肤可能会比远房亲戚的皮肤更适合移植。但在 20 世纪 50 年代初，梅达沃向一些小鼠胚胎注射了没有亲缘关系的成年小鼠的组织细胞，当小鼠出生后，它们就可以接受来自那些成年小鼠的移植皮肤。由此，梅达沃发现了如何改变胚胎的免疫系统，从而让小鼠不会排斥供体组织的方法。■

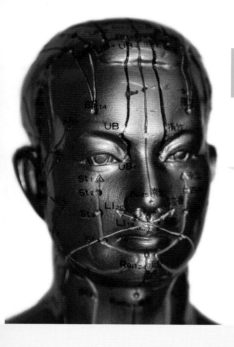

人的头部模型，上面标识有针灸位点。

阿育吠陀医学（公元前 2000 年）、《黄帝内经》（公元前 300 年）、医疗保险（1883 年）、安慰剂效应（1955 年）

1601 年

　　针灸是针法和灸法的总称，通常是指在人体不同部位（也就是所谓的"穴位"，acupoint）的表层插入银针的操作方法。尽管在一些古老的中国著作中，比如《黄帝内经》，就有关于针灸的记载，更早的记载甚至可以追溯到石器时代，但明朝医生杨继洲在 1601 年出版的《针灸大成》才是现代针灸术以及描述各种穴位的针灸课本的基础。《针灸大成》里还记载了点燃艾叶来加热的方法。

　　尽管针灸在控制特定疾病上取得了一些成功，比如缓解恶心和疼痛，但很多科学论文都指出：这些效果很可能只是安慰剂效应，针灸到底有没有效果，需要进一步研究。比如，科学家在研究中发现，银针插入的位置并不在特定的穴位上，或者压根没有插入皮肤，但有时也有效果。而安慰剂之所以能缓解病痛，在一定程度上是因为其促使大脑分泌了内啡肽（endorphin），这是一种天然镇痛剂。

　　根据经典的针灸理论，一个人的健康通常取决于两种基本力量或规则的平衡——阴和阳。当然，气——一种在人体内流动的重要能量也很关键。在中医实践中，医生会在穴位上通过按压、加热、针灸等方式来操控气。根据经典中医教材的描述，大多数穴位都位于 12 条主经脉和两条附加经脉（任脉和督脉）上，而气就在经脉中流动。有趣的是，中医学禁止解剖人体，在现代生物学中，似乎也没有与经脉准确对应的概念。《针灸大成》综合了过去的一些文献和口头流传的传统方法，按照杨继洲的说法，"气流动的速度越快，见效就越快。如果气不流动了，那么也就无药可救了。"

　　在针灸国际化的过程中，世界卫生组织发挥了重要的推动和引导作用，如在一些国家设立针灸研究培训合作中心，支持并创建世界针灸学联合会，制定《经络穴位名称国际标准》《针灸临床研究规范》等。■

TAB. V.

彼得罗·达·科尔托纳的人体草图

彼得罗·达·科尔托纳（Pietro da Cortona, 1596—1669）

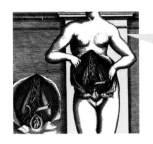

彼得罗画的女性泌尿生殖系统有两幅图，其中一幅还有一个胎儿。右图：四肢和咽喉的神经。

达·芬奇的人体解剖图（1510 年）、《人体的构造》（1543 年）、失而复得的埃乌斯塔基奥解剖图（1552 年）、切塞尔登的《骨论》（1733 年）、阿尔比努斯的《人体骨骼与肌肉图鉴》（1747 年）、威廉·亨特的《人类妊娠子宫的解剖学图解》（1774 年）、《1832 年解剖法案》（1832 年）、《格氏解剖学》（1858 年）

彼得罗·达·科尔托纳是意大利建筑师、画家，巴洛克风格艺术的奠基人之一。巴洛克艺术表现为复杂的装饰和戏剧化的情感表达，天主教比较推崇这种艺术形式，因为该教派比较强调传统和精神。彼得罗在罗马学习，从 17 世纪 20 年代到去世，他接到很多委托，为别人设计重要的建筑或绘制重要的画作——这是他同时开展的两项工作。

根据医学史专家杰里米·诺曼（Jeremy Norman）的考证，彼得罗的解剖图是"最奇异、最富戏剧性的解剖学研究"，但它们同样是一个谜团。比如，我们并不知道，彼得罗是如何在建筑设计和绘画之外，又做好解剖学研究的。诺曼写道："为什么这些解剖图要在彼得罗死后72 年、绘制完成大约 100 年之后才正式发表？彼得罗是为谁绘制了这些解剖图？"因为彼得罗的很多解剖图都是在阐释神经，所以有人推测，这些图最初可能是他为一本与神经科学相关的著作所画的插图。

在这套解剖图的扉页上，写着拉丁文俗语："技术不熟练会助长疾病""疾病应该通过科学来治疗，而不是运气"。

偶尔，彼得罗会在插图的背景上添加经典的建筑或其他景物。插图展现的是对尸体进行的各种解剖，但尸体的姿态却好似他们依然还活着。图中的"主角"常常手持一幅装裱过的图片，用以展示更多细节。彼得罗图集的第 27 张尤其使人难忘。一位女性面对观看者站立，用自己的手打开自己的子宫，从而展示子宫和泌尿生殖系统。在她右手边的墙壁上，是一幅放大的子宫图，里面有一个很小的、用双手蒙住自己眼睛的孩子。这个孩子是在哭泣，还是只是不让观看者看到他的眼睛？又或者说，这是彼得罗故意这么画的，以免孩子看到他妈妈的解剖图？■

1618 年

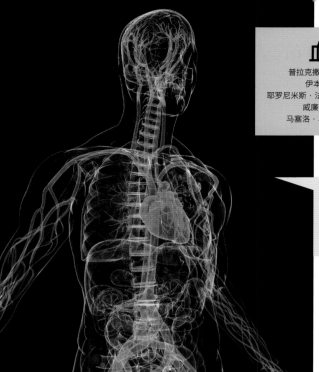

血液循环系统

普拉克撒哥拉斯（Praxagoras，公元前 340—前 280）
伊本·纳菲斯（Ibn al-Nafis，1213—1288）
耶罗尼米斯·法布里修斯（Hieronymus Fabricius，1537—1619）
威廉·哈维（William Harvey，1578—1657）
马塞洛·马尔比基（Marcello Malpighi，1628—1694）

哈维正确而详细地描述了人体内的血液循环，包括富氧血液离开心脏的途径，以及缺氧血液返回心脏的途径。

盖伦的著作（190 年）、纳菲斯的肺循环（1242 年）、B-T 分流术（1944 年）、血管成形术（1964 年）

1628 年

科学记者罗伯特·阿德勒（Robert Adler）写道："今天，关于血液如何在人体内循环，似乎是一个稀松平常的问题……小学生也知道，心脏会把富含氧气的血液泵入动脉，耗光氧气后，血液会从静脉回到心脏。最细的动脉和静脉血管则通过细小的毛细血管连接起来。然而……从远古时期到 17 世纪的前 20 多年，心脏和血管的功能一直是一个谜。"

英国医生威廉·哈维是第一个正确而详细地描述人体内血液循环的人。在 1628 年的著作《心血运动论》（On the Motion of the Heart and Blood in Animals）中，哈维描述了他通过活体动物实验——夹住（也可能是切断）心脏附近的不同血管，弄清楚了正确的血流途径，并指出了血流方向。他还在人类受试者身上做过实验：按住靠近皮肤的静脉血管，观察手臂的变化——哪些部位会肿胀、充血、变得苍白，来确定血流方向。以前的医生猜测，肝脏会制造血液，并不断为身体所吸收，但哈维的研究表明，血液必定是循环的。他还意识到，他的老师、意大利医生耶罗尼米斯·法布里修斯发现的静脉瓣膜，保证了血液单向流向心脏。

哈维追踪观察了血液流过的越来越细的动脉和静脉血管，但由于他没有显微镜，因此他只能推测动脉和静脉之间必定有联系。哈维去世后没几年，意大利医生马塞洛·马尔比基就用显微镜观察到了细小的毛细血管——正是这类血管，把动脉和静脉连接在一起。

在哈维之前，就有一些与血液循环相关的著作。比如，希腊医生普拉克撒哥拉斯就讨论过动脉和静脉，但他认为，动脉里装的是空气。1242 年，阿拉伯医生伊本·纳菲斯阐述了心脏和肺部之间的血流情况。■

杀人犯与维尔松氏管

约翰·格奥尔格·维尔松（Johann Georg Wirsung，1589—1643）
约翰·韦斯林（Johann Wesling，1598—1649）
莫里茨·霍夫曼（Moritz Hoffmann，1622—1698）

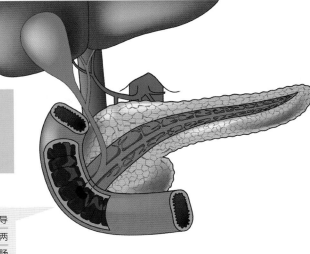

胰管（浅黄色的胰腺中央的橙棕色导管）穿过胰腺，与胆总管相连，两根管道一起把内容物释放到十二指肠（左边的棕色管道）中。

 布氏腺（1679 年）、胰腺移植（1966 年）

1642 年

胰腺外科专家约翰·霍华德（John Howard）和沃尔特·赫斯（Walter Hess）写道："德国人维尔松在意大利帕多瓦发现了胰管，这在胰腺的研究史上是一座伟大的里程碑。实际上，在整个医学史上，这也是一座里程碑。"1642 年，维尔松在解剖一具杀人犯的尸体时发现，胰管穿过胰腺，与胆总管相连，两根管道一起向小肠的开头部分——十二指肠——释放分泌物。为了纪念维尔松，胰管也被称为维尔松氏管，胰酶通过这根管道进入肠道，帮助我们消化食物。

对医生来讲，胰腺一直有点神秘。尽管维尔松自己也不太确定胰管有什么作用，但他的发现还是非常重要，因为这至少让其他医生意识到，胰腺是一个腺体，会分泌一种液体。维尔松并没有公开发表他的发现，而是把相关的插图寄给了欧洲的一些解剖学家，让他们来评论。一年后，维尔松在自家附近和邻居聊天时，被人枪杀了。他的导师、解剖学家约翰·韦斯林被指控为凶手，因为据说维尔松发现胰管后，韦斯林非常嫉妒。但是，后者没有获刑，而在今天的历史书上，关于是谁暗杀了维尔松这个谜团，仍然存在很多相互矛盾的地方。

一些报告指出，学医的莫里茨·霍夫曼杀害了维尔松，前者曾出现在维尔松那次著名解剖的现场。在维尔松被杀五年后，霍夫曼声称，在前者开展那场人体解剖之前一年，他就在火鸡中发现了胰管。他还宣称，自己曾把这个消息告诉过维尔松。不过，嫌疑最大的人是贾科莫·坎比耶（Giacomo Cambier）。他原本是德国一个艺术家团体的代理人，但在维尔松被杀的前一周，他因为性格问题受到质疑，被迫辞职，而维尔松参与了让坎比耶离职的决策过程。■

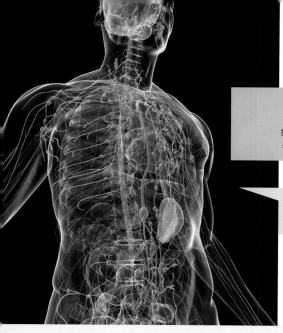

淋巴系统

托马斯·巴托林（Thomas Bartholin，1616—1680）
奥劳斯·鲁德贝克（Olaus Rudbeck，1630—1702）

淋巴系统的一部分（绿色），脾脏在右下角。

癌症病因（1761 年）、抗体的结构（1959 年）、胸腺（1961 年）

1652 年

医生戴维·魏斯曼（David Weissmann）在一篇文章中这样称赞人体淋巴系统的防御能力："淋巴结就像是防盗警报和西点军校的结合体。说它们像防盗警报，是因为它们随时都在警惕病原体的入侵；说它们像西点军校，是因为它们的职责就是训练一支精英部队——淋巴细胞。发现入侵者后，这些细胞不仅会制造抗体、作出应对，而且经过训练的 B 细胞和 T 细胞还能在随后几年里记得入侵者的样子。"

淋巴系统是一个由管道、淋巴结、器官组成的网络，它有以下功能：(1)作为免疫系统的一部分，可以保护人体不受细菌等外来入侵者的伤害；(2)吸收身体组织中的多余体液，返回到血液中；(3)促进小肠绒毛（小肠内壁的指状突起）吸收食物中的脂肪。淋巴管中流着清澈的淋巴液，管道的单向阀门系统可以引导淋巴液从身体组织流向左右两边的锁骨下静脉（subclavian vein）。在进入血液之前，淋巴液会流经形似豆子的淋巴结，这里含有 T 细胞和 B 细胞，可以摧毁、过滤细菌。由于淋巴系统与人体所有组织都有联系，因此，癌细胞有时会通过淋巴系统进行扩散。淋巴结可以困住癌细胞，但是，如果无法摧毁癌细胞的话，淋巴结则会变成肿瘤位点。

淋巴系统包含多个器官，位于腹部的脾脏是吞噬病原体的淋巴细胞的一个据点；位于胸部的胸腺是 T 细胞分化、发育和成熟的场所；脊髓则是 B 细胞发育成熟的地方。此外，扁桃体也是淋巴系统的一部分。

1652 年，丹麦医生托马斯·巴托林发表了关于淋巴系统的全面描述，并且创造了淋巴管（lymphatic vessel）这个词。几乎同时，瑞典科学家奥劳斯·鲁德贝克也获得了相似的发现。■

脑神经分类

托马斯·威利斯（Thomas Willis，1621—1675）

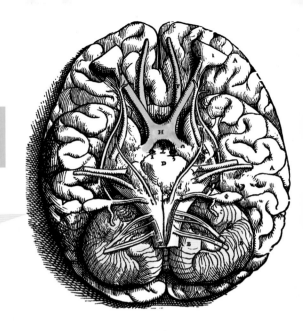

安德烈亚斯·维萨里（Andreas Vesalius）的《人体的构造》里，对脑部底部的一些脑神经的描绘。嗅觉神经被标记为亮黄色，处于图片的顶部；视觉神经则被标记为绿色。

 脑脊液（1764 年）、小脑功能（1809 年）、贝尔－马戎第定律（1811 年）、大脑功能定位（1861 年）、神经元学说（1891 年）、寻找灵魂（1907 年）、人工耳蜗移植（1977 年）、面部移植（2005 年）

与脊髓神经从脊髓延伸出来不同，脑神经的特殊之处在于，它们直接与脑部相连。人类共有 12 对进出于头盖骨的脑神经。医学系学生常把这 12 对神经名称的首字母编成一句顺口溜，便于记忆：On Occasion, Our Trusty Truck Acts Funny—Amazingly Good Vehicle Any How（大意是：有时，我们可信赖的货车表现得很有趣——不管怎样，这辆汽车都很棒）。

每对脑神经都有各自的功能，这 12 对脑神经分别是：第一对嗅觉神经（通过鼻子感知气味）、第二对视觉神经（通过眼睛感知光线）、第三对动眼神经（控制眼动）、第四对滑车神经（控制眼动）、第五对三叉神经（负责面部感觉；控制咀嚼肌）、第六对外展神经（控制眼动）、第七对面部神经（通过舌头前半部分感知味道；控制面部和颈部肌肉）、第八对听觉神经（负责听觉和平衡感）、第九对舌咽神经（通过舌头后半部分感知味道；控制颈部肌肉）、第十对迷走神经（连接心脏、肺部、肠道、喉咙及其他器官）、第十一对副神经（控制颈部肌肉）、第十二对舌下神经（控制舌头肌肉）。

1664 年，英国医生托马斯·威利斯出版了《脑解剖学》（Cerebri Anatome）。这是一部关于脑部的里程碑式著作。他对脑神经的分类使用了一百多年，而且他对前六对脑神经的编号非常准确，沿用至今。为了仔细研究脑神经，威利斯切断脑底部的神经和血管，把大脑翻转过来。他对大脑如此着迷的部分原因是，他想基于对脑部的研究来理解灵魂。观察到人类和其他动物大脑皮层的显著差异后，威利斯认为，大脑（脑部的上半部分）是安放人类"理性灵魂"的主要位置。他还猜测，人类脑部的高级功能产生于大脑皮层上的沟回。■

1664 年

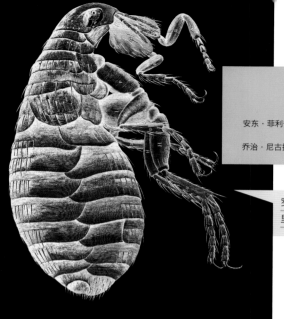

《显微图谱》

马塞洛·马尔比基（Marcello Malpighi，1628—1694）
安东·菲利普斯·范·列文虎克（Anton Philips van Leeuwenhoek，1632—1723）
罗伯特·胡克（Robert Hooke，1635—1703）
乔治·尼古拉斯·帕帕尼古拉乌（Georgios Nicholas Papanikolaou，1883—1962）

罗伯特·胡克的《显微图谱》
里的跳蚤。

眼镜（1284 年）、精子的发现（1678 年）、人体内的"动物园"
（1683 年）、细胞分裂（1855 年）、病原菌学说（1862 年）、
黑死病病因（1894 年）、疟疾病因（1897 年）、昏睡病病因
（1902 年）、涂片检查（1928 年）

1665 年

　　尽管显微镜在 16 世纪末就已经问世，但英国科学家罗伯特·胡克对复式显微镜（使用了不止一块镜片）的运用，是一个特别重要的里程碑，他制作的这款显微镜被认为是现代显微镜在光学和机械学上的重要先驱。光学显微镜拥有两块镜片，分别是目镜和物镜，其中目镜用于观察，物镜对准样本。显微镜的放大效果，就是这两块镜片共同作用的结果。

　　1665 年，胡克出版了《显微图谱》（*Micrographia*）一书，书中描绘了一些令人惊叹的显微观察结果，还包括他对从植物到跳蚤在内的多种样本进行的生物学思考。这本书还讨论了行星、光波理论以及化石的起源，激发了公众对显微镜功能的科学兴趣。

　　胡克是第一个发现细胞，并且创造"cell"（细胞）这个词以描述所有生物的基本组成单元的人。他之所以会创造出细胞这个词，是因为观察到的植物细胞让他想到了僧侣们所住的小房间（cellulae）。对于胡克的伟大贡献，科学史专家理查德·韦斯特福尔（Richard Westfall）写道："罗伯特·胡克的《显微图谱》是 17 世纪最杰出的著作之一，集成了他对矿物、动物和植物世界的观察结果。"

　　1673 年，荷兰生物学家安东·菲利普斯·范·列文虎克在一滴来自池塘的水中发现了活的生物，让人们看到了把显微镜用于医学研究的可能性。此后，列文虎克又发表了关于红细胞、细菌、精子、肌肉组织和毛细血管的图谱（意大利医生马塞洛·马尔比基也观察到了毛细血管）。经过多年发展，显微镜成了研究黑死病、疟疾、昏睡病等疾病病因必定要用到的工具。在细胞研究中，比如通过涂片检查（Pap smear test，这一方法由希腊医生乔治·尼古拉斯·帕帕尼古拉乌发明）来筛查癌变前以及已经癌变的宫颈细胞时，显微镜也发挥着关键作用。在 1943 年涂片检查得到广泛使用之前，宫颈癌是美国女性的首要致死病因。■

精子的发现

安东 · 菲利普斯 · 范 · 列文虎克（Anton Philips van Leeuwenhoek, 1632—1723）
尼古拉斯 · 哈特索克（Nicolaas Hartsoeker, 1656—1725）

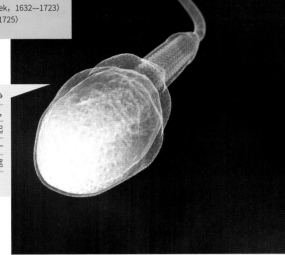

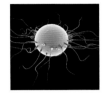

左图：众多精子围着一个卵子，竞争受精机会。右图：描绘了一个精子，突出了精子的头部、鞭子样尾巴和起连接作用的中段部分。中段部分有一个丝状核，里面有很多线粒体，为尾部的活动提供能量。

避孕套（1564 年）、《显微图谱》（1665 年）、遗传的染色体理论（1902 年）

　　1678 年，荷兰科学家安东 · 菲利普斯 · 范 · 列文虎克向英国皇家学会报告了关于人类精子的发现——精子就像是数不清的、蠕虫似的小动物。他写道："我所研究的只是夫妻性生活之后的残留物，绝没有罪恶地玷污我自己。如果阁下认为这些观察结果可能让学者们感到不适或愤怒，我真诚地请求阁下可以把这些结果视为个人隐私。至于是公开发表还是毁掉它们，都尊重阁下的意见。"列文虎克最终认为，在精液中游动的那些微小的生灵们，在女性受孕的过程中扮演了重要角色。其他科学家认为，精子只是寄生虫，而与生育过程没有任何关系。

　　大约在 1677 年，列文虎克和他的学生约翰 · 哈姆（Johan Ham）用放大倍数为 300 倍的显微镜观察精子。列文虎克把精子描述为小动物，这种说法也表明他是先成论的支持者——先成论认为，每一个精子的头部都含有一个微小而完整的人。荷兰显微镜专家尼古拉斯 · 哈特索克声称，他在 1674 年就已观察到了精子，但他不确定他看到的是什么，最初还以为这些蠕动的细胞是寄生虫。哈特索克还画过一幅著名的画作：一个小人蜷缩在精子的头部，这也是先成论的一种表现形式。他并没有说过真的观察到了小人的存在，但其他的研究者却这样说过。一些人提出，精子中的小人可能还有更小的精子，存在一种小人中有小人的无限循环。不过，当研究者弄清楚阴茎等各种器官是如何在发育过程中逐渐出现之后，事实就很明确了：动物的生命并不是从接近完整的形态开始的。

　　在英文中，sperm 和 spermatozoan 都是精子的意思，不过前者指代男性的生殖细胞，而后者才是指可以游动、带有鞭子样尾巴的精子细胞。今天，我们都知道男性的精子细胞有 23 对染色体（绳索似的携带遗传信息的物质），女性的卵细胞也有 23 对染色体，两者结合之后，就完成了受精过程。■

1678年

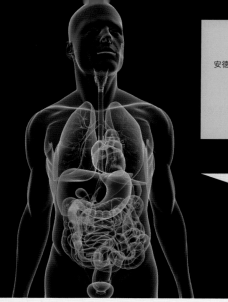

布氏腺

安德烈斯·拉古纳·德·塞哥维亚（Andrés Laguna de Segovia, 1499—1559）
约翰·雅各布·维普夫（Johann Jakob Wepfer, 1620—1695）
约翰·康拉德·布鲁纳（Johann Conrad Brunner, 1653—1727）
亚伯拉罕·乏特（Abraham Vater, 1684—1751）
沃克拉夫·特赖茨（Václav Treitz, 1819—1872）
鲁格罗·奥狄（Ruggero Oddi, 1864—1913）

胃部在图片中央。它连接着十二指肠，也就是起始于胃部底部的橘黄色管道（图片偏左的位置）。十二指肠有很多结构和功能，其中就包括布氏腺。

杀人犯与维尔松氏管（1642年）、观察圣·马丁的胃部（1833年）、胃溃疡与细菌（1984年）、小肠移植（1987年）

1679年

　　自从在古战场上，人们看到从伤者腹部滑出的、像一窝盘绕在一起的蛇一样的肠道后，就对这种人体器官十分感兴趣。在古地中海文化中，人们通过解读动物内脏进行占卜，肠道有时代表复杂的行星运动。占卜者会数肠道的盘绕次数：偶数为吉兆，奇数为凶兆。1535年，西班牙医生安德烈斯·拉古纳很有诗意地写道："实际上，把肠道称作轮船才准确，因为它们运载着食物糜和所有的排泄物穿过整个腹部区域，就像穿过一片海洋一样。"

　　十二指肠是小肠的第一部分，由于它的功能范围、结构以及在解剖学历史上的地位，这个器官尤其令人着迷。1679年，瑞士病理学家约翰·维普夫首先发现了十二指肠腺，不过稍显遗憾的是，这个腺体现在称为布氏腺——1687年，维普夫的女婿约翰·布鲁纳对其进行描述之后，十二指肠腺便一直以布鲁纳的姓氏命名了。

　　布氏腺分泌一种富含黏液的碱性液体，其中含有碳酸氢盐，可以保护十二指肠不受胃部的酸性内容物侵蚀。布氏腺分泌的液体还可以起到润滑肠道壁的作用，并创造一种碱性环境，让肠道中的酶活性更高。当十二指肠中含有胃部排出的经过部分消化的食物时，它就会产生分泌素（secretin）和胆囊收缩素（cholecystokinin），促使肝脏和胆囊释放胆汁，让胰腺释放酶。

　　十二指肠的肠壁拥有三种重要结构。乏特壶腹（ampulla of Vater）是胰管、胆总管的结合点，以德国解剖学家亚伯拉罕·乏特的姓氏命名。奥狄括约肌（sphincter of Oddi）是一个肌肉阀门，可以调控消化液（胆汁和胰液）流经乏特壶腹。这个阀门是以意大利解剖学家鲁格罗·奥狄的姓氏命名，奥狄曾因为使用麻醉剂，导致精神状态不稳定。特赖茨韧带（ligament of Treitz）连接着十二指肠腺与横膈膜，是以捷克病理学家沃克拉夫·特赖茨的姓氏命名的。特赖茨的命运也令人唏嘘——他吞服氰化钾自杀身亡。■

人体内的"动物园"

安东·菲利普斯·范·列文虎克（Anton Philips van Leeuwenhoek，1632—1723）

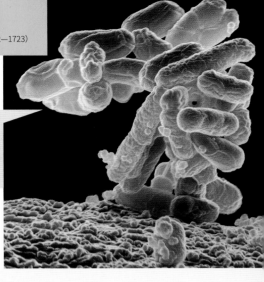

这是大肠杆菌的电镜图，图中的大肠杆菌呈棒状。婴儿出生后一两天内，这种细菌通常就占领了婴儿的胃肠道。

污水处理系统（公元前 600 年）、《显微图谱》（1665 年）、阑尾切除术（1848 年）、过敏（1906 年）、隔离伤寒玛丽（1907 年）、蛆虫疗法（1929 年）、医生自我试验（1929 年）、小肠移植（1987 年）

1683 年

即使是健康人体，也好似动物园，携带了大量微生物，影响着我们的健康。人体内的细菌、真菌和病毒组成了一个多样化十足的生态系统。当它处于合适的平衡状态，发挥着合适的功能时，也许能应对从炎性肠道疾病到各种皮肤疾病在内的健康问题。有趣的是，人体中各种微生物（大多数存在于肠道中）的数量至少是人体细胞的 10 倍以上，这让我们每一个人的身体都像是一个超级有机体，各个物种相互作用，共同影响我们的健康。关于"微生物动物园"的最早发现之一出现在 1683 年。当时，荷兰微生物学家列文虎克使用自制的显微镜，研究他从牙垢上刮下的样品，令他惊讶的是，他发现样本里有很多"微小的、活着的动物，都是非常可爱的生灵"。

不管是有害的还是有益的微生物，通常都存在于皮肤上，或者嘴巴、胃肠道、阴道、鼻子以及其他孔洞里。在人体肠道内，生活着 500 多种细菌，科学家认为，这些细菌构成了一个"虚拟器官"。它们可以让食物发酵，帮助消化，产生人体所需的维生素，还能阻止有害细菌生长。婴儿一旦出生，这些细菌就会迅速占领他们的肠道。目前，科学家正在研究不同细菌群体在肠道疾病（如溃疡性结肠炎）、肿瘤发生以及肥胖症等病症中可能扮演的角色。他们已经发现，微生物的多样性在控制囊性纤维化（一种遗传疾病，会导致肺部出现瘢痕）的发展过程中是非常重要的影响因素。此外，科学家还在继续研究微生物对湿疹、牛皮癣、帕金森病以及一系列自身免疫疾病的影响。

还有一种寄生虫疗法，医生向病人肠道植入特定的寄生虫（如钩虫和鞭虫），帮助调整病人免疫系统的功能。在某些情况下，这种方法也许可以缓解炎性肠道疾病、多发性硬化症、哮喘以及特定的皮肤病。■

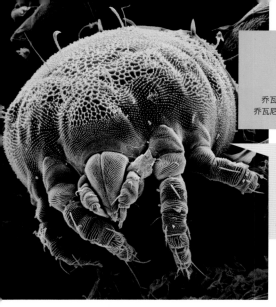

疥螨的发现

弗朗切斯科·雷迪（Francesco Redi, 1626—1697）
吉辛托·塞斯顿（Diacinto Cestoni, 1637—1718）
乔瓦尼·玛丽亚·兰奇希（Giovanni Maria Lancisi, 1654—1720）
乔瓦尼·科西莫·博诺莫（Giovanni Cosimo Bonomo, 1663—1696）

1687 年，疥螨还很难研究，因为它们实在太小了。不过，今天有了非常先进的观察手段。美国农业研究院（Agricultural Research Service）的科学家冷冻疥螨之后，使用扫描电镜进行观察。左图是一种黄色的疥螨——台湾罗里螨（*Lorryia formosa*），在它的周围，是一些真菌。

 盖伦的著作（190 年）、洛基山斑疹热病因（1906 年）

通过与药剂师吉辛托·塞斯顿合作，意大利科学家乔瓦尼·科西莫·博诺莫发现了疥癣发作的原因。他认为：疥癣是通过螨虫传播的，而且他还观察到一只螨虫产卵。他根据这一现象推测，疥癣在人际间的传播是通过螨虫或虫卵污染的衣物实现的。博诺莫还提出了治疗疥癣的药物，比如硫黄。皮肤病学教授玛西娅·拉莫斯-e-席尔瓦（Marcia Ramos-e-Silva）写道："他们的研究首次让人们注意到传染性疾病背后的寄生虫机制。尽管他们没有直接认识到这一点，但他们的发现首次证明，一种微小的生物可以导致疾病。甚至可以非常肯定地说，博诺莫和塞斯顿的发现开启了医学的新纪元。"

1687 年，博诺莫在写给医生和博物学家弗朗切斯科·雷迪的一封信中，对疥螨（*Sarcoptes scabiei*）这种很小的、肉眼几乎不可见的生物进行了详细描述。尽管在博诺莫之前，就有人观察到疥螨，但他们并没有把它们看作疥癣的致病因素，而是通常把疥癣与盖伦的体液学说（参见"盖伦的著作"）联系起来。博诺莫写道："我从（皮肤上）取下一个非常小的、几乎无法辨别的白色小球，放在显微镜下观察，我发现螨虫的幼虫有点像白色的乌龟，背上有一个黑点，身上长着细而长的鞭毛，动作灵活，六足，脑袋尖尖的，在鼻子末端有两只小小的触角。"

博诺莫的信件发表后，罗马教皇的首席医生乔瓦尼·玛丽亚·兰奇希立即提出反对意见，他认为把寄生虫视为疥癣的唯一致病因素是不对的。当兰奇希以体液假说并引用了《圣经》来解释疥癣的病因时，博诺莫决定回避争议。

疥癣是一种会让人感到非常痒的皮肤病。比较严重的病例通常出现在免疫力低下的人群中。科学家后来还发现，疥螨还和其他皮肤疾病有关，比如家畜中的兽疥癣。另外，螨虫还可能寄生在植物和蜜蜂身上。■

分离连体婴儿

约翰尼斯·法蒂奥（Johannes Fatio, 1649—1691）
章·邦克（Chang Bunker, 1811—1874）
安·邦克（Eng Bunker, 1811—1874）

巴顿·库克·赫斯特（Barton Cooke Hirst, 1861—1935）和
乔治·亚瑟·皮索尔（George Arthur Piersol, 1856—1924）
合著的《人类怪物》（*Human Monstrosities*, 1891—1893）中
的双头双臂三足胸侧连胎。

XXXIII Ectopagus

流产（70 年）、知情同意书（1947 年）、沙利度胺事件（1962 年）、
计算机轴向断层扫描（1967 年）、首例试管婴儿（1978 年）

历史上，人们多次尝试通过外科手术分离连体婴儿，但这些尝试总是伴随着种种难以厘清的医学和伦理问题，这些问题也挑战着我们对"人"这个概念的传统认识。美国哲学家克里斯廷·奥弗奥尔（Christine Overall）写道："而且，我们人类不像船上的引航员、机器里的幽灵，或者落地窗内的圣洁灵魂那样，简单地占据着一副躯壳，我们的身体就是我们自己。"对于充满风险的连体婴儿分离手术，伦理学家一直在思考。

连体婴儿（也曾称为暹罗双胞胎）是指，一对同卵双胞胎在子宫内发育时，身体连在一起了。科学家一直在研究连体婴儿的形成机制。有人提出过分裂假说，也就是说，一个受精卵在发育时，发生了部分分裂的情况。而根据融合假说，连体婴儿的产生是因为一个受精卵分裂，产生了两个胚胎，但这两个胚胎后来又融合在了一起。

连体婴儿的形成可能是因为两个婴儿在身体的不同部分发生了融合，比如胸腔结合在一起，共享心脏、肝脏或部分消化系统。还有一种形式是，两个婴儿共享一个头部，每个婴儿只有一张脸，却有四只耳朵、两个身体。最有名的连体婴儿可能是章安兄弟（Chang and Eng Bunker，出生于泰国的华裔，后加入美国籍），他们的躯干连在一起，肝脏也融合在一起。1843 年，章与安和一对英国姐妹结婚。婚后，章生了 10 个孩子，安生了 11 个孩子。如果出生于今天，章安兄弟也许已经成功分离开了。

1689 年，瑞士外科医生约翰尼斯·法蒂奥（Johannes Fatio）成功开展了首例连体婴儿分离手术，手术对象腹部相连。有趣的是，在 945 年，君士坦丁堡就曾有过一次成功的尝试。手术对象是已经有一个婴儿死亡的连体婴儿，经过手术分离后，另一个婴儿也只存活了 3 年。

到了现代，有了先进的外科技术手段，以及计算机轴向断层扫描（CT）这样的设备，哪怕是更复杂的外科手术也能完成，但是伦理问题依然存在。2000 年，英国有一例连体婴儿分离手术，尽管因为宗教立场，婴儿的父母反对这场手术。在手术开始前就很明确的是，手术做完后，身体更虚弱的那个婴儿会死亡。不过，如果不开展手术，两个婴儿都会死亡。■

1689 年

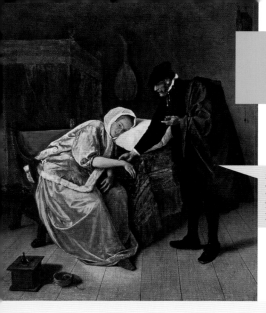

脉搏表

赫罗菲拉斯（Herophilus，公元前 335—前 280）
约翰·弗洛耶（John Floyer，1649—1734）

在荷兰画家扬·斯特恩（Jan Steen，1626—1679）所作的帆布油画上，医生正在为一位女性测量脉搏跳动次数（这幅画完成于 1665 年）。

洋地黄（1785 年）、听诊器（1816 年）、血压计（1881年）、心电图（1903 年）、他汀类药物（1973 年）

1707 年

医学史专家洛根·克伦德宁（Logan Clendening）说："科学要有了测量方法，才能发展成熟。拿病人身上的器质性疾病来说，只有获得了能够确定或检测发病机制以及病情严重程度的客观方法，临床医学才能进步。"在医学上，一个非常重要的观察对象是脉搏，也就是心脏收缩，泵出血液时造成的动脉周期性扩张。长期以来，准确的测量一直很难实现，早期的怀表连秒针都没有。

医学史专家丹尼斯·吉布斯（Denis Gibbs）写道："约翰·弗洛耶爵士发明了首个在临床实践中得到应用的高效而准确的设备，这应该是无可争议的……他还在非常困难的条件下制作了一份表格，把一些病症与脉搏及呼吸频率对应起来，在此后的 150 年里，这份表格都是独一无二的。"弗洛耶是一名英国医生，在他所处的时代，并没有简单或准确的方法可以在病床边测量病人脉搏的搏动频率，因此他发明了脉搏表，这种便于携带的设备每次运行时间刚好为一分钟。1707 年，弗洛耶出版了《医生的脉搏表》（*The Physician's Pulse Watch*），也在这一年，脉搏表进入了市场——商业化之后的脉搏表，不仅有了秒针，还有一个按钮，可以让脉搏表停止走动。测量脉搏每分钟的搏动次数，最后成了常规的医学检测项目，便携式的脉搏表也跟随了医生 200 多年。

医生对脉搏的兴趣，可以追溯到古代。比如，古希腊医生赫罗菲拉斯曾用滴漏来测定脉搏的跳动次数。今天，在糖尿病患者或因高胆固醇所致的动脉粥样硬化患者中，异常的脉搏跳动可以作为脱水、阿–斯综合征（Adams-Stokes syndrome）以及血管阻塞等病情的诊断参考。

弗洛耶因古怪的脾气而为人所知。他非常赞同冷水浴有助于健康的观点，有时会强迫病人用冰冷刺骨的水洗澡。■

玛丽·托夫特的兔子

纳撒尼尔·圣·安德烈（Nathaniel St. André，1680—1776）
约翰·莫布雷（John Maubray，1700—1732）
玛丽·托夫特（Mary Toft，1701—1763）

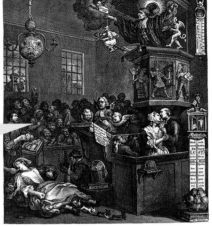

英国画家威廉·贺加斯（William Hogarth，1697—1764）的作品《轻信、迷信与狂热》（*Credulity, Superstition, and Fanaticism*，1762）。玛丽·托夫特躺在地板上，产下了兔子，这些兔子蹦跳着，从她的裙子里跑出来。托夫特的旁边是正在吐钉子的"比尔斯顿男孩"（Boy of Bilston），他策划了一场骗局，让人们相信他着魔了。

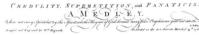

被烧死的维尔特医生（1522 年）、产科钳（1580 年）、威廉·亨特的《人类妊娠子宫的解剖学图解》（1774 年）、现代助产术（1925 年）

玛丽·托夫特是一位年轻、热情的英国女性。她原本过着正常的生活，但自从生下了一些"非人类的东西"之后，她的生活就发生了翻天覆地的改变。分娩之后，托夫特被迫进入了一个她做梦都没想到过的世界：一种繁荣在英国殿堂的黑暗、怪异的医学亚文化。她失去了自我，成了权贵手中的工具，迫使同时代的人们不得不质疑一些最基本的信念。受到外界影响，托夫特的一些医生也逐渐相信，她真的生了一些动物。数十年后，一些宗教人士仍在讨论当时到底发生了什么，甚至在今天，我们也没法弄清这一事件的全部真相。

1726 年，托夫特似乎产下了一堆兔子"零件"（包括一个兔头）和其他动物的部分身体部位。当时，一些知名医生检查了托夫特的身体情况，然后得出结论认为，她的确生下了动物，这在英国引起轩然大波。不久之后，托夫特迫于压力，不得不承认她事先把动物藏在了衣服里面。于是，一些相信托夫特生下了动物的知名医生，就此断送了职业生涯。

在医学史上，托夫特的故事非常重要，因为这一事件提醒人们，在面对奇怪的理论和可能存在的骗局时，一定要保持高度警惕。同时，这个故事也让人们对"母体印痕"（maternal impression）这类过时的理论有了新的认识。所谓的"母体印痕"是指，孕妇的情绪和期望，会让胎儿身体发生改变。比如，伦敦的产科医生约翰·莫布雷就建议孕妇不要和"狗、松鼠和猿类"待在一起，因为这样做的话，孕妇生下的孩子就会像这些动物一样。托夫特的故事还反映了人们的一些基本的担忧——担心生下畸形儿，担心被欺骗，也担心受到冷漠医生的摆布。同时，这件事还说明，我们投以信任的一些"重要"人士，其实也很容易受骗。很多受过良好教育的人士之所以相信托夫特的说法，是因为像乔治一世时期服务于英国皇室的纳撒尼尔·圣·安德烈这样的知名人士，在目睹了托夫特的生产过程后，也选择了相信她。■

1726 年

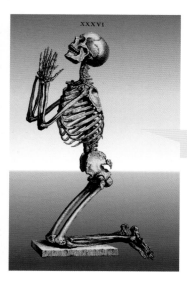

XXXVI

切塞尔登的《骨论》

雅各布·希恩沃特（Jacob Schijnvoet, 1685—1733）
威廉·切塞尔登（William Cheselden, 1688—1752）
杰拉德·范·德·古特（Gerard van der Gucht, 1696—1776）

这幅图来自切塞尔登的《骨论》（1733）。

 达·芬奇的人体解剖图（1510 年）、《人体的构造》（1543 年）、失而复得的埃乌斯塔基奥解剖图（1552 年）、彼得罗·达·科尔托纳的人体草图（1618 年）、阿尔比努斯的《人体骨骼与肌肉图鉴》（1747 年）、威廉·亨特的《人类妊娠子宫的解剖学图解》（1774 年）、《1832 年解剖法案》（1832 年）、《格氏解剖学》（1858 年）

1733 年

　　艺术史专家马丁·肯普（Martin Kemp）和玛丽娜·华莱士（Marina Wallace）写道："不管是写实的还是艺术性的，人体肖像都有很多类型，而且总会给人强烈的感官刺激。医学史上，人体解剖图形式多样，从色彩丰富、鲜艳的铜版画——这些解剖图就像富有表现力的演员在出演一部不会终止的戏剧，到亨利·格雷（Henry Gray）著名的《格氏解剖学》（Gray's Anatomy）中简洁而冰冷的木版画，所有这些图像都带有艺术史专家所说的'风格'。"

　　风格最为明显的解剖图谱非《骨论》（Osteographia）莫属，这是最早的全面而详细地描述人体骨骼系统的著作之一。这本著作是由英国解剖学家、外科医生威廉·切塞尔登所著，发表于 1733 年。

　　人文学科教授阿利斯特·内尔（Allister Neher）写道："要自然表现头骨这样的复杂事物，既需要高超的技艺，也需要遵从习俗。最重要的技巧是，要把三维世界的体验，比如光线、颜色和质感，投射到黑白描述的二维世界中。如果一个艺术家完成了这样的创作，并且观众也没有发现缺少了什么，这就足以证明艺术家的实力。"

　　为了让自己的画作更准确，切塞尔登使用了照相暗盒（camera obscura），这种光学设备能把物体的影像投射到一块平面上。实际上，《骨论》扉页的图片上，就是一位科学家在盯着一个巨大的、黑色的箱子似的结构，这个设备可以复制骨骼的样子，还能保留颜色和骨骼上的特征。切塞尔登以及两位艺术家杰拉德·范·古特和雅各布·希恩沃特正是根据箱子投射出的影像进行创作。

　　切塞尔登写道："所有骨骼附带的动作……以及每块骨骼的姿势，都是我自己的选择：如果特定骨骼需要在解剖学上有更加特别的表达，我总会说，如果一位解剖学家没有注意到这些细节，那么他的工作就难以让人满意。"■

阿尔比努斯的
《人体骨骼与肌肉图鉴》

扬·万德拉尔（Jan Wandelaar，1690—1759）
伯恩哈德·西格弗里德·阿尔比努斯（Bernhard Siegfried Albinus，1697—1770）

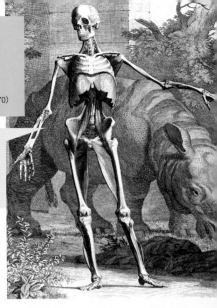

阿尔比努斯所画的这幅骨骼图谱背景是一头犀牛，犀牛的草图由万德拉尔绘制。这头犀牛是欧洲第一头活着的犀牛，由阿姆斯特丹动物园在 1741 年引进。

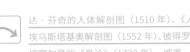 达·芬奇的人体解剖图（1510 年）、《人体的构造》（1543 年）、失而复得的埃乌斯塔基奥解剖图（1552 年）、彼得罗·达·科尔托纳的人体草图（1618 年）、切塞尔登的《骨论》（1733 年）、威廉·亨特的《人类妊娠子宫的解剖学图解》（1774 年）、《1832 年解剖法案》（1832 年）、《格氏解剖学》（1858 年）

历史学家安德鲁·坎宁安写道："伯恩哈德·西格弗里德·阿尔比努斯的目的就是……要制作出有史以来最漂亮的解剖学图谱……因为他的完美主义，以及对准确性的苛刻要求，导致解剖学图谱的制作遇到了很多问题，时间上也经常延迟……他想要制作一幅'理想的'人体图像……除了阿尔比努斯，再也没有人在解剖学图谱上投入这么多的时间、心血、人力和资金。"

阿尔比努斯是一个天才。12 岁时，他在荷兰莱顿大学开始学医，并在 1719 年提前获得医学学位。24 岁时，他就获得了教授职位，迅速成为欧洲技术最好的解剖学教师之一。1747 年，阿尔比努斯的《人体骨骼与肌肉图鉴》（*Tables of the Skeleton and Muscles of the Human Body*）在莱顿市出版，这部里程碑式的著作让他声名鹊起。在绘制图鉴时，阿尔比努斯一直与扬·万德拉尔合作。阿尔比努斯说："万德拉尔完全听从我的指示，按照我的想法来开展工作，他就像是我手里的工具，这些图鉴，就像是我自己画的一样"。图鉴上的每一张画，都标记出了所有有趣的解剖学特征。

为了保证图鉴的准确性，阿尔比努斯和万德拉尔会在标本前方放置网格，用以指导绘画。阿尔比努斯还用绳索固定的方式，把骨骼摆成各种姿势。同时，他会让一位模特赤裸站立，摆出与骨骼相同的姿势，以作比较。万德拉尔在作画时，还加了一些风景作为背景，增强图鉴的三维效果，使其更真实。

历史学家查尔斯·辛格（Charles Singer）写道："这些图片都有着精心绘制的背景，既有艺术价值，也有医学价值，没有比这更精美的解剖学著作了。"历史学家朗达·史宾格（Londa Schiebinger）写道："阿尔比努斯制作了'终极版'的人体骨骼图谱，其制作水平在随后至少四分之三个世纪里都未被超越。" ■

1747 年

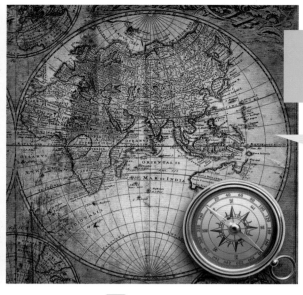

 1746 年的老式地图。在大航海时代的国际贸易和海上战争中，帆船成为主角，也就是在这一时期，超过 200 万名船员因坏血病而死亡。

维生素的发现 (1906 年)、消灭软骨病 (1922 年)、肝脏疗法 (1926 年)、随机对照试验 (1948 年)

1753 年

"在海上，因坏血病死亡的人数，要多于风暴、轮船失事、战争造成的死亡人数，甚至比其他所有疾病致死人数的总和还多，"历史学家斯蒂芬·鲍恩（Stephen Bown）写道，"历史学家曾保守估计，在大航海时代，超过 200 万名船员死于坏血病（大航海时代始于哥伦布的远航，19 世纪中期蒸汽动力船只的出现，则标志着这一历史时期的结束）。"

如今，我们都知道，坏血病的发生是因为缺乏维生素 C，而维生素 C 是合成结缔组织中的胶原蛋白所必需的物质。坏血病的症状包括牙龈出血、虚弱、旧伤口开裂等。这种疾病曾在船员和士兵中非常常见，因为这两类人群一旦出门远行，会长期吃不到新鲜水果和蔬菜。1601 年，英国航海家詹姆斯·兰开斯特爵士写到，柠檬有助于预防坏血病——我们今天知道，这种水果富含维生素 C。遗憾的是，因为价格及产量不稳定的问题，柠檬之类的预防手段在当时并未得到重视。美洲的印第安人曾用松针和松树皮制成的茶来治疗坏血病，但欧洲的探险家却不屑于向"未开化的野蛮人"学习。

苏格兰海军医生詹姆斯·林德开展了非常有名的坏血病实验，因为这是医学史上第一个为了寻找坏血病疗法而开展的临床实验。林德在其 1753 年出版的《坏血病大全》（A Treatise on Scurvy）里描述了这次实验：他把患有坏血病的船员分成六组，每个小组食用不同的食物。食用了柠檬和橘子的船员，身体恢复得最快。可惜的是，他没有提出治疗坏血病的准确方法，所以他所做的工作在很大程度上被忽略了。直到 1795 年，柠檬汁成为船员的常备物资后，坏血病才逐渐从英国轮船上消失。

鲍恩总结道："不论是在医学上还是在军事上，打败坏血病都是那个时代的巨大进步，这一成就可以和在海上精确计算经度、研制出天花疫苗以及发明蒸汽机相媲美。"■

尸检

弗雷德里克二世（Frederick II, 1194—1250）
乔瓦尼·巴蒂斯塔·莫尔加尼（Giovanni Battista Morgagni, 1682—1771）
卡尔·冯·罗基坦斯基（Carl von Rokitansky, 1804—1878）
鲁道夫·路德维希·卡尔·魏尔啸（Rudolf Ludwig Karl Virchow, 1821—1902）

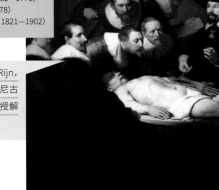

这是荷兰画家伦勃朗·范·莱茵（Rembrandt van Rijn, 1606—1669）所作的一幅油画（1632年），画上的主角尼古拉斯·杜尔（Nicolaes Tulp, 1593—1674）博士正在教授解剖学。杜尔是荷兰阿姆斯特丹市的市长，也是一位医生。

《人体的构造》（1543年）、莫尔加尼："病变器官的哭喊"（1761年）、《1832年解剖法案》（1832年）、人体冷冻学（1962年）、胃溃疡与细菌（1984年）

"在我死后，我希望你做一次尸检，"拿破仑对他的医生说，"给我儿子写一份详细的报告，告诉他有哪些治疗方法，或者选择什么样的生活方式可以让他不会遭受这样的病痛……这件事非常重要，因为我父亲去世时……症状和我非常像。"拿破仑曾经历过呕吐和发烧，而尸检结果显示，他患有胃癌。

尸检是一种医学手段，对尸体进行详细检查，确定死亡原因。罗马皇帝弗雷德里克二世在1240年通过了可以进行人体解剖的法律，这是欧洲关于人体解剖最早也是最有名的法律之一。意大利解剖学家乔瓦尼·莫尔加尼通过尸检，发现了疾病症状与器官病变之间的联系，他也因此闻名天下。1761年，莫尔加尼出版了重要著作《疾病的位置与病因》（*On the Seats and Causes of Disease, Investigated by Anatomy*），其中收录了数百篇研究报告，描述了冠心病、肺炎以及多种癌症。波西米亚医生卡尔·冯·罗基坦斯基根据一份明确的操作手册，开展了数千次尸检，让尸检发展成医学的一个分支。德国病理学家鲁道夫·魏尔啸则强调通过尸检研究人体组织时显微镜的重要性。

今天，医生在做尸检时，会在尸体正面切开一个很大的口子，然后可能会把多个器官当作一个整体取出来。主要的血管会被切开，进行检查。有时，胃部和肠道的内容物会透露死亡时间。电锯则会用来割开头骨，让大脑露出来。还可能会用到一些特殊的技术，比如电镜、放射学和毒理学检查。

尽管在1960年之后，通过尸检，医生常会发现诊断上的错误，以及得到一些意料之外的与死因相关的发现，但在西方国家，尸检的实施次数还是明显降低了，部分原因可能是医生担心触犯法律。尸检的实施情况也跟国家和宗教信仰有关——犹太教和伊斯兰教就不鼓励广泛开展尸检。■

1761年

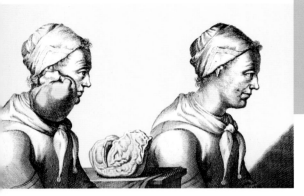

癌症病因

博纳迪诺·拉马齐尼（Bernardino Ramazzini, 1633—1714）
约翰·希尔（John Hill, 1707—1775）
珀西瓦尔·波特（Percivall Pott, 1714—1788）
海因里希·威廉·戈特弗里德·冯·瓦尔代尔–哈茨（Heinrich Wilhelm Gottfried von Waldeyer-Hartz, 1836—1921）
山极胜三郎（Katsusaburo Yamagiwa, 1863—1930）

054

荷兰女性克拉拉·雅各比（Clara Jacobi）在 1689 年移除颈部肿瘤前后的照片。

 艾德温·史密斯外科纸草文稿（公元前 1600 年）、淋巴系统（1652 年）、细胞分裂（1855 年）、病毒的发现（1892 年）、放射疗法（1903 年）、涂片检查（1928 年）、癌症的化疗（1946 年）、乳腺 X 线摄影（1949 年）、海拉细胞（1951 年）、吸烟与癌症（1951 年）、DNA 的结构（1953 年）、癌症基因（1976 年）、表观遗传学（1983 年）、端粒酶（1984 年）

1761 年

记者约翰·布鲁姆（John Bloom）写道："如果把人体所有细胞看作一个和谐的、柏拉图式的理想国——每个细胞都承担着特定职责，与其他细胞精密配合——那么，癌细胞就是一群发动政变的游击队员。"癌症代表着一大类疾病，一旦发生癌症，细胞就会不受控制地增殖，有时还会转移到身体的其他部位。癌症通常是由细胞的遗传物质发生变异引起的，致病原因可能有很多，比如接触了致癌物质（如香烟、阳光、病毒），或者是 DNA 复制时出错。

公元前 1600 年的一份古埃及文稿记录了最早的一批疑似癌症病例，其中包括八例乳腺肿瘤。当时，医生治疗肿瘤的方法是用名为"火钻"的高温设备来灼烧肿瘤（参见"艾德温·史密斯外科纸草文稿"）。

1713 年，意大利医生博纳迪诺·拉马齐尼报告说，宫颈癌通常发生于已婚妇女中，而修女这个群体，则没人患宫颈癌。于是他推测，性生活可能会让患癌风险上升。英国医生约翰·希尔曾惊讶地发现，他的鼻癌患者都经常吸鼻烟，因此在 1761 年，他发表了第一篇描述鼻烟与鼻癌关系的论文。希尔认为，在广泛意义上来说，环境中的一些物质可能会诱发癌症。1775 年，另一位英国医生珀西瓦尔·波特提出，在烟囱清扫工中，阴囊癌的发病率较高，这可能是因为他们经常接触煤焦油。波特的记录中，甚至还有一位年轻的阴囊癌患者，这位患者曾当过烟囱清扫工的学徒。1915 年，日本科学家山极胜三郎所做的研究表明，经常在兔子的皮肤上涂抹煤焦油，确实会诱发癌症。

19 世纪 60 年代，德国解剖学家威廉·冯·瓦尔代尔–哈茨把癌细胞分为多个种类，并且提出癌症的发生是从单个细胞开始的，可能通过血液和淋巴系统扩散到全身。今天，我们知道，一些与癌症相关的基因突变可能会让抑癌基因失活，而抑癌基因的作用，通常是防止细胞分裂失控。■

莫尔加尼的著作《疾病的位置与起因》的开篇插画和扉页。

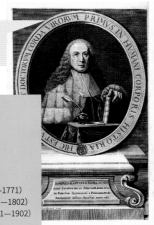
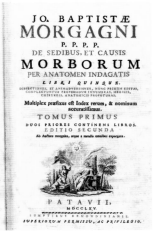

莫尔加尼："病变器官的哭喊"

安德烈亚斯·维萨里（Andreas Vesalius, 1514—1564）
加布里埃莱·法洛皮奥（Gabriele Falloppio, 1523—1562）
乔瓦尼·巴蒂斯塔·莫尔加尼（Giovanni Battista Morgagni, 1682—1771）
玛丽·弗朗索瓦·泽维尔·比夏（Marie François Xavier Bichat, 1771—1802）
鲁道夫·路德维希·卡尔·魏尔啸（Rudolf Ludwig Karl Virchow, 1821—1902）

希波克拉底誓言（公元前 400 年）、《人体的构造》（1543 年）、尸检（1761 年）、人工心脏瓣膜（1952 年）

"不管是感冒还是癌症，相关症状都源于人体器官和组织的变化，这种说法对于今天的我们而言，似乎已经司空见惯，甚至是陈词滥调，"作家约翰·G. 西蒙斯（John G. Simmons）写道，"但在以前，把临床病史与尸检发现的结构变化系统性地联系起来，这绝对是一个新奇的想法。"1761 年，意大利解剖学家乔瓦尼·莫尔加尼出版了里程碑式的著作《疾病的位置与起因》（*On the Seats and Causes of Disease*），这让莫尔加尼成了"现代解剖病理学之父"。解剖病理学是指，基于人体、器官和组织的检查结果来诊断疾病。在莫尔加尼看来，疾病症状就是"病变器官的哭喊"。

尽管安德烈亚斯·维萨里、加布里埃莱·法洛皮奥等科学家已经开展了广泛的解剖学研究，但由于莫尔加尼准确而系统地检查了各种病变器官和人体部位，他的著作仍然引人关注。《疾病的位置与起因》出版时，莫尔加尼 79 岁，他在书里记载了 650 个解剖案例。在临床实践中，莫尔加尼会仔细观察病人的症状，然后通过尸检，弄清楚症状背后的病因。通过自己的研究，他从本质上摒弃了古代医生提出的关于疾病成因的体液假说（参见"希波克拉底誓言"）——这种假说认为，疾病的根源在于人体内的体液失衡。《疾病的位置与起因》明确了肝硬化是一种慢性的退行性疾病（患者的肝细胞会被破坏，然后被疤痕组织替代），以及梅毒性脑损伤、胃癌、胃溃疡、心脏瓣膜疾病的病理学机制。莫尔加尼还通过观察发现，某一侧大脑受损，引起中风后，会导致另一侧身体瘫痪。

由于一直醉心于研究，莫尔加尼在晚年时曾说："我把我的一生都花在书和尸体上了。"在他之后不久，法国解剖学家玛丽·比夏辨识了多种人体组织，观察了疾病对组织的影响，也为病理学的发展作出了重要贡献。19 世纪初，德国病理学家鲁道夫·魏尔啸推动了细胞病理学的发展，首次发现了白血病血细胞的影响。■

1761 年

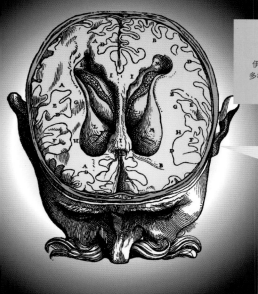

脑脊液

伊曼纽·史威登堡（Emanuel Swedenborg，1688—1772）

多梅尼科·费利斯·安东尼奥·科图格诺（Domenico Felice Antonio Cotugno，1736—1822）

安德烈亚斯·维萨里（Andreas Vesalius）的《人体的构造》一书中所描绘的脑脊液（黄色）。在维萨里的时代，一些医生认为脑室既是安置灵魂的地方，也是保存与机体运动、感官活动相关的精神的地方。

 脑神经分类（1664 年）、小脑功能（1809 年）、现代脑部手术（1879 年）、阿尔茨海默病（1906 年）、寻找灵魂（1907 年）

1764 年

脑脊液（cerebrospinal fluid，CSF）是一种透明、无色的液体，充满脑部的四个脑室，脑室又与脊髓的中央管（central canal）相连。脑脊液在脑部和脊髓四周循环，不仅起着润滑作用，还能在脑部受到冲击时，起到缓冲作用。这种液体由脑室中的脉络丛（choroid plexus）产生，可以把大脑和脊髓中的一些废物带入血液循环。脑脊液每天的产生量约为 500 毫升，这意味着，每七个小时，脑脊液就会更换一次。

通过腰椎穿刺（也就是用一根针，从病人背部下方刺入腰椎），医生可以抽取脑脊液进行检查。如果脑脊液是浑浊的，就说明病人可能患有脑膜炎（meningitis，脑膜或脊髓膜发炎）。对脑脊液的颜色，以及其中的蛋白质、葡萄糖和白细胞水平进行进一步分析，有时可以弄清楚引发脑膜炎的原因（比如细菌、病毒或真菌感染）。如果脑脊液中存在血液成分，就可能暗示脑部里面或周围有出血的情况；如果在脑脊液中检测到特定蛋白，还可能预示阿尔茨海默病的发生。除此之外，检测脑脊液还可以诊断脑部肿瘤、梅毒以及多发性硬化症（神经细胞的髓鞘发生病变）。

脑脊液是在 1736 年由瑞典神秘主义者伊曼纽·史威登堡发现的，他认为脑脊液是一种"富含酒精的淋巴液"，是"承载着极高天赋的汁液"。1764 年，意大利医生多梅尼科·科图格诺描述了在脑室中发现的脑脊液，他认为脑部和脊髓是"沐浴"在脑脊液中的，并且这种液体会持续更新。为了纪念科图格诺所作的贡献，脑脊液一度被命名为"科图尼液"（Liquor Cotunnii）。在科图格诺之前，很多医生都错误地认为，脑室中充满着水汽，人死后，由于温度迅速下降，这些水汽有时会在尸体接受检查之前凝结成液体。过去的很多解剖学家甚至没有注意到脑脊液的存在，因为在解剖尸体之前，头部就会被粗暴地从身体上切割下来——这么做的目的是清空脊柱和头颅中的液体。■

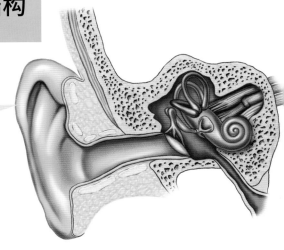

探索迷宫般的内耳结构

安东尼奥·斯卡帕（Antonio Scarpa，1752—1832）

这是内耳的横切面，可以看到螺旋状的耳蜗和半规管（三根环状的相互连接的管道）。

 失而复得的埃乌斯塔基奥解剖图（1552 年）、助听器（1899 年）、人工耳蜗移植（1977 年）

解剖学家戴维·班布里奇（David Bainbridge）写道："第一个探索出耳朵迷路的人……据说是一位傲慢、刻薄、盛气凌人、暴躁、睚眦必报的天才艺术家和解剖学家，他的名字叫安东尼奥·斯卡帕。"这位意大利解剖学家 18 岁就成为医生，随后执掌帕维亚大学解剖学系长达 50 多年。1772 年，斯卡帕发表了一篇论文，详细描述了他对迷宫般的内耳结构所进行的解剖学研究，正是这篇论文，让他名垂青史。为了纪念斯卡帕的贡献，耳朵迷路中的液体有时也会被称为斯卡帕液。让人感到怪异的是，斯卡帕死后，他的助手取下了他的头部，用于展示。今天，斯卡帕的头部仍然陈列在帕维亚大学的博物馆中。

通常认为，耳朵有三个部分。外耳包括耳郭。中耳充满空气，还包括鼓膜。内耳的构造则与平衡和听力相关。在内耳中，有一套复杂的骨质管道（骨迷路，bony tubes），其中含有一套膜性管道（膜迷路，membranous tube）。骨迷路由三部分构成：一是螺旋状的耳蜗（cochlea），耳蜗的毛细胞可以振动，向听觉神经传递声音信号；二是半规管（semicircular canal），具有维持平衡感的作用；三是前庭（vestibule），连接耳蜗与半规管，它还有一些额外的结构，有助于维持平衡感。所谓的迷路系统（vestibular system）就是指半规管与前庭。每只耳朵中有三根半规管，管内有淋巴液，当脑部旋转时，淋巴液就会流动，而毛细胞就会把淋巴液的动态转化成神经信号。

在人体运动时，前庭中的耳石器官（otolithic organ，包括球囊和椭圆囊）可以感知身体的加速情况。当人体加速时，耳石器官中的耳石（otolith，碳酸钙结晶）会移动位置，触碰毛细胞，进而产生感官信号。在正常的耳蜗中，高频声音会在螺旋开始处的毛细胞产生最大幅度的震动，而低频声音则会刺激耳蜗远端的毛细胞。值得一提的是，迷路炎会引起眩晕和呕吐。■

1772 年

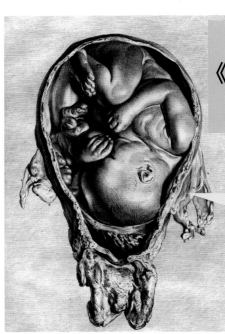

威廉·亨特的
《人类妊娠子宫的解剖学图解》

威廉·亨特（William Hunter，1718—1783）
扬·范·莱姆斯戴克（Jan van Rymsdyk，1730—1790）
梅克伦堡-施特雷利茨的夏洛特（Charlotte of Mecklenburg-Strelitz，1744—1818）

威廉·亨特的著作《人类妊娠子宫的解剖学图解》中的一幅插图（1774年）。

达·芬奇的人体解剖图（1510年）、玛丽·托夫特的兔子（1726年）、子宫切除术（1813年）、《1832年解剖法案》（1832年）、剖宫产术（1882年）、现代助产术（1925年）

1774年

苏格兰解剖学家、产科医生威廉·亨特曾写道："解剖学是医学最坚实的基础，它之于医生，就像几何之于天文学家。解剖学可以发现、确定真相，还可以推翻迷信，消灭粗陋的错误。"

1764年，亨特成了夏洛特皇后的医生。夏洛特是英国国王乔治三世（George III）的妻子，两人共有15个孩子，其中13个长大成人。

亨特在助产方面的业务规模很快就发展成伦敦最大，而他最重要的著作是《人类妊娠子宫的解剖学图解》（*The Anatomy of the Human Gravid Uterus Exhibited in Figures*），出版于1774年。印制插图的版画是由出生于荷兰的艺术家扬·范·莱姆斯戴克制作的。这部著作阐释了怀孕女性及胎儿在不同发育阶段的解剖学结构。

亨特说，《人类妊娠子宫的解剖学图解》的诞生，源于1751年他获得的第一具女性尸体："一位女性突然去世了，当时她已经快要临盆了。我获得这具尸体时，还没有出现任何腐坏的迹象。当时的季节也非常适合解剖……在解剖尸体的每一个部位时，我都以尽可能公开的方式进行，因此解剖的结果得到了广泛承认。"在17世纪，胎儿有时还被认为是以微小的成人形式存在，在人体内的位置也不固定。不过，亨特认为，他的描述为人们提供了一种"通用的语言"，以一种特别而准确的方式，让观众看到了人类的发育过程。

亨特知道，如果公众知道他是在用尸体做解剖学研究，可能会感到震惊和担忧，因此在1783年，他给自己的学生写道："在一个解剖学家没法通过合法途径获得尸体的国家，你必须要非常小心，不要触怒公众……因此，希望你们在外面谈到这类话题，尤其是与尸体有关的话题时，要格外谨慎。"■

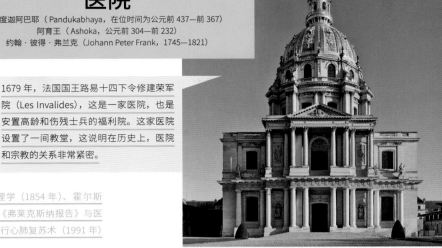

医院

般度迦阿巴耶（Pandukabhaya，在位时间为公元前 437—前 367）
阿育王（Ashoka，公元前 304—前 232）
约翰·彼得·弗兰克（Johann Peter Frank，1745—1821）

1679 年，法国国王路易十四下令修建荣军院（Les Invalides），这是一家医院，也是安置高龄和伤残士兵的福利院。这家医院设置了一间教堂，这说明在历史上，医院和宗教的关系非常紧密。

救护车（1792 年）、护理学（1854 年）、霍尔斯特德外科学（1904 年）、《弗莱克斯纳报告》与医学教育（1910 年）、不施行心肺复苏术（1991 年）

外科医生理查德·塞尔泽（Richard Selzer）写道："如果你听到了萦绕在医院屋顶的、充满希冀的梦想之声，你就会明白，医院不只是由石头和精确切割的木料堆砌成的建筑，而是一个承载痛苦、驱除病魔的精神世界。这里，可以赋予人类英雄色彩。"

今天，医院是指通过专业的人员和设备，为人们提供医疗护理服务的机构，通常由政府公共部门、企业、慈善机构等出资修建。而在历史上，医院常常是由教会、慈善家出资修建。在古埃及和古希腊，很多寺庙就有医疗中心的职能，为人们治疗疾病、提供医疗咨询。公元前 400 年，斯里兰卡国王般度迦阿巴耶下令修建了临盆室和医院。公元前 250 年，印度的阿育王修建了几家医院，并配置了医生和护士。在 6—7 世纪，波斯帝国的根迪沙普尔学院（Academy of Gundishapur）成了首批开展医学教学的医院之一，很多学生在医生的带领下学习医学。325 年，由当时的罗马皇帝召开的第一次尼西亚会议（First Council of Nicaea）建议，教会应该在每一个大教堂镇（cathedral town）修建医院，为穷人和病人提供医疗服务。在早期，修建医院的目的不仅是减轻病痛，还为了拯救灵魂。

维也纳总医院（Vienna General Hospital）是世界上最大的医院之一，拥有 2 000 多张床位。这家医院于 1784 年建成，分为内科、外科、性病科、传染病科等多个科室，还拥有分娩设备、专门为精神病人修建的塔楼以及收留弃婴的部门。德国医生约翰·弗兰克在维也纳总医院的发展史上扮演了重要角色，他鼓励各家医院保留准确的统计学记录。他的著作《医务监督的完整体系》（*Complete System of Medical Policy*）出版于 1779 年，讨论了卫生学与公共健康问题。1795 年，弗兰克成为维也纳总医院院长，在这里，他为阻止传染病在病人之间的传播做了大量努力。美国历史最悠久的医院是位于纽约市的表维医院（Bellevue Hospital），建于 1736 年。■

1784 年

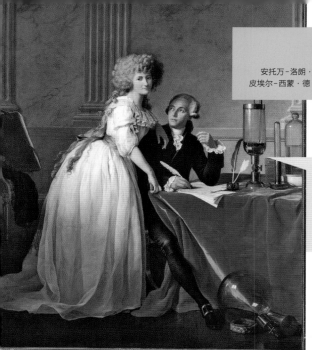

拉瓦锡的呼吸

安托万-洛朗·德·拉瓦锡（Antoine-Laurent de Lavoisier，1743—1794）
皮埃尔-西蒙·德·拉普拉斯（Pierre-Simon Marquis de Laplace，1749—1827）

法国画家雅克-路易·戴维（Jacques-Louis David）在 1788 年，为安托万·拉瓦锡及其妻子、化学家玛丽-安妮·皮埃尔雷特·波尔兹（Marie-Anne Pierrette Paulze）所画的肖像，画中有多种实验设备。

 纳菲斯的肺循环（1242 年）、肺量计法（1846 年）、线粒体疾病（1962 年）

1784 年

今天，科学家已经知道，呼吸作用会释放能量，而能量来自蛋白质、糖类等物质的氧化过程。这些关键的化学反应发生在微小的细胞器线粒体上，并且会消耗氧气。氧气则由肺部获取，然后通过红细胞上的血红蛋白（hemoglobin）运送到人体其他组织。最后，人体会通过肺部排出二氧化碳。

最早发现呼吸、体温、流汗、食物之间关系的人之一，是法国化学家安托万·拉瓦锡。他曾写道，"动物机器"主要由呼吸、流汗和消化过程控制，呼吸过程产生了体温，而"血液在呼吸和流汗过程中失去的东西，会由消化过程来恢复"。

1784 年，拉瓦锡和数学家、天文学家西蒙·德·拉普拉斯发明了一种设备，可以检测活着的豚鼠产生的热量和二氧化碳的含量。拉瓦锡发现，动物在把氧气转化成二氧化碳的过程中，会产生一定的热量和"被固定起来的空气"（今天我们知道，这是指二氧化碳）。他推测，呼吸过程消耗的气体，以及产生的气体，是和燃烧过程一样的，比如一支蜡烛点燃后，会消耗氧气。在人体内，呼吸所用的燃料都来自食物。

拉瓦锡还发现，当人们在运动时，会比休息时消耗更多的氧气，他甚至还认为，确定人们在做任何活动时所消耗的能量都是有可能的，比如"做演讲或者演奏乐器时。甚至，你还可以估算出一个哲学家在思考时所消耗的能量"。

遗憾的是，在法国大革命期间，拉瓦锡命丧断头台。根据科学家 C. S. 迈诺特（C. S. Minot）所说："与科学的发展相比，政权的变迁其实微不足道。显然，法国大革命最大的罪过并不是处死了国王，而是把拉瓦锡送上了断头台，这是无法估量的损失。"■

洋地黄

威廉·威瑟林（William Withering, 1741—1799）

紫花洋地黄。

迪奥斯科里季斯的《药物论》（70 年）、脉搏表（1707 年）、阿司匹林（1899 年）、除颤器（1899 年）、吐真药（1922 年）、B-T 分流术（1944 年）、人工心脏瓣膜（1952 年）、人工心脏起搏器（1958 年）

医生、历史学家拉尔夫·梅杰（Ralph Major）在 20 世纪 30 年代写道："洋地黄（也称毛地黄）绝对是人类发现的治疗心血管疾病的最有价值的药物，也是整个药典中最有价值的药物之一。"紫花洋地黄（*Digitalis purpurea*，英文名 purple foxglove）是一种主要分布于欧洲的开花植物。早在几百年前，人们就知道，洋地黄可以在身体中发挥多种功效。英国植物学家、医生威廉·威瑟林在治疗因充血性心力衰竭（congestive heart failure，CHF）导致的全身性水肿时，对洋地黄的使用做了一些细致的实验，并因此广为人知。CHF 的发生，是因为心脏变得衰弱，无法为全身提供充足的血流量，而这通常是由心脏瓣膜功能失常引起的。

威瑟林最初是从一位老太太那里知道洋地黄的用法的（后来，洋地黄成了这种植物中活性成分的名称），这位老太太是一位使用草药治病的民间医生。她的配方里有 20 种不同的成分，似乎对水肿有一定的治疗效果。威瑟林发现，洋地黄是其中的重要成分。1785 年，他发表了《洋地黄组分研究及其医学应用》（*An Account of the Foxglove and Some of Its Medical Uses*），讨论了他在病人中开展的试验及洋地黄的疗效，他还特别指出，高剂量的洋地黄是有毒的。在洋地黄中，有毒成分是洋地黄毒苷（digitoxin）和地高辛（digoxin）。不过，在剂量合适时，这两种成分能提高细胞内的钙离子浓度，增强心肌的收缩力度，可以作为治疗心律不齐的药物控制心跳速率。流经肾脏的血流量也会得到改善，从而让积液通过膀胱排出体外。

作家 H. 潘达（H. Panda）写道："威瑟林所做的严谨的对照试验不仅为人们带来了一种重要的心脏病药物（可以减缓心率，增强心跳力度，改善血液循环，促使人体排出多余体液），而且还是生药学（pharmacognosy，研究天然药物的学科）上的一个典范，促进了这门学科的发展。通过威瑟林的努力，生药学再次表现出了勃勃生机，正如迪奥斯科里季斯在一千七百多年前赋予它的那样。"■

1785 年

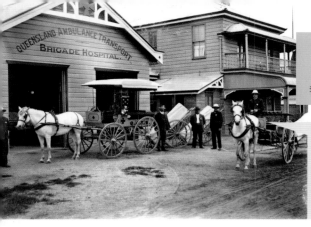

澳大利亚昆士兰的伊普斯维奇救护站（约 1900 年）。A. E. 罗伯茨马车制造厂（A. E. Roberts Carriage）为伊普斯维奇救护运输旅医院（Ipswich Ambulance Transport Brigade Hospital）生产运输工具和设备（昆士兰博物馆保存了很多那个时代的底片和照片）。

 医院（1784 年）、用雪镇痛（1812 年）、护理学（1854 年）、红十字会（1863 年）、心肺复苏术（1956 年）

1792 年

所谓的救护车，是指一种运输工具，把病人或伤员送到某个地方接受治疗。这个概念源于古代，那时的担架、吊床、双轮马车、手推车就是救护车的雏形。大约在 1487 年，西班牙女王伊莎贝拉一世下令建造带床和遮阳篷的特制马车，用于运载受伤的士兵，把他们送到医生所在的帐篷接受治疗。在救护车的发展史上，另一个重要事件大约发生在 1792 年的法国。医生瑞恩·贝尔（Ryan Bell）写道："战争和杀戮激发了人性中最美好的一面，去对抗人性中最丑恶的一面，正如拿破仑时期的外科医生多米尼克·拉雷当年所做的事情。他组织建造了现代人类第一批真正意义上的救护车设施，他是在用他的天才能力，治疗与他同时代的那些为战争而疯狂的人。"在拉雷的帮助下，两种救护车诞生了：一种是轻型的两轮马车，车上可以容纳两位病人；另一种是重型的四轮马车，车上可以容纳二至四人，由 4 匹马拉动，主要是在路况很差的地方使用。救护车上搭载了可拆卸的担架，还携带有水、食物以及绷带等医疗器具。救护车的英文词汇 ambulance 来自拉丁语 ambulare，意思是"行走或移动"。

在美国内战期间，救护车最初非常罕见，而且通常由醉鬼和小偷来驾驶。美国俄亥俄州辛辛那提商业医院在 1865 年开始使用的救护车，是目前已知的美国医院所使用的第一辆救护车。当时，由马车拉动的美国救护车上，携带着夹板、吗啡、白兰地酒、胃泵等医疗器材。1899 年，第一辆由马达驱动的救护车，在美国芝加哥的迈克尔·里斯医院（Michael Reese Hospital）投入使用。20 世纪 50 年代，在朝鲜战争中，美国军队率先使用直升机运送伤员。

今天，救护车泛指多种运输工具，甚至包括自行车拉动的运载工具。在美国，医院会使用双向无线对讲机或其他设备，与救护车保持联系，交流重要信息，比如救护车预计的到达时间等。在战场上，军用救护车上通常会设置很多防御措施。大约在 2004 年，以色列把一些梅卡瓦主战坦克（Merkava battle tank）改造成了救护车，其中搭载了各种生命支持系统。■

解开精神病人身上的锁链

威廉·图克（William Tuke, 1732—1822）
菲利普·皮内尔（Philippe Pinel, 1745—1826）
让-巴普蒂斯特·普桑（Jean-Baptiste Pussin, 1745—1811）
文森佐·吉亚鲁基（Vincenzo Chiarugi, 1759—1820）

这座建筑是在 1870 年由建筑师亨利·霍布森·理查德森（Henry Hobson Richardson）设计的，它曾是布法罗州立精神病院。入院的病人会按性别分开居住，直到 20 世纪 70 年代，这里还在收治精神病人。

《论巫术、魔咒和毒药》（1563 年）、精神分析（1899 年）、电休克疗法（1938 年）、经眼眶额叶切除术（1946 年）、抗精神病药物（1950 年）、认知行为疗法（1963 年）

1793 年

法国医生菲利普·皮内尔在他 1801 年的著作《论精神病》（*A Treatise on Insanity*）中，描写了法国精神病院治疗精神病人时的可怕场景："有时，精神病人的血洒得到处都是，以至于你都搞不清楚到底是病人还是他的医生应该被称为精神病人。"1793 年，皮内尔成为比塞特医院（Bicêtre Hospital）的院长，他认为，精神病人应该被视为正在遭受一种疾病折磨的人，而不应该根据魔鬼附身或者罪孽深重等假想的原因来惩罚他们。那时，精神病人境遇悲惨：被打、被戴上铁链、没有饭吃、被放血、皮肤被烫出水泡，还可能被绑在椅子上旋转，直到呕吐。甚至，有时会被当作动物园里的动物一样，供人参观。因此，皮内尔提出，精神病人应该得到友好的对待和治疗，这在当时是一个颇有革命性的想法。

皮内尔从让-巴普蒂斯特·普桑那里学到了很多。普桑是一家医院的院长，也对更好地治疗精神病院的病人很感兴趣。大约从 1793 年开始，普桑和皮内尔解开比塞特医院里一些病人身上的锁链，密切地观察他们，结果发现很多病人的表现都有改善。皮内尔禁止他人对精神病人施以严厉的惩罚，并坚持给病人提供更好的食物，开展专业的治疗，并且仔细保存病人的病例病史。他还在医院内寻找聪明而善良的员工，从而更高效地为精神病人开展工作。通过这些措施，医院内精神病人的死亡率明显下降，出院的人数也增加了。1795 年，皮内尔成了欧洲最大的精神病院萨尔贝蒂耶医院（Salpêtrière Hospital）的院长，这里收治了数千名女性精神病人。在这家医院，皮内尔也成功推出了类似的改革措施，后来他被认为是精神病学的开创者之一。他认为，人性化的治疗手段是医学道德的体现，在为精神病人实施生理上的治疗之前，应该怀着善良之心，先开展心理上的治疗。

其他早期的精神病院改革者还包括英国的贵格会教徒威廉·图克（他在 1792 年创造性地给精神病人建立了静养室）和意大利医生文森佐·吉亚鲁基（1788 年，他在佛罗伦萨的一家医院当院长时，曾推崇人道主义的治疗方案）。■

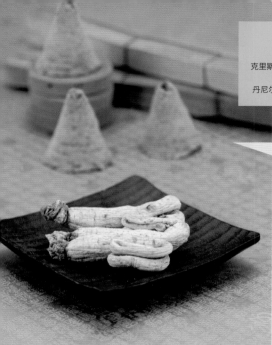

艾灸（moxibustion）是一种中医疗法，使用这种疗法时，需要点燃艾叶（mugwort）。有时，锥形的艾绒团会放在皮肤上点燃，或者用手拿着点燃的艾条，靠近皮肤。作为一种药材，人参（ginseng，图片前端）已经使用了很长时间。

 阿育吠陀医学（公元前 2000 年）、帕拉塞尔苏斯烧掉医学典籍（1527 年）、《针灸大成》（1601 年）、整骨疗法（1892 年）、帕尔默与按脊疗法（1895年）、安慰剂效应（1955 年）

很多人都会使用辅助疗法或替代疗法（complementary or alternative medicine，CAM），这两种疗法所包括的医学方法目前不在常规的医学范畴之内。辅助疗法常和常规疗法一起使用，而替代疗法则通常是用来替代常规疗法。

美国国家辅助与替代医学中心（National Center for Complementary and Alternative Medicine）是一个政府机构，致力于用科学的方法研究 CAM。该中心研究过很多种 CAM，包括针灸、阿育吠陀医学、整脊疗法（chiropractic）、草药、中国传统医学、冥想、瑜伽、生物反馈（biofeedback）、催眠（hypnosis）、顺势疗法（homeopathy）。

这种医学形式可以追溯至 1796 年。这一年，德国医生塞缪尔·哈内曼提出了顺势疗法的概念。整脊疗法是由美国人丹尼尔·帕尔默在 1895 年创立的，他认为通过物理手段调节脊柱，就可以治疗疾病。尽管很多 CAM 类疗法的效果可能都是安慰剂效应，但需要指出的是，在医学史上的很多治疗方法其实都是安慰剂效应，很多古代疗法在今天的我们看来，是非常奇怪的。这种状况直到近现代才有所好转。一些人选择 CAM 可能是因为害怕手术，或者担心药物有副作用。CAM 类疗法的主要问题在于它们并没有经过严格的检验，也可能让一些人放弃更有效的、主流的医学手段。

医生艾伦·罗森菲尔德（Allan Rosenfield）写道："在世界上很多地方，买不到药物，或者太贵了，人们买不起，公众只能继续依靠他们文化中的一些传统药物。同时，在发达国家，人们愿意在 CAM 上自掏腰包，CAM 相当普遍，以至于这种疗法本身就是一种公共卫生现象。"■

颅相学

弗朗兹·约瑟夫·加尔（Franz Joseph Gall, 1758—1828）
约翰·加斯帕·斯珀茨海姆（Johann Gaspar Spurzheim, 1776—1832）

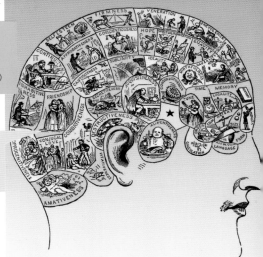

颅相学上的图表，来自《全民知识百科全书》（*People's Cyclopedia of Universal Knowledge*，1883）。

 小脑功能（1809 年）、大脑功能定位（1861 年）、整骨疗法（1892 年）、精神分析（1899 年）、经眼眶额叶切除术（1946 年）

1796 年

　　1796 年，德国神经解剖学家弗朗兹·约瑟夫·加尔提出，大脑由 27 个器官组成，每个器官都与一种心智能力或者品格相关。尽管我们现在知道，实际上是不同的脑区负责执行特定的功能（参见"大脑功能定位"），但当时加尔错误地宣称，这 27 个假想中的器官的相对大小和活动，可以从颅骨覆盖的区域及隆起的大小推断出来。

　　19 世纪 20—40 年代，很多人都很看重颅相学（phrenology）。颅相学的概念也渗透进了小说及流行文化中。当人们在做出一些与找工作、孩子的未来、结婚对象和自己是否合适等相关的重大决策时，他们都会咨询颅相学家。甚至维多利亚女王都曾请人分析过她孩子的头部。通过简单地感受头部的隆起及轮廓，一个经过培训的颅相学家就被认为可以推测与 27 个"器官"相关的特征，比如"一个人后代的爱情""情感与友情""自尊感""语言能力""宗教信仰""运算能力"等。

　　加尔为颅骨上的不同区域指定不同的功能，是基于他对处于社会两个极端的人群的观察，比如作家、诗人、罪犯和精神病人。为了给自己的主张寻找支持，他收集了 300 多个颅骨。比如，加尔认为负责"破坏"的器官位于耳朵上方，他得出这个结论的部分原因是，他发现一个虐待动物的学生和一个担任死刑行刑者的药剂师的耳朵上方都有一个凸起。他还相信，组成大脑的 27 个器官中的 19 个，都可以在动物大脑中找到。

　　德国医生约翰·斯珀茨海姆通过演讲，让颅相学在美国得到了极大的关注。他把加尔理论提到的负责"谋杀"和"偷盗"的器官"移除"，代之以更符合颅相学特征的区域，从而让颅相学更容易为人们所接受。尽管在今天看来，颅相学是伪科学，但在医学史上，它还是起到了一定的作用，不同脑区负责不同功能的这种观点引起了人们的注意，这随后被神经科学家证实。■

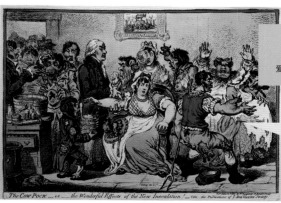

牛痘接种

爱德华·安东尼·詹纳（Edward Anthony Jenner, 1749—1823）

英国讽刺作家詹姆斯·吉尔雷（James Gillray）在1802年所画的漫画，描述了詹纳提出疫苗理论初期所遭受的争议。请注意看，在画中，一些牛从人们的身体里"长了出来"。

 抗毒素（1890年）、病毒的发现（1892年）、黄热病病因（1937年）、脊髓灰质炎疫苗（1955年）、抗体的结构（1959年）

1798年

　　医学史专家罗伯特·马尔卡希（Robert Mulcahy）写道："天花这种疾病已经困扰了人类数千年。在18世纪，仅在欧洲，天花每年大概就要夺走40万人的生命，还在数十万人的脸上留下了斑斑疤痕。天花病毒的传播就像野火一般迅猛，感染病毒的人会发高热、起疱疹。大约一半的感染者会在几周内死亡——根本无药可治。"

　　天花是一种可传染的病毒性疾病，自从人类出现以来，就在人类社会中肆虐。考古学家曾在古埃及的木乃伊（公元前1100年）上发现了天花留下的疤痕。欧洲人把天花带到了新大陆，这种疾病也成了阿兹特克和印加帝国覆灭的原因之一。

　　英国医生爱德华·詹纳在很多年里，一直听说这样的故事：奶牛场的挤奶女工感染牛痘之后，就对天花产生了抵抗力。牛痘是一种和天花类似的疾病，发生在牛的身上，对人类并不致命。于是在1796年，詹纳从一位挤奶女工的牛痘疤痕上采集了一些痘痂粉末，然后他在一个8岁男孩的皮肤上划出两道伤口，把这些粉末转移到伤口上。这个男孩开始有一些低热和不适，但很快就完全康复了。不久后，詹纳再给小男孩接种痘痂粉末，但男孩并未出现任何症状。1798年，詹纳在《关于牛痘预防接种的原因与后果》（*An Inquiry into the Causes and Effects of the Variolae Vaccinae*）一书中公布了更多的发现。他把这个过程称为接种（vaccination），该词源于拉丁文中的 vacca，意思是牛。此后，只要人们有需求，詹纳就会给他们接种牛痘。

　　詹纳并不是第一个以接种疫苗的方式对抗天花的人，但是，他的工作被认为是用科学的方法来控制传染病的首次尝试。医生斯特凡·里德尔（Stefan Riedel）写道："正是因为詹纳坚持不懈的推动，以及在疫苗接种研究上的全情投入，才改变了医学的实践方式。"最终，天花疫苗在全世界得到广泛使用，1980年世界卫生组织宣布人类成功消灭了天花，这是迄今为止人类历史上唯一彻底消灭的恶性传染病。所以，现在人们再也不需要接种牛痘来预防天花了。■

小脑功能

路易吉·罗兰多（Luigi Rolando, 1773—1831）
玛丽·让·皮埃尔·弗洛朗斯（Marie Jean Pierre Flourens, 1794—1867）

小脑是一块较小的、布满沟壑的脑部组织，位于脊柱上方，两块大脑半球的下方。

脑神经分类（1664 年）、脑脊液（1764 年）、探索迷宫般的内耳结构（1772 年）、大脑功能定位（1861 年）、神经元学说（1891 年）、松果体（1958 年）

1809 年

不论何时，只要你看见一位芭蕾舞演员、武术家或者是钢琴演奏家，你都应该感谢小脑（cerebellum）——位于大脑下方、脑干后面，李子大小、充满沟壑的一块脑部组织。小脑的作用是根据感官信号输入，协调肌肉反应，让芭蕾舞演员无须刻意考虑一些细微动作是否正确，就能完成优美一跳。1809 年，意大利解剖学家路易吉·罗兰多发现，小脑受损的动物，肢体动作明显不协调。1824 年，法国生理学家让·皮埃尔·弗洛朗斯开展的实验表明，尽管动物的小脑受伤后仍能活动，但动作看起来很别扭、不协调。弗洛朗斯还正确地提出，虽然小脑负责动作的协调性，但并不负责发起或者有意识地规划动作。

我们今天知道，除了通过整合来自耳朵迷路（提供关于身体方向的信息，以保持平衡）和肌肉中的位置感受器的神经信号，让动作看起来流畅、协调，小脑还在语言处理、情绪反应方面发挥作用。在解剖结构上，小脑包括左右两半球，半球之间由蠕虫状的蚓体（vermis）连接。值得一提的是，小脑中有大量的、较小的神经元，被称为小脑颗粒细胞（cerebellar granule cell），占整个脑部神经元的 50% 以上。由于小脑有很多褶皱，因此，从外面看的话，只能看到约 1/6 的表面。

近来的一些研究表明，小脑异常或受损的病人可能会有语言不流畅、抑郁、自闭症式的强迫性动作以及难以理解社交暗示等症状。除了让肌肉动作协调流畅，小脑还可以抑制行为的来回改变——塑造性格、稳定情绪、促进智力发展。■

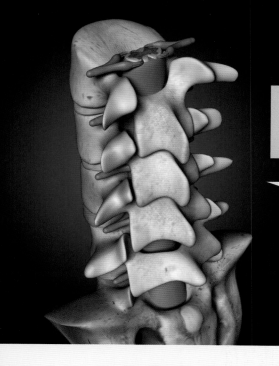

贝尔-马戎第定律

查尔斯·贝尔（Charles Bell，1774—1842）

弗朗索瓦·马戎第（François Megendie，1783—1855）

这是脊柱的背面，绿色部分是神经。感觉神经从脊髓（中间橘色的管道）的背侧进入，这个位置靠近人们的背部。运动神经则是从脊髓的腹侧面伸出，也就是人的正面方向。

脑神经分类（1664 年）、神经元学说（1891 年）、神经递质（1914 年）

1811 年

神经解剖学家马里安·戴蒙德（Marian Diamond）写道："大脑是一团三磅重的物质，这团你可以捧在手里的物质，却可以想象一个直径达到千亿光年的宇宙。"在人类中，大脑、脊髓和神经构成了神经系统。各种外部刺激，比如某人触碰一下你的皮肤，都可以激活感官神经元。运动神经元连接着神经系统与肌肉，可以触发肌肉，做出动作。

在医学史上，一个重要的定律就是贝尔-马戎第定律（Bell Magendie Law），这条定律指出，感觉神经是从背侧面进入脊髓，而运动神经元则是从脊髓的腹侧面伸出。苏格兰解剖学家查尔斯·贝尔在 1811 年私下出版的著作《脑解剖的新概念》（*Idea of a New Anatomy of the Brain*）中，就提到了一项关于腹侧脊髓神经运动功能的实验。尽管这本著作被认为是临床神经病学的基础之一，但它并没有真正明确背侧神经的感官功能。1822 年，法国生理学家弗朗索瓦·马戎第独立发现了脊神经前根与运动功能有关，而背根与感官相关。通过解剖活的哺乳动物，他发现可以系统化地破坏特定神经，让动物瘫痪或者失去感觉。关于是谁发现了这个定律，马戎第和贝尔曾有过激烈的竞争，最终这个定律被冠以两个人的姓氏。

马戎第公开对动物进行活体解剖，让人们感到非常震惊，这也让英国颁布了一条法令，禁止虐待动物。在一次非常著名的解剖事件中，马戎第钉住一条活着的灰狗的耳朵和爪子，对这条狗一半的脸部神经进行了解剖。解剖之后，这条狗被留在那里过了一整夜，以便第二天开展进一步的解剖。即便是那些支持在医学研究中使用动物的医生也认为，马戎第对待动物实在太残忍了。■

用雪镇痛

希波克拉底（Hippocrates，公元前 460—前 337）
阿布·阿里·侯赛因·伊本·阿卜杜拉·伊本·西那（Abu'Ali al-Husayn ibn'Abd-Allah Ibn Sina，即阿维森纳，980—1037）
多米尼克·让·拉雷（Dominique Jean Lamey，1766—1842）
詹姆斯·阿诺特（James Arnott，1797—1883）

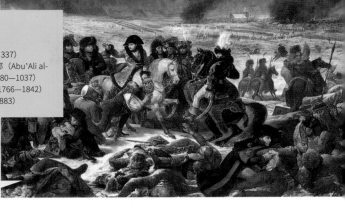

安托万－让·格罗（Antoine-Jean Gros，1771—1835）所画的埃劳战役（The Battle of Eylau，1807 年 2 月 7—8 日）。拉雷发现，当四肢冰冷时，截肢手术产生的疼痛会得到极大的缓解。

 救护车（1792 年）、全身麻醉（1842 年）、可卡因成为局部麻醉剂（1884 年）

在拉丁语里，有一句谚语是这样说的："牧师的工作就是减轻痛苦。"这句话也可以放在医生身上，因为他们需要在手术过程中控制疼痛。早在公元前 2500 年，古埃及医生就会用低温来处理受损部位，减轻炎症反应。希腊医生希波克拉底曾提出："关节的肿胀和疼痛……以及扭伤，通常可以用大量冰水浸泡的方式来缓解……这样可以让受损部位产生温和的麻木感，减轻疼痛。"著名医生阿维森纳在开展手术前，也会用冰水处理牙齿和牙龈，使其麻木。

法国外科医生多米尼克·让·拉雷是最有名的使用冰雪镇痛的医生之一，他还引入了一种特殊的由马匹拉动的救护系统，并且发明了伤员分类（triage）的概念——也就是说，根据受伤的严重程度，来决定士兵接受治疗的顺序。1807 年，拉雷在普鲁士的埃劳战役中发现，当士兵的四肢非常冰冷的时候，截肢手术产生的疼痛感就会大大减轻。1812 年，在面对俄国的博罗季诺战役中，据说拉雷在 24 小时内开展了 200 次截肢手术；在别列津纳河战役中，他开展了 300 多次截肢手术。不管什么时候，只要条件允许，他都会使用冰雪镇痛。

低温麻醉的一个狂热支持者是英国外科医生詹姆斯·阿诺特，他因为早期的乙醚和氯仿麻醉试验中的一些死亡案例而受到关注。阿诺特使用的方法是，往碎冰里加盐之后，放到将要开展手术的部位。他写道："在所有浅表手术中……低温麻醉比氯仿更好，也更安全、更容易操作，简便、节省时间，而且肯定能产生麻醉效果，还能预防炎症。"

在本书中，1842 年"全身麻醉"一节将会讨论各种吸入式麻醉气体的使用，1884 年"可卡因成为局部麻醉剂"一节将会描述局部麻醉剂在眼部手术上的使用。■

1812 年

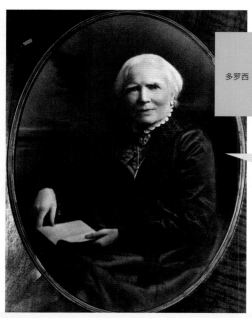

学医的女学生

多罗西·克里斯蒂娜·艾克斯莱本（Dorothea Christiane Erxleben，1715—1762）
詹姆斯·巴里（James Barry，1792—1865）
伊丽莎白·布莱克维尔（Elizabeth Blackwell，1821—1910）

伊丽莎白·布莱克维尔是美国第一位成
为医生的女性，1849 年毕业于纽约日内
瓦学院的医学院。

护理学（1854 年）、剖宫产术（1882 年）、《弗莱克斯纳报告》
与医学教育（1910 年）、现代助产术（1925 年）

1812 年

1957 年，针对美国男性医生的一份问卷调查，得到了诸如这样的反馈："我宁愿当一位三流的男医生，也不愿意当一位一流的女医生""女人就是为做妻子而生的"。在古代，女性反而有更多的机会从事医学行业。比如，古埃及就有很多女医生，但在西方，这一惯例却日渐式微，到了中世纪，根本就没有女医生了。

我们来看詹姆斯·巴里的例子。巴里是英国军队的外科医生，1812 年毕业于爱丁堡大学。他对部队服务的时间超过 40 年，是一位知名的热情洋溢的改革者，致力于改善士兵和公众的健康。巴里还是第一位在非洲开展剖宫产手术的英国医生，这场手术救了一对母子的生命。他在 1865 年去世时，一位女佣在整理遗体时发现，巴里是一位女性。今天，大部分历史学家都相信，巴里实际上是玛格丽特·安·巴尔克利（Margaret Ann Bulkley），她之所以装扮成男性，是因为只有这样，她才能成为一名外科医生。所以，从这个意义上来说，巴尔克利（巴里）是英国历史上第一位具有行医资格的女性。

伊丽莎白·布莱克维尔是美国首位成为医生的女性，也是现代第一位被允许从医学院毕业的女性（无须伪装成男性）。布莱克维尔向纽约的日内瓦学院递交就读申请时，校方询问了学生们是否允许她前来就读。这些学生以为布莱克维尔的申请是一场恶作剧，于是投票通过了她的申请。但是，当她真的来学校报道后，所有学生都震惊了。1849 年，布莱克维尔毕业，由于大多数医院都不接受她，她只好去了巴黎，进一步学习深造。1857 年，布莱克维尔和他人一起创立了纽约贫困妇女和儿童医院（New York Infirmary for Indigent Women and Children）。名气可能要比巴里和布莱克维尔小一点的多罗西·艾克斯莱本是德国的第一位女性医生，于 1754 年取得医学博士学位。■

子宫切除术

埃弗雷姆·麦克道尔（Ephraim McDowell，1771—1830）
康拉德·约翰·马丁·兰根贝克（Konard Johann Martin Langenbeck，1776—1851）
沃尔特·伯纳姆（Walter Burnham，1808—1883）

子宫是一个肌肉器官，胎儿在其中发育。在这幅图中，橘黄色的球状部分就是子宫。在子宫的左右两侧，是输卵管，通向卵巢。在子宫下方，则是阴道。

威廉·亨特的《人类妊娠子宫的解剖学图解》（1774 年）、剖宫产术（1882 年）、输卵管切除术（1883 年）、腹腔镜手术（1981 年）

1813 年

常规的、成功的子宫切除术（hysterectomy）是一个漫长而又痛苦的过程，尤其是在没有麻醉技术和抗生素的年代。子宫切除术是指部分或全部切除子宫——这是一个肌肉器官，胎儿在其中发育到一定阶段后，才会通过子宫下端的子宫颈（cervix）和阴道离开母体，来到这个世界。今天，子宫切除术是最常见的妇科手术之一，患有子宫癌、严重子宫内膜异位症（endometriosis，子宫内部长到子宫以外）的女性，都需要接受这类手术。

在现代子宫切除术的发展过程中，一个著名事件发生在 1809 年。当时，美国医生埃弗雷姆·麦克道尔给简·托德·克劳福德（Jane Todd Crawford）做了手术，后者长了一个硕大的卵巢肿瘤，让她痛苦不堪。为了接受手术，克劳福德骑马奔波 60 英里，赶到麦克道尔的家里。在没有麻醉的情况下，麦克道尔在自己厨房的桌子上成功地开展了手术，取出了重达 10.2 千克的肿瘤。

1813 年，德国外科医生康拉德·兰根贝克通过阴道，开展了最早的经过精心策划的子宫切除术之一，但他的同事并不相信他真的切除了子宫。26 年后，当接受手术的患者去世时，尸体解剖结果表明，兰根贝克确实切除了子宫。

1853 年，美国外科医生沃尔特·伯纳姆首次从腹部位置，开展了子宫切除术，并且患者活了下来。开始手术时，伯纳姆本以为病人是得了卵巢囊肿，需要切除卵巢，但切开病人的腹部后，病人开始呕吐。他发现出现在自己眼前的"肿瘤"并没有长在卵巢上，而是一个扩大了的子宫肌瘤，所以他只好把子宫切除了。

今天，子宫切除术的方式方法多种多样，比如通过腹部、阴道（有无腹腔镜的辅助均可）切除，以及腹腔镜下全子宫切除术（在腹壁上切开一个小口，以微创的方式切除子宫）。■

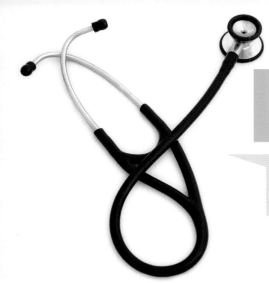

听诊器

勒内－泰奥菲尔－海厄森斯·雷奈克（René-Théophile-
Hyacinthe Laennec，1781—1826）

现代听诊器。科学家做了很多声学实验，来确定听诊器胸件的大小和材料对采集声音的影响。

脉搏表（1707 年）、肺量计法（1846 年）、医用温度计（1866 年）、助听器（1899 年）、心电图（1903 年）、人工耳蜗移植（1977 年）

1816 年

社会历史学家罗伊·波特（Roy Porter）写道："由于能让医生听到人体内的噪声——呼吸的声音、血液围绕心脏流动的声音，听诊器（stethoscope）改变了诊断疾病的方式，也改变了医生与病人之间的关系。终于，活着的人体不再是一本无法打开的书：病理学研究也可以在活着的人体上开展了。"

1816 年，法国医生勒内·雷奈克发明了听诊器，这是一根带有喇叭状末端的木管。听诊时，喇叭状的末端会接触病人的胸部，病人体内的声音会通过听诊器的中空管道进入医生的耳朵。20 世纪 40 年代，双面型胸件（也就是接触胸部的那部分结构）成为听诊器的标配。胸件的一面是鼓膜，也就是一个塑料圆盘，可以起到密封作用。与皮肤接触时，鼓膜会震动，产生声压波（acoustic pressure wave），沿着听诊器的中空管道传播。另一面是钟形的，更适合传播低频声音。鼓膜那一面对低频声音不敏感，常用于监听来自肺部的高频声音（心脏发出的声音，频率要低一些）。使用钟形的那一面时，医生可以改变施加于皮肤上的压力，从而调整皮肤的振动频率，让监听心脏声音的效果达到最好。在过去的那些年里，听诊器还经历了很多改进，包括改善声音的放大效果、消除噪声等。运用一些简单的物理学原理，其他一些特性也得到了优化。

在雷奈克的时代，医生通常会把耳朵贴到病人胸部或者背部进行听诊，雷奈克认为，这种方法"总是不太方便，不管是对医生还是对病人来说，都是这样。尤其是面对女性病人时，这样做不仅尴尬，而且常常不好操作"。后来，医生会使用一种加长的听诊器，用来给特别贫穷的病人看病，因为这类病人的身上往往有很多跳蚤，医生不想跟病人靠得太近。除了发明听诊器，雷奈克还详细记录了在特定疾病（如急性肺炎、肺结核、支气管炎）的病人身上听到的声音。讽刺的是，雷奈克在 45 岁时死于肺结核，而他的同事正是使用了一只听诊器为他诊断疾病。■

腹主动脉结扎术

阿斯特利·帕斯顿·库珀（Astley Paston Cooper，1768—1841）
鲁道夫·马塔斯（Rudolph Matas，1860—1957）

> 腹主动脉上长出了一个动脉瘤（膨大部分），位置处于髂总动脉的分叉点之上。

 巴累的"合理手术"（1545 年）、血管缝合（1902 年）、B-T 分流术（1944 年）、血管成形术（1964 年）

1817 年

根据作家哈罗德·埃利斯（Harold Ellis）的说法，英国外科医生阿斯特利·库珀是"动脉手术之父"，也是历史上第一个把"动脉之母"——腹主动脉结扎起来的人。主动脉始于心脏的左心室，它先会向上，然后弯曲，再向下延伸至腹部，并在这里分叉，形成两根大动脉——髂总动脉（common iliac artery）。

1811 年，库珀发现，把狗的腹主动脉结扎起来后，狗并不会死亡。而且，血液会通过其他动脉管道流向肢体。1817 年，查尔斯·休斯顿（Charles Huston）左侧腹股沟的一个硕大动脉瘤破裂，血流如注。为了挽救休斯顿的生命，库珀在距离髂动脉分叉处一英寸（约 2.5 厘米）的地方，对休斯顿的腹主动脉进行了结扎。在没有挪动休斯顿的情况下，库珀从临近肚脐的地方，在休斯顿的腹部切开了一条口子，把手指伸进去，沿着腹主动脉探索，然后转向周围的旁观者说，"先生们，我很高兴地告诉大家，现在我的手指钩住了动脉。"他的手指在动脉和脊柱之间来回穿梭，在避开肠道的情况下，完成了动脉结扎。

遗憾的是，手术后大约 40 小时，休斯顿去世了。尽管他的右腿看起来很健康，但是左腿上的组织出现了坏疽（gangrene，这意味着组织坏死）。1923 年，美国外科医生鲁道夫·马塔斯通过动脉结扎，成功治疗了一位动脉瘤患者。这位患者在手术后生存了一年多时间，最后死于与手术无关的肺结核。

任何身体部位的动脉壁出现缺陷，都有可能引发主动脉瘤，但是腹主动脉瘤是最常见的。动脉瘤会持续增长，最终会破裂，如果不及时处理，患者会迅速死亡。目前，一种应对主动脉瘤的方式是在主动脉内植入覆膜支架，隔绝瘤腔并原位重建血流通路。■

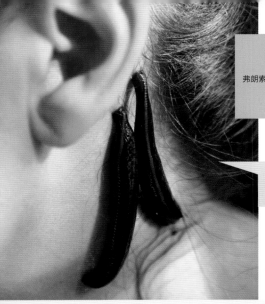

在一位女性的颈部吸血的水蛭（欧洲
医蛭，*Hirudo medicinalis*）。

 放血疗法（公元前 1500 年）、理发店的旋转彩柱
（1210 年）、肝素（1916 年）、蛆虫疗法（1929 年）

1825 年

在欧洲和亚洲，出于医学的目的，用水蛭吸取人体血液的做法已经有上千年的历史，但在今天看来，使用这种方法的原因不太科学，比如为了恢复人体体液的平衡。在欧洲所谓的"布鲁塞时代"（Broussaisian age），人们对水蛭的使用达到高潮。当时，法国医生弗朗索瓦·布鲁塞认为，几乎所有疾病都是由炎症引起的，而所有疾病都可以用水蛭吸血来治疗。在"布鲁塞时代"，水蛭疗法的使用频率实在太高了，以至于和布鲁塞同时代的一些医生认为布鲁塞的方法跟吸血鬼没什么区别。那时，一个疗程使用几十条水蛭是很常见的事情，而在法国、英国和德国，一年要用掉数百万条水蛭。1825 年，一个议员恳请法国议会取缔这种疯狂的疗法，他说，医生们是在用水蛭把农民赶进坟墓，水蛭"让人们流的血，比最残酷的战争都还多"。

到了 1828 年，法国每年大概要用掉 1 亿只水蛭，水蛭处于需大于求的状态，其价格因此飙升。由于水蛭可以用于"治疗"从肥胖、痔疮（hemorrhoid）到精神疾病等所有疾病，养殖水蛭的农场随处可见。就连苏格兰的著名医生约翰·布朗在治疗自己的咽痛（sore throat）时，也放了 6 条水蛭在脖子上，12 条水蛭在耳朵后面。

尽管在"布鲁塞时代"，人们对水蛭的使用并不理智，但从 20 世纪 80 年代开始，医用水蛭（比如 *Hirudo medicinalis*）在重建手术中得到成功应用，包括耳朵或手指的连接手术。做了这类手术后，在静脉还没有重新长出来时，动脉血会堵塞在某些部位，形成静脉淤血（venous congestion），而水蛭可以缓解这种症状：它们的嘴巴铆钉到皮肤上之后，会分泌唾液，其中含有抗凝血剂 [anticoagulant，如水蛭素（hirudin）]、血管扩张剂（vasodilator）和麻醉剂。水蛭大概能吸走 5 毫升血液（大概一茶匙），而把水蛭拿开之后，血液会在 1~2 天内不断渗出，血液淤积的情况会得到缓解，从而让静脉血管有时间重新长出来。■

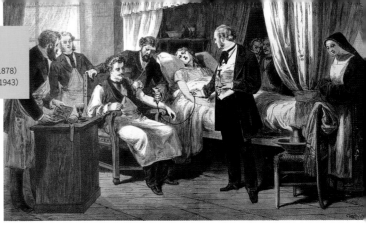

输血

詹姆斯·布朗德尔（James Blundell，1791—1878）
卡尔·兰德施泰纳（Karl Landsteiner，1868—1943）

这幅手工上色的版画描述的是在法国皮蒂耶医院（Hôpital de la Pitié，1874）开展的"输血"（transfusion of blood）手术，来自《哈勃周刊》（Harper's Weekly），作者是米兰达（Miranda）。

 静脉注射用生理盐水（1832 年）、红十字会（1863 年）、血管缝合（1902 年）、肝素（1916 年）、镰状细胞贫血症病因（1949 年）

"输血的历史是一个让人着迷的故事。对于这种医学手段，人们时而对其热忱无比，时而又深恶痛绝，在其他任何一种医学手段的介绍中，你都找不到这样的情节。"外科医生雷蒙德·赫特（Raymond Hurt）写道，"在发现血型的分类，以及找到令人满意的抗凝血剂之前，输血的潜力一直没有完全发挥出来。"

输血常常是指，把血液或血液的某些成分从一个人转移到另一人的体内，以应对创伤或手术时的失血问题。在治疗血友病（hemophilia）和镰状细胞贫血（sicklecell anemia）之类的疾病时，可能也需要输血。

在 17 世纪，欧洲医生就在尝试动物到动物、动物到人的输血手段。英国妇产科医生詹姆斯·布朗德尔被认为是第一个成功开展人与人之间输血的人。布朗德尔不仅把输血手段建立在科学的基础上，而且还唤醒了人们对输血的热情——在他之前，输血被认为是非常不安全的手术。1818 年，布朗德尔从几位捐赠者那里得到血液，输入一个濒死的胃癌患者体内，可惜的是，这位患者在两天之后死亡。1829 年，利用一只注射器，布朗德尔把一位丈夫的血液输给妻子，后者因为难产而大量出血。这位妻子幸福地活了下来，这也是第一例有记录的成功输血案例。

布朗德尔很快意识到，很多时候，输血会造成肾脏受损，甚至致死。直到 1900 年左右，澳大利亚医生卡尔·兰德施泰纳发现了三种血型：A、B、O 型，而且他还发现，血型相同的人之间进行输血，通常是安全的。随后不久，第四种血型，AB 型，也被发现了。20 世纪 30 年代，电气化的冷藏设备的发展催生了第一批"血液银行"。1939 年，Rh 这种罕见的血型被发现之后，危险的输血反应的发生概率就非常低了（参见"血管缝合"一节，了解关于输血的更多历史）。

有时，输血会因为偏见而受到限制。比如在 20 世纪 50 年代，美国路易斯安那州规定，如果医生没有得到允许，就给白人输来自黑人的血液，那么这就是一种犯罪。■

1829 年

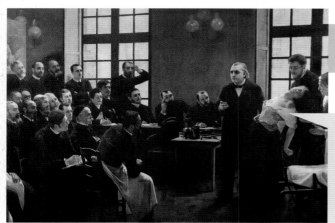

19 世纪 30 年代，巴黎很多大医院开始出现医学分科。这幅画是由皮埃尔–安德烈·布鲁耶（Pierre-André Brouille, 1857—1914）在 1887 年所作。在画中，现代神经病学的开创者之一让 – 马丁·沙尔科（Jean-Martin Charcot, 1825—1893）在慈善妇女救济医院（Pitié-Salpêtrière Hospital）治疗一位神经病患者。

美国医学会（1847 年）、霍尔斯特德外科学（1904 年）、《弗莱克斯纳报告》与医学教育（1910 年）

1830 年

生物化学家、作家伊萨克·阿西莫夫（Isaac Asimov）写道："我认为科学知识有些不确定的特征，不管我们学了多少，还剩下多少，也不管我们学习的对象有多么微小，它们看起来都和我们刚刚开始学习时一样复杂。"医学领域尤其是这样。由于存在海量的信息、手术方案和医学技术，医学实践和教育都需要划分不同的专业领域。

医学史专家乔治·魏茨（George Weisz）认为，医学专业的划分始于 19 世纪 40 年代巴黎的一些大医院。在一定程度上，专业的划分实际上源自人们对新的医学知识、医学教育的进步、新的疗法以及知识传播上的需求和探索。19 世纪 50 年代，医学专业在维也纳迅速得到拓展。在美国，医学专业化在内战之后开始缓慢发展，推动专业化的原因主要有以下几个：大城市崛起、一些美国医生在欧洲接受训练后，对专业化感兴趣，以及在美国南北战争期间，人们从战争经历中获得了一些新的知识。

今天的医学存在大量的专业以及亚专业，而全科医生的数量则在减少。比如，一个医生的专业可能是麻醉学，而在这个领域，他又专攻心血管麻醉学或儿科麻醉学。再举个例子，美国医学专业委员会（American Board of Medical Specialties，ABMS）旗下有很多个委员会，为超过 145 个专业和亚专业的医生的行医资格进行认证，包括过敏与免疫学、麻醉学、直肠与结肠手术、皮肤病学、急诊医学、家庭医学、内科学、医学遗传学、神经学手术、核医学、妇产医学、眼科学、整形手术、而耳鼻喉科医学、病理学、儿科医学、康复医学、预防医学、精神病学与神经病学、放射医学、外科学、胸部手术、泌尿学等领域。

外科、妇产科、放射科等专业领域医生的收入，通常要比没有固定专业领域的医生高，而接受专业化医生治疗的患者，也因为医生高度专业的知识而受益——这些医生会长期学习特定疾病的治疗方法。不过，专业化也有不好的一面——会增加医护成本。■

《1832 年解剖法案》

威廉·哈维（William Harvey，1578—1657）
威廉·伯克（William Burke，1792—1829）

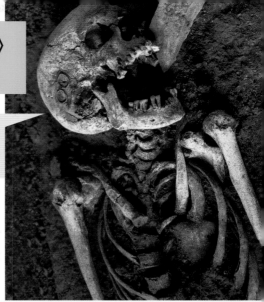

解剖法案的出台，是因为当时的医学研究对骨骼、尸体需求旺盛，而且人们对盗掘坟墓，将尸体用于医学研究的盗尸者感到愤怒。

达·芬奇的人体解剖图（1510 年）、《人体的构造》（1543 年）、失而复得的埃乌斯塔基奥解剖图（1552 年）、彼得罗·达·科尔托纳的人体草图（1618 年）、血液循环系统（1628 年）、切塞尔登的《骨论》（1733 年）、阿尔比努斯的《人体骨骼与肌肉图鉴》（1747 年）、尸检（1761 年）、威廉·亨特的《人类妊娠子宫的解剖学图解》（1774 年）、《格氏解剖学》（1858 年）

在欧洲文艺复兴时期，学者们逐渐认识到，要想拓展医学知识，人体解剖是必不可少的，单纯依靠古代医学文献远远不够。在 16 世纪和 17 世纪，意大利在解剖学研究上是全球的引领者。但到了 19 世纪，英国的伦敦和爱丁堡是突破解剖学与医学的热点区域。

为了成为成熟的解剖学家，当时的外科医生有时需要面对亲人的遗体，并能克制自己的情绪反应。比如因阐明了血液循环而闻名天下的英国医生威廉·哈维，就参与了解剖自己姐姐与父亲的遗体。19 世纪初期，英国对尸体的需求量非常大，解剖学家甚至常常与盗墓者合作，以获得需要的尸体标本。在 1832 年之前的英国，只有被执行死刑的囚犯的尸体，可以合法地用于解剖。英国国会法案《1832 年解剖法案》（The Anatomy Act of 1832）规定，只要亲属允许，医生就可以合法地获得亲属的遗体。这一规定，让医生可以较容易地获得死于济贫院（workhouse）的穷人的尸体——这些穷人通常没法独自生存，只能一直住在济贫院中，直至死去。

《1832 年解剖法案》的出台，主要原因是医学研究对尸体需求旺盛，以及人们对盗尸者（resurrectionist）盗掘坟墓的行为感到愤怒。另外，1828 年发生在爱丁堡的谋杀案，也加速了法案的出台：威廉·伯克和威廉·黑尔（William Hare）为了向解剖学家贩卖尸体，杀了至少 16 个人。

解剖法案通过后，英国发生了暴乱，一些医学院校的建筑被毁。很多公众认为，这项法案对穷人来说不够公平，因为他们的尸体可以在未经同意的情况下被用于解剖学研究。在法案通过前，尸体解剖是对杀人犯的一种惩罚，但现在变成了对贫穷的惩罚。一些宗教人士认为，尸体不应该受到玷污，因此应该把自己所爱的人安置在铅棺中下葬，让他们得到保护，以便在审判日到来时复活。■

1832 年

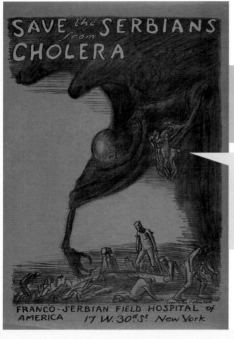

静脉注射用生理盐水

托马斯·艾奇逊·拉塔（Thomas Aitchison Latta, 1790—1833）
威廉·布鲁克·奥肖内西（William Brooke O'Shaughnessy, 1808—1889）

由于托马斯·艾奇逊·拉塔和其他医学先驱的研究和试验，静脉注射生理盐水这种治疗方法挽救了很多霍乱病人的生命。这是一张第一次世界大战期间的海报，由美国插画家博德曼·罗宾逊（Boardman Robinson, 1876—1952）绘制。

输血（1829 年）、皮下注射器（1853 年）、宽街的水泵手柄（1854 年）

1832 年，苏格兰医生托马斯·拉塔在治疗因霍乱而脱水的病人时，通过静脉注射的方式，为病人注射了生理盐水，这让拉塔成为最早使用这种治疗方式的医生之一。今天，我们知道，霍乱是由细菌导致的，会导致严重腹泻，曾夺走了无数人的生命。拉塔开展静脉注射，是受到爱尔兰医生威廉·奥肖内西的启发，后者提出了类似治疗霍乱患者的方法。

拉塔的首位病人是一位病重的老太太，她"在地球上的时间明显已经到了最后一刻"。拉塔将一根管子插入老太太胳膊上的一根大静脉，然后慢慢注入生理盐水。一段时间后，老太太的呼吸开始变得轻松一些了，而且"……开始恢复生气，手腕上也能感觉到脉搏的跳动了"。拉塔为老太太注射了 6 品脱（约 3.4 升）的生理盐水，半小时后老太太说，她已经"没有任何不舒服的感觉了"。她的手臂和腿都很暖和。拉塔认为，老太太正在恢复，留下一位外科医生照顾她。但拉塔刚走，老太太又开始呕吐，不到 5 小时便去世了。拉塔认为，如果继续注射生理盐水，老太太可能就不会去世。注射生理盐水的治疗方式也在其他病人中不断使用，结果是既有成功的，也有失败的。

遗憾的是，拉塔在 1833 年去世，他的工作也基本上被遗忘了。尽管拉塔的想法基本上是合理的，但由于当时没有无菌操作的概念，而且接受生理盐水注射的患者通常都已病危，再加上注射次数不够多，不足以补充人体内的体液，因此这种方法的成功率受到很大影响。

今天，静脉注射生理盐水可以挽救生命。在水分摄入不足，因创伤失血过多，或因霍乱之类的非病毒性疾病而腹泻和呕吐时，医生通常会用静脉注射生理盐水的方式，为病人补充水分和盐分。■

1832 年

观察圣·马丁的胃部

威廉·亨特（William Hunter，1718—1783）
威廉·博蒙特（William Beaumont，1785—1853）
亚历克西斯·圣·马丁（Alexis St. Martin，1794—1880）

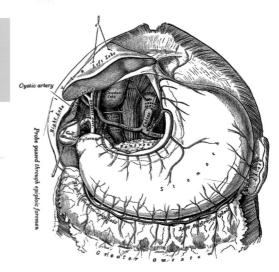

这幅关于胃的图片来自亨利·格雷（Henry Gray）的经典著作《格氏解剖学》。这幅图里还展示了腹腔动脉，以及腹主动脉的第一条主要分支，这条分支会向肝脏、胃和其他器官供血。

 布氏腺（1679 年）、胃溃疡与细菌（1984 年）

上千年来，消化过程和胃部功能一直是个未解之谜。苏格兰的著名解剖学家、医生威廉·亨特叹息说："一些人……认为胃是研磨器，一些人说胃是发酵罐，还有一些人说它是一口炖锅。"

人们对胃的认识出现突破性进展，其实完全出于运气：美国皮毛公司（American Fur Company）员工亚历克西斯·圣·马丁意外中枪，而中枪位置正是胃部。美国陆军的外科医生威廉·博蒙特为圣·马丁处理伤势，救活了他，只是他的胃部留下了永久性的孔洞。不过，这也让博蒙特有机会观察人类胃部的运作，取得了很多开创性的发现。圣·马丁康复后，博蒙特雇他帮自己干活，这样也可以继续在圣·马丁身上开展一些实验。比如，博蒙特在食物上拴一根线，从孔洞塞入圣·马丁的胃部，然后每隔一段时间，就取出食物，观察食物的消化程度。除此之外，博蒙特还研究运动、温度甚至情绪对消化的影响。1833 年，他在著作《胃液的观察与实验及消化的生理学机制》（*Experiments and Observations on the Gastric Juice and the Physiology of Digestion*）中发表了自己的实验结果。

圣·马丁在枪击事故的 58 年后去世。他死后，他的亲属为了避免医生对尸体进行进一步检查，故意等到尸体开始腐坏之后，才把圣·马丁下葬于一个没有任何标记的、深深的坟墓中。博蒙特值得尊重的地方在于，即使在威斯康星普雷里德欣的一个小而老旧的部队医院中工作，他也在细致地研究消化过程。他的研究清楚表明，消化主要依赖于一个化学过程，他也是第一个因为生理学研究而被国际认可的美国人。

今天，我们知道，胃会分泌胃蛋白酶（pepsin，也就是可以分解蛋白质的酶）和盐酸。盐酸可以杀死很多细菌，也可以为胃创造一个酸性环境，促进蛋白酶发挥作用。胃部的肌肉还可以搅拌食物。消化系统可以分泌多种激素，来调控胃的活动和分泌行为。■

1833 年

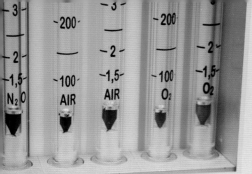

全身麻醉

弗朗西丝·伯尼（Frances Burney, 1752—1840）
约翰·弗里德里希·迪芬巴赫（Johann Friedrich Dieffenbach, 1795—1847）
克劳福德·威廉森·朗（Crawford Williamson Long, 1815—1878）
霍勒斯·威尔斯（Horace Wells, 1815—1848）
威廉·托马斯·格林·莫顿（William Thomas Green Morton, 1819—1868）

一种手术设备上的三种医用气体。有时，一氧化二氮会与氧气按 2：1 的比例混合，用作更强力的麻醉剂（如地氟醚和七氟醚）的载体气体。

用雪镇痛（1812 年）、可卡因成为局部麻醉剂（1884 年）

1842 年

　　在现代世界，我们可能已经忘了在前麻醉剂时代做手术时的可怕场景。19 世纪著名的英国小说家、编剧弗朗西丝·伯尼曾叙述过，她在做乳房切除术时，就靠着一杯酒来缓解疼痛。手术开始时，7 位男性按着她。伯尼写道："当噩梦般的刀片刺入我的乳房，切过我的血肉、静脉、动脉、神经时，我忍不住哭喊出来。在整个切割过程中，我的尖叫声没有停止过……天！我感觉刀子在折磨我胸部的骨头——在刮它！这场手术对我来说，就是一场无法言语的折磨。"

　　全身麻醉是由药物诱导的一种无意识状态，可以让病人在手术时感觉不到疼痛。在古代，人们常用鸦片作为早期的麻醉剂。在印加帝国，萨满教的道士曾用古柯叶来让身体的某个部位产生麻木感。不过，适合现代手术所使用的全身麻醉剂的发现，通常被认为归功于三位美国人：医生克劳福德·威廉森·朗、牙医霍勒斯·威尔斯以及威廉·莫顿。1842 年，朗在为一位病人移除颈部囊肿时，让病人吸入麻醉性气体乙醚。1844 年，威尔斯使用一氧化二氮，也就是所谓的笑气，为很多病人做拔牙手术。1846 年，莫顿公开展示为病人移除下颌肿瘤的手术，他在手术中使用了乙醚，报纸对这场手术进行了报道，莫顿也因此声名大噪。1847 年，医生开始使用氯仿，这种麻醉剂的危险性比乙醚高一些。今天，医生使用的是更安全、更有效的麻醉剂。

　　莫顿的那场展示结束之后，麻醉剂的使用开始得到普及。1847 年，整形手术的先驱约翰·弗里德里希·迪芬巴赫写道："消灭疼痛这一美好梦想变成了现实。疼痛，能让我们最清晰地认识到自己的存在，也是我们对人体缺陷最独特的感受，但现在，它不得不屈服于人类智慧的力量，屈服于乙醚蒸汽的力量。"■

《大不列颠劳动人口的卫生情况》

埃德温·查德威克（Edwin Chadwick, 1800—1890）
查尔斯-爱德华·艾默里·温斯洛（Charles-Edward Amory Winslow, 1877—1957）

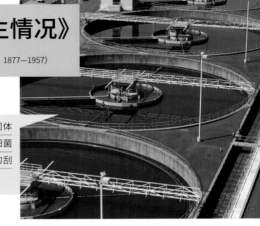

现代污水处理厂会用圆形沉淀池来去除污水中的固体悬浮物。这种方式可以改善用水安全，因为一些细菌和有毒物质可以附着在悬浮颗粒上。拥有旋转臂的刮泥器可以刮掉污泥，使其进入中央漏斗。

污水处理系统（公元前 600 年）、塞麦尔维斯：教会医生洗手的人（1847 年）、宽街的水泵手柄（1854 年）、《1906 年肉制品监管法》（1906 年）、隔离伤寒玛丽（1907 年）、水的氯化（1910 年）

1920 年，美国微生物学家、公共卫生专家查尔斯-爱德华·温斯洛把公共卫生定义为："通过社会、机构（包括公共机构和私人机构）、社区和个人的共同努力及明智决策，从而防治疾病、延长生命、促进健康的科学和行业。"比如，在过去很多年里，公共卫生机构一直致力于通过疫苗接种、洗手、修建下水道、对饮用水进行氯化处理、垃圾集中处理等方式防治疾病。在 20 世纪初，在公共卫生机构的努力下，很多国家的人均寿命都明显增加。

在公共卫生的早期提倡者中，英国的社会改革家埃德温·查德威克是很有影响力的一位。他在 1842 年自费出版了《大不列颠劳动人口的卫生情况》（The Sanitary Condition of the Labouring Population of Great Britain）。在这份文件中，查德威克写道："每年，因为污染和通风不良而丧生的人数，比英国在现代参与的每场战争中的死亡或受伤人数都还多。"他还指出，居住在肮脏、拥挤环境下的劳动人口的平均寿命，通常不到职业人士的一半。

查德威克是英国卫生改革的主要设计师，他要求政府在排水系统、居住环境、饮用水供应等急需改善的基础设施上投入资金，防止劳工早逝，从而促进经济发展。1848 年，英国议会通过了《公共卫生法案》（Public Health Act），成立中央卫生局（Central Board of Health），再由中央卫生局在全国各地成立卫生委员会，负责街道清洁、垃圾处理、污水排放等工作。查德威克还建议，应通过一套单独的系统排放雨水和污水。

在改革初期，查德威克面临一些反对的声音。有些人不想成立中央机构，也不想为公共工程项目破费。一些人甚至认为，穷人的健康问题是命中注定的，或者是与他们懒散的习惯有关，而这与可以解决的环境卫生问题没关系。■

1842 年

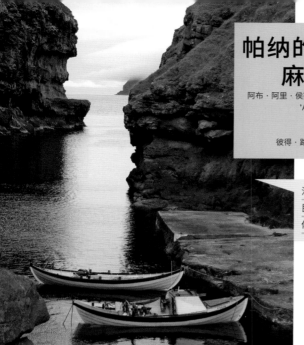

帕纳的《1846 年法罗群岛麻疹流行情况调查》

阿布·阿里·侯赛因·伊本·阿卜杜拉·伊本·西那（Abu' Ali al-Husayn ibn 'Abd-Allah Ibn Sina，即阿维森纳，980—1037）
威廉·巴德（William Budd，1811—1880）
约翰·斯诺（John Snow，1813—1858）
彼得·路德维格·帕纳（Peter Ludvig Panum，1820—1885）

法罗群岛上的一个自然港湾。群岛上的居民被沿海的峡谷分割开来，相互独立的群体为麻疹流行病史的研究提供了便利。

 阿维森纳的《医典》（1025 年）、《大不列颠劳动人口的卫生情况》（1842 年）、宽街的水泵手柄（1854 年）、病原菌学说（1862 年）、黑死病病因（1894 年）、隔离伤寒玛丽（1907 年）

1846 年

早在人们意识到很多疾病是由细菌和其他微生物导致之前，流行病学就开始萌芽了。流行病学的主要研究对象，就是影响人们健康的各种因素。比如阿维森纳就在《医典》（*The Canon of Medicine*，约 1025 年）中讨论过性传播疾病和肺结核的传播方式，以及使用隔离的方法来限制特定疾病的传播。在 19 世纪，最有名的几位流行病学家是丹麦医生彼得·帕纳（主要研究麻疹的传播）、约翰·斯诺（研究霍乱的传播）以及英国医生威廉·巴德（研究伤寒症）。

在现代流行病学最初的一批成果中，帕纳的研究是最重要的。1846 年，丹麦政府派遣 26 岁的帕纳去北大西洋中部的法罗群岛上研究麻疹的流行情况。麻疹的一个重要特征是患者的皮肤会出疹子。今天，我们可以通过接种疫苗来预防麻疹，但在帕纳的时代，麻疹是一种致命的疾病。1846 年，法罗群岛上已经有 65 年没出现过麻疹致死病例了，但突然间，群岛上的 7 782 名居民中有 6 000 多人患上了麻疹。由于沿海的一些峡谷把岛上居民分割成了多个群体，因此就可以比较独立地研究每个群体的发病史。在研究了多个群体之后，帕纳认为，麻疹的潜伏期大约为两周。他还探访了一些以前曾患过麻疹，但在 1846 年却未患病的老人，弄清楚了这些老人对麻疹拥有免疫力的原因。帕纳确信，麻疹是通过病原体传播的，而病原体的传播，则是通过被污染的物品，或者人们之间的亲密接触来实现的。

严谨而翔实的实地调查奠定了帕纳在医学史上的显赫地位，《1846 年法罗群岛麻疹流行情况调查》（*Observations Made During the Epidemic of Measles on the Faroe Islands in 1846*）就是流行病学这一新兴领域上的一粒种子。■

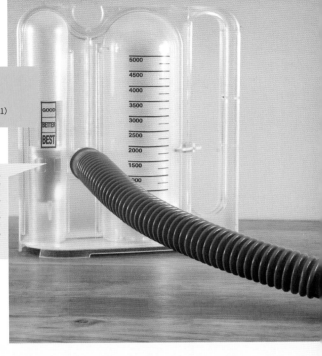

肺量计法

约翰·哈钦森（John Hutchinson，1811—1861）

这是一台激励式肺活量计（incentive spirometer），用来鼓励做过大手术的患者做深呼吸。利用这台设备，患者可以尽力深呼吸，通过查看上面的刻度，来评估恢复情况。

 拉瓦锡的呼吸（1784 年）、听诊器（1816 年）、铁肺（1928 年）、吸烟与癌症（1951 年）、心肺机（1953 年）、肺移植（1963 年）

今天的冥想爱好者非常推崇一句古老的梵文谚语："呼吸就是生命，只要能控制好呼吸，你就能长寿。"其实，科学家也在很早之前，就热衷于通过测量呼吸和肺活量，来评估人体健康。1846 年，对诊断肺结核非常感兴趣的英国外科医生约翰·哈钦森发表了一篇文章，他统计了 2 000 多人的肺活量，并且得出结论：完全充气的肺部能呼出的空气量，是评估过早死风险的非常有用的指标（这一发现得到现代很多研究的证实）。他还发现，在成年人中，肺活量通常会随着年龄的增大而下降。

为了测量肺活量，哈钦森发明了一个肺活量计（spirometer）：一个沉浸在水里的钟形器皿，上面有刻度，而测试者呼出的空气，则通过一根管道进入钟形器皿。哈钦森测量了很多人的肺活量，包括摔跤选手、侏儒患者，甚至尸体。测量尸体的肺活量时，他用风箱迫使空气尽可能多地进入尸体肺部，然后测量尸体的胸腔和肺部在恢复原样的过程中排出了多少空气。

到了今天，哈钦森发明的肺活量计已经得到了很多改进，医生用它们来评估肺功能，以及当病人尽全力完成一次深呼吸之后，尽力呼气时排出的空气体积和速度。记录病人在特定时间内呼出的空气体积（比如，每 6 秒用力呼吸一次），有助于评估肺癌、心脏病、慢性阻塞性肺疾病（chronic obstructive pulmonary disease，慢性支气管炎、肺气肿等原因造成呼吸道变窄）、哮喘、囊性纤维化（cystic fibrosis，因黏液阻塞了呼吸道造成的肺部疾病）、肺纤维化（pulmonary fibrosis，肺部出现了过多的纤维化结缔组织）等疾病的病情。

哈钦森不是第一个研究肺活量的人，但他用自己发明的新仪器做了数千次临床检测，因此，他被认为是肺活量计的发明者。■

1846 年

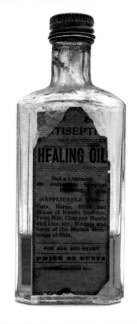

美国医学会

老纳森·史密斯·戴维斯（Nathan Smith Davis，1817—1904）

1849 年，美国医学会成立了一个委员会，专门分析一些江湖偏方（比如左图中这瓶可供"男性和野兽"使用的"蛇油"），并告诉公众这类偏方可能存在的危害。

医学分科（1830 年）、医疗保险（1883 年）、专利药品（1906 年）、《弗莱克斯纳报告》与医学教育（1910 年）、含氟牙膏（1914 年）、消灭软骨病（1922 年）、吸烟与癌症（1951 年）、脊髓灰质炎疫苗（1955 年）

1847 年

　　成立于 1847 年的美国医学会（American Medical Association，AMA）是美国最大、历史最悠久的医学组织。1883 年，美国医学会还创办了权威的《美国医学会杂志》（*Journal of the American Medical Association*，JAMA）。纽约医生老纳森·戴维斯在成立美国医学会的过程中发挥了关键作用，也是《美国医学会杂志》的第一位编辑。

　　由于没有一家机构能在国家层面上对医学教育进行管理（参见"《弗莱克斯纳报告》与医学教育"），医学教育质量参差不齐，这让一些医生日渐担忧。美国医学会正是在这种背景下诞生的。除了制定医学教育的准则，美国医学会还得与医学骗局、不科学的医学手段以及广泛存在的医学秘方（常常含有难以察觉的有害成分）作斗争。美国医学会鼓励信息分享，以便提升医学训练的标准。1848 年，在美国医学会的建议下，医学院校和医院展开合作，为学生提供了更多的实践机会。今天，这家机构制定了一系列医生专业规范，作为美国鉴定医生职业技能水平的标准。

　　从成立之日起，美国医学会就在公共卫生领域扮演着重要角色。1920 年，因为担心政府会扰乱医患关系，而且在强制性的医保体系建立之后，会让医生的付出得不到合理的回报，美国医学会对美国当时的医保政策提出了批评。1936 年，这家机构推荐公众饮用富含维生素的增强型牛奶，并建议使用加碘食盐，预防甲状腺功能减退。后来，美国医学会还推广氟化饮用水，鼓励民众接种萨宾口服疫苗，预防脊髓灰质炎。在美国医学会的支持下，美国通过了汽车安全带法案。把酗酒当作一种疾病来治疗，也是美国医学会的建议。从 1985 年开始，美国医学会呼吁限制烟草广告，并支持禁止在公共场合吸烟的法规。另外，美国医学会还支持修改关于医疗事故的法规，限制赔偿金的额度，并宣布不能使用安乐死。■

今天，外科医生在做手术之前，都会使用无菌毛刷、含有氯己定或碘的洗手液洗手，冲水的水龙头可以自动开关，无须用手。

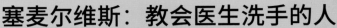

塞麦尔维斯：教会医生洗手的人

伊格纳茨·菲利普·塞麦尔维斯（Ignaz Philipp Semmelweis，1818—1865）
路易斯·巴斯德（Louis Pasteur，1822—1895）
约瑟夫·李斯特（Joseph Lister，1827—1912）

污水处理系统（公元前 600 年）、《大不列颠劳动人口的卫生情况》（1842 年）、宽街的水泵手柄（1854 年）、病原菌学说（1862 年）、消毒剂（1865 年）、乳胶外科手套（1890 年）、水的氯化（1910 年）

1847 年

作家 K. 科德尔·卡特（K. Codell Carter）和芭芭拉·卡特（Barbara Carter）写道："医学进步是由两类人群的牺牲推动的：努力理解疾病的研究者，以及在这一过程中死去或被杀死的病人。一种特别的进步在一定程度上是由数十万产妇的牺牲推动的，她们在生产之后，死于产褥热（childbed fever），这种疾病在 19 世纪初期慈善性质的产科诊所里非常猖獗。"

尽管在人们发现微生物是很多疾病的致病原因之前，就有一些医生提出保持清洁对于预防传染性疾病的重要性，但在较早对消毒进行系统化研究的人中，最知名的要数匈牙利产科医生伊格纳茨·塞麦尔维斯。塞麦尔维斯注意到，在他所工作的维也纳医院，因为产褥热，产妇的死亡率要远远高于同类医院。他还发现，只有在维也纳医院，医生们常常是在研究了尸体之后，再给病人做检查。

产褥热即产后发热，是由细菌导致的一种败血症，也就是血液被细菌感染。塞麦尔维斯还发现，在街上生产的产妇很少患产褥热，于是他推测，传播这种疾病的物质（比如某些颗粒状物质）可能是从尸体传到产妇身上的。让医护人员用含氯的消毒液洗手之后再接触产妇，这一措施显著降低了产妇的死亡率。

遗憾的是，尽管塞麦尔维斯的发现令人惊叹，但在当时，很多医生并不认可他的发现，部分原因可能是，承认了塞麦尔维斯的发现，就意味着承认了如此多的产妇死亡都是由医生导致的。另外，当时的很多医生把产褥热归因于瘴气——一种有毒的空气。最终，塞麦尔维斯疯掉了，被关在一家精神病院，并死于精神病院守卫的殴打。不过，他死之后，法国微生物学家路易斯·巴斯德对细菌的研究，以及英国外科医生约瑟夫·李斯特在手术中创造性地使用了抗菌剂，都证明了塞麦尔维斯是正确的。■

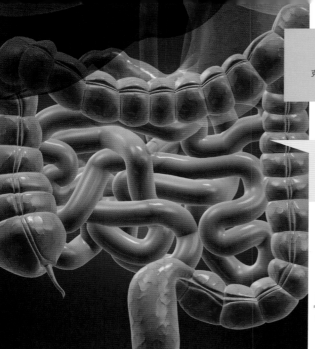

阑尾切除术

克劳迪厄斯·阿姆扬（Claudius Aymand，1660—1740）
亨利·汉考克（Henry Hancock，1809—1880）

这是一幅效果图，可以看到蠕虫状的阑尾，附着在大肠末端（图片的左下方），方向朝下。

人体内的"动物园"（1683 年）、输卵管切除术（1883 年）、给自己动手术（1961 年）、腹腔镜手术（1981 年）、小肠移植（1987 年）

1848 年

　　根据医学记者内奥米·克拉夫特（Naomi Craft）的说法："尽管在 16 世纪，阑尾炎就首次出现在了医学文献上（这一病症是通过尸检发现的），但直到两个世纪后，医生才知道如何正确地为病人诊断阑尾炎。治疗阑尾炎的方法也是多种多样，从水蛭疗法、放血疗法、灌肠，到持续骑马、在病人旁边放一条刚刚杀死并且开肠破肚的小狗，不一而足。当然，病人的结局通常都是死亡。"

　　阑尾是蠕虫状的封闭管状结构，依附在大肠上，接近大肠和小肠结合的位置。阑尾炎就是指阑尾发炎，会导致腹部剧痛，如果不及时治疗，阑尾会破裂，感染会扩散，导致死亡。治疗阑尾炎的方法是通过手术切除阑尾，这就是阑尾切除术。阑尾发生阻塞，就可能发生阑尾炎，这会让阑尾里充满黏液。除了腹部右侧疼痛，阑尾炎患者的白细胞数量也可能增多。

　　1735 年，法国外科医生克劳迪厄斯·阿姆扬是首次为一位有着腹股沟疝气的 11 岁男孩成功实施阑尾切除术的医生。阿姆扬一看男孩的腹腔内部，就发现了发炎的阑尾。在手术过程中，男孩一直是清醒的，手术后完全康复。英国外科医生亨利·汉考克被认为是第一个有意识地为阑尾炎患者开展手术，并成功切除阑尾的人。1848 年，他用氯仿作为麻醉剂，为一位 30 岁的女性开展手术，而且他还建议，阑尾炎早期的病人就应该接受手术切除阑尾。1961 年，一位苏联医生在南极时，自己切除了自己的阑尾。

　　今天，切开腹腔壁，或者通过腹腔镜手术（从腹部切开一个小口，放入一根蛇一样的管子来做手术），都可以切除阑尾。目前认为，阑尾中存在一些有益细菌，可以帮助大肠发挥功能，阑尾可能还含有一些可以抵抗感染的淋巴细胞，可有益于人体的免疫功能。■

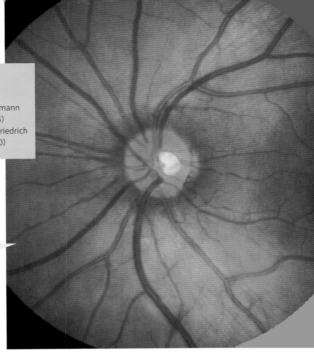

检眼镜

赫尔曼·路德维希·费迪南德·冯·亥姆霍兹（Hermann
Ludwig Ferdinand von Helmholtz, 1821—1894）
弗里德里希·威廉·恩斯特·阿尔布雷希特·冯·格雷费（Friedrich
Wilhelm Ernst Albrecht von Graefe, 1828—1870）

这是一只眼睛底部的图片（眼睛底部的内表面），上面包括视网膜（对光线敏感的组织）。鲜红色和亮黄色的部分是视神经盘，这里是视神经与视网膜相连的地方。

玻璃眼球（公元前 2800 年）、眼睛手术（公元前 600 年）、眼镜（1284 年）、
血压计（1881 年）、角膜移植（1905 年）

1850 年，德国医生和物理学家赫尔曼·冯·亥姆霍兹发明了检眼镜（ophthalmoscope）——可以用来观察眼睛底部 [包括视网膜、玻璃体（充满眼球的一种凝胶状物质）] 的设备。在亥姆霍兹死前两年的 1892 年，美国眼科医生爱德华·洛林（Edward Loring）在他撰写的教科书《眼科学》（Text-Book of Ophthalmology）的开篇中写道："在整个医学史上，没有比检眼镜的发明更精彩的故事了。在生理学上，也几乎没有比这更伟大的成就了。"

根据简单的光学原理，要看到眼睛内部的情况，医生需要把一束光照进眼睛里，同时把自己的眼睛放在光线进出患者眼睛的路径上。为了实现这个目标，亥姆霍兹先把一个光源固定在自己的那一侧，并面向患者。接着，他在自己和患者之间安置一套镜片作为部分反射镜，以便把光线反射进患者的眼睛，同时允许部分光线穿过镜片，进入自己的眼睛。最后，他加了一块凹透镜，更好地聚焦光线，这样就能清晰地看见视网膜上所有的复杂结构和血管。这套设备不仅能提供关于眼睛健康的信息，还能提供关于血管总体状态的线索。在亥姆霍兹之后，检眼镜被改进得越来越精致：配上了电子光源和各种调焦的镜片。

约翰·格雷（John Gray）医生说，当德国眼科学先驱阿尔布雷希特·冯·格雷费第一次看到活体眼球内部的视神经盘（optic disc）和血管时，他的脸上满是兴奋，大声说道："亥姆霍兹为我们打开了一个新世界！还有什么是发现不了的！"■

1850 年

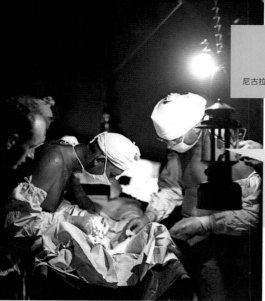

在第二次世界大战中，日军163步兵团的一位士兵被地雷炸伤，医生正在给他打上石膏。手术台是用吉普车的挡风玻璃、一些管子和军用短棒做成的。

 艾德温·史密斯外科纸草文稿（公元前1600年）、邦迪创可贴（1920年）、消灭软骨病（1922年）、骨髓移植（1956年）、髋关节置换术（1958年）

在畅销小说《哈利·波特与魔法石》（*Harry Potter and the Sorcerer's Stone*）中，一名学生手腕骨折，霍格沃茨校医庞弗雷（Pomfrey）夫人念了一段咒语，就让骨骼迅速愈合了。要是普通人也能通过这种方法治愈骨折就好了。

数千年来，医生在治疗骨折时，都会试着固定四肢，以便让骨骼愈合。比如，古希腊人就曾使用木板，然后在木板上裹上亚麻布。古印度教徒使用竹板，古阿拉伯医生则用石灰（取材于贝壳）和蛋清混合物让绷带变硬。在中世纪的欧洲，人们骨折后，有时候会由接骨师来治疗。这些人通常是没有接受过正式医学训练的兽医或铁匠，他们用手来为伤者的骨骼复位。

1851年，骨折治疗迎来了一个重大进步。当时，荷兰军队的外科医生安东尼厄斯·马蒂森使用熟石膏来固定受伤的骨折。熟石膏的化学名为半水硫酸钙（calcium sulfate hemihydrate），可以通过煅烧石膏（gypsum，一种较软的矿石）获得。熟石膏的英文俗名为plaster of Paris，得名于巴黎附近的大型石膏矿藏。向熟石膏粉加水之后，熟石膏会释放热量，变得非常坚硬。马蒂森用绷带裹着熟石膏，缠在伤者骨折的肢体上，然后加水，绷带就会逐渐变硬，最后形成贴合肢体的坚硬外壳，固定肢体，直到愈合。俄罗斯医生尼古拉·皮罗戈夫知道马蒂森的方法后，在克里米亚战争（Crimean War，1853—1856）中使用熟石膏治疗了很多伤者。皮罗戈夫把粗糙的布条在熟石膏中浸润一下，就缠在了伤者的肢体上。

熟石膏在全世界得到了广泛使用，直到20世纪80年代才在发达国家被更轻便的玻璃纤维替代。骨折的愈合需要多种细胞的参与，比如成纤维细胞（fibroblast，生成胶原蛋白）、成软骨细胞（chondroblast，生成软骨）和成骨细胞（osteoblast，生成骨骼）等。■

皮下注射器

查尔斯·加布里尔·普拉瓦（Charles Gabriel Pravaz, 1791—1853）
亚历山大·伍德（Alexander Wood, 1817—1884）
威廉·斯图尔特·霍尔斯特德（William Stewart Halsted, 1852—1922）

一支皮下注射器。通过活塞的上下运动，可以吸入或排出液体。

 眼睛手术（公元前 600 年）、流产（70 年）、静脉注射用生理盐水（1832 年）、可卡因成为局部麻醉剂（1884 年）

注射器由一根圆筒和一个活塞组成。当活塞上升或下降时，液体就会进入或排出注射器。在皮下注射器（hypodermic needle）的中空针头诞生之前，医生会用注射器通过人体上的天然开口，或者在人体上切开一个口子，向人体内注射液体。在希腊语中，Hypo 的意思是"在下面"，dermic 是指"皮肤"。穆斯林医生摩苏尔的阿玛尔·伊本·阿里（Ammar ibn Ali）在公元前 1000 年一直使用注射器，从病人的眼睛中吸取白内障。

1853 年，法国外科医生查尔斯·普拉瓦是最早使用中空针头的人，针头很细，足以刺入皮肤，完成注射。当时，针头是银质的，注射器通过扭螺丝钉式的方式来完成注射，而不是我们今天所熟悉的活塞式机制。

苏格兰医生亚历山大·伍德发明了一种类似的注射器，他是第一位给病人注射吗啡这种镇痛剂的医生。讽刺的是，伍德的妻子是第一个为人所知的吗啡成瘾者，她因为使用丈夫发明的注射器，摄入了过量的吗啡而死亡。在富人阶层，注射吗啡逐渐流行开来，后来还有人制作了镶嵌着珠宝的盒子，用来盛放注射器，以便妆容精致的女士携带这些漂亮的盒子。

尽管在那时，注射器造成许多人上瘾，但它依然是极为重要的医学突破。利用注射器，医生可以给病人注射麻醉剂和疫苗。牙医在做牙科手术时，也可以注射麻醉剂。配置短小针头的注射器时，则用作注射胰岛素。今天，注射器通常是一次性的，这样的话，医生就不必在每次使用前都忙着消毒了。

美国外科医生威廉·霍尔斯特德是第一个在手术（如腹股沟疝气手术）中使用注射器阻断神经信号传导的人。从 1885—1886 年，他通过局部麻醉，做了 2 000 多台不同的外科手术。作家 A. 马丁·杜斯（A. Martin Duce）和 F. 洛佩斯·赫尔南德斯（F. Lopez Hernández）写道："霍尔斯特德的工作是外科领域的一个关键转折点。最重要的是，麻醉将病人从疼痛中解放出来，让医生可以抛开病人忍受能力的顾忌，探索更多的医疗技术。" ■

1853 年

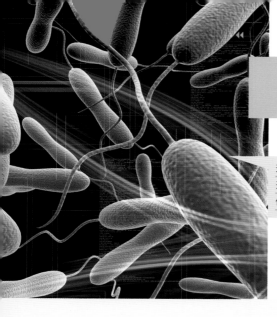

宽街的水泵手柄

约翰·斯诺（John Snow，1813—1858）

这是一幅霍乱弧菌的艺术画。这种细菌一旦进入小肠，就开始合成鞭毛蛋白，生成鞭毛。靠着这些可以旋转的鞭子似的尾巴，霍乱弧菌可以在小肠的黏液中穿行。

污水处理系统（公元前 600 年）、静脉注射用生理盐水（1832 年）、帕纳的《1846 年法罗群岛麻疹流行情况调查》（1846 年）、隔离伤寒马丽（1907 年）

1854 年

"1831 年 10 月，一种可怕的新型疾病袭击了英格兰，并迅速传遍整个国家，"科学记者莎伦·盖纳普（Sharon Guynup）写道，"在随后的两年，数千人死于这种神秘的疾病，它的危害性很大，一个早上还十分健康的人，到了傍晚就可能因此病去世。惊恐的英格兰人在晚上不得不关紧门窗，以免接触到令人恐惧的'夜晚空气'。"

这种疾病就是霍乱，我们今天已经知道，这是由霍乱弧菌（*Vibrio cholerae*）导致的，病人通常因为摄入了被人类粪便污染的水和食物而得病。在过去的几个世纪里，霍乱引起的严重腹泻已经杀死了数百万人。

1854 年暴发霍乱时，很多医生认为，患上这种疾病的原因是人们吸入了不干净的空气，也就是所谓的瘴气，但英国医生约翰·斯诺认为，霍乱并不是通过空气传播的。他绘制了一幅地图，标识出霍乱死亡病例的出现地点，结果发现，有些地点的死亡率异常高。比如，在宽街（Broad Street）和剑桥大街（Cambridge Street）的交叉处，10 天内大约有 500 人死亡，而这里与一处特殊的水源距离很近。在绘制地图前，斯诺已经劝说市政官员拿走了水泵上的手柄，让人们没法通过宽街的水泵取水。而停止取水后，这里几乎没有新增的霍乱病例了。

斯诺是流行病学（研究对象包括疾病的传播）史上的关键人物之一，他承认，在取走水泵手柄时，霍乱的传播趋势已经放缓了，部分原因是霍乱爆发时，一些人已经搬离了宽街和牛津大街。尽管如此，取走水泵的做法具有很强的象征意义。它让人们看到，简单的措施和非凡医学思考，是如何对阻止疾病的扩散产生显著影响的。后来，霍乱爆发的原因得到确认：宽街上，一处老旧的粪坑发生泄漏，粪便细菌污染了水井。斯诺还比较了两家供水公司用户的霍乱致死率。他发现，饮用了污染更严重的水的那些用户，死亡率是其他人群的 14 倍。■

护理学

玛丽·简·西科（Mary Jane Seacole, 1805—1881）
弗洛伦斯·南丁格尔（Florence Nightingale, 1820—1910）
克拉丽莎·哈罗维·巴顿（Clarissa Harlowe Barton, 1821—1912）
克拉拉·路易斯·马斯（Clara Louise Maass, 1876—1901）
玛格丽特·希金斯·桑格·斯利（Margaret Higgins Sanger Slee, 1879—1966）
海伦·费尔柴尔德（Helen Fairchild, 1885—1918）
弗吉尼亚·亨德森（Virginia Henderson, 1897—1996）

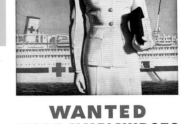

美国画家约翰·福尔特（John Falter）在第二次世界大战期间为美国海军所画的护士招聘海报。海报上有一位护士和一艘医务船。

医院（1784 年）、救护车（1792 年）、学医的女学生（1812 年）、《大不列颠劳动人口的卫生情况》（1842 年）、红十字会（1863 年）、现代助产术（1925 年）、黄热病病因（1937 年）

备受尊敬的美国护士弗吉尼亚·亨德森曾说："护士唯一的职能，就是帮助人们（不管是病人还是健康人）完成有助于健康或恢复健康（或平静地死去）的活动——在人们拥有足够的力气、意愿或知识的情况下，可以独立完成的活动。"在很久之前，广泛意义上的护士就已经出现了，比如在欧洲的黑暗时代照顾病人的修道士，而以下这几位女性才是现代护士职业的象征。

1854 年，在克里米亚战争中，英国护士、作家弗洛伦斯·南丁格尔因其护理工作，让她为大众所熟知。这一年，她和其他 38 位女性护士一起，作为志愿者赶到土耳其，照顾在战争中受伤的士兵。当时，这些士兵所处的环境非常恶劣，污水横流，虱子、老鼠乱窜。南丁格尔逐渐意识到，脏乱的环境让很多人失去了生命，于是她发起了一场卫生运动，创造更干净的卫生环境。1860 年，南丁格尔在英国伦敦的圣·托马斯医院（St Thomas Hospital）成立了护理学校，为护理工作的专业化奠定了基础。

在克里米亚战争中，还有一位杰出的护士牵挂着士兵们的伤病情况：牙买加的玛丽·西科。她带着牙买加医生的推荐信来到英国，向大英帝国陆军部（British War Office）发出申请，希望获得支持，为在克里米亚作战的军队提供救助。但由于西科的混血身份，大英帝国陆军部对她有一定的偏见，因此她的申请总是被拒绝。随后，西科自掏腰包，跋涉 3 000 英里（约 4 800 千米），前往克里米亚修建了一座酒店，让伤员可以在酒店里疗伤。今天，在家庭、医院、学校等场所，都可以看到护士的身影。而且，护士也有专业分工，比如精神科、儿科、老年科护士等。其他值得铭记的美国护士还有克拉丽莎·巴顿（美国红十字会的创始人）、玛格丽特·桑格（计划生育倡导者）、海伦·费尔柴尔德（第一次世界大战期间在美国远征军中服役）、克拉拉·马斯（在研究黄热病的医学实验中不幸去世）。■

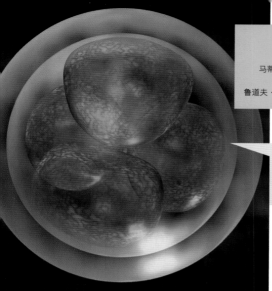

细胞分裂

马蒂亚斯·雅各布·施莱登（Matthias Jakob Schleiden，1804—1881）
西奥多·施旺（Theodor Schwann，1810—1882）
鲁道夫·路德维希·卡尔·魏尔啸（Rudolf Ludwig Karl Virchow，1821—1902）

092

这是一幅受精卵的艺术图，刚刚完成了两次细胞分裂。精子与卵子结合，会形成受精卵，受精卵最后会发育成一个新的个体。

癌症病因（1761 年）、塞麦尔维斯：教会医生洗手的人（1847 年）、病原菌学说（1862 年）、海拉细胞（1951 年）、癌症基因（1976 年）

1855年

根据自己的观察和理论，德国医生鲁道夫·魏尔啸强调，研究疾病不只是观察病人的症状，还要看清楚一点：所有病理学研究（疾病诊断）最终都是对细胞的研究。除了研究整个人体，魏尔啸还是细胞病理学这一新领域的开创者之一，他认为某些细胞或细胞群可能会发生病变。

1855 年，魏尔啸的一个观点被广为传播：每个细胞都源自一个已经存在的细胞。这个观点否认了自然发生理论（spontaneous generation）——这个理论是说，细胞和有机体是可以从没有生命的物质中产生的。魏尔啸通过显微镜研究发现，细胞能分裂成两个相同的部分，这一发现是对细胞理论的重要贡献。除此之外，细胞理论还认为，所有生物都是由一个或多个细胞组成的，细胞是生命的基本组成单位。德国生理学家西奥多·施旺、德国植物学家马蒂亚斯·雅各布·施莱登也为细胞理论作出了重要贡献。魏尔啸说过的一个著名句子是："科学的任务，就是找出认知的局限性，然后把注意力集中在这上面。"

除了描述细胞分裂，魏尔啸还首次准确鉴别出了血癌病例的白血病细胞。尽管取得了这些成就，但他还是不认可细菌会导致疾病的观点，也不承认干净整洁的环境在传染病预防中的重要性（参见"塞麦尔维斯：教会医生洗手的人"一节）。另外，他也不认可巴斯德的细菌理论，他认为组织发生病变是由细胞功能失常导致的，而不是源于外来微生物的入侵。

科学作家约翰·G. 西蒙斯（John G. Simmons）写道："通过细胞假说，魏尔啸扩展了生物化学与生理学的研究边界，在更广泛的生物学领域产生了重要影响——随着遗传学的发展，以及我们对生殖繁育有了更深的理解之后，细胞学说最终演化出了分子生物学。"今天，我们都知道，癌症是由不受控制的细胞分裂引发的，还知道皮肤上的伤口能愈合是因为之前的细胞分裂出了新的皮肤细胞。■

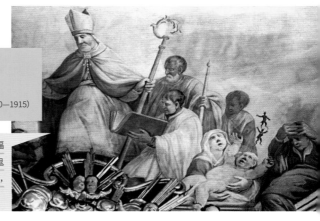

治疗癫痫

查尔斯·洛可克（Charles Locock，1799—1875）
托马斯·史密斯·克劳斯顿（Thomas Smith Clouston，1840—1915）

圣·瓦伦丁（Saint Valentine）出现在德国法兰克福的一幅壁画（1740 年）上。在这幅壁画上，一些魔鬼正在从孩子身边逃离，而那些孩子可能有婴儿痉挛，这是新生儿癫痫的一种症状。

颅骨穿孔术（公元前 6500 年）、神经元学说（1891 年）、神经递质（1914 年）、脑电图（1924 年）、计算机轴向断层扫描（1967 年）、正电子发射计算机断层扫描（PET）（1973 年）、核磁共振成像（MRI）（1977 年）

癫痫是一种神经疾病，主要症状是痉挛，并伴随着大脑电活动的突然改变，从而产生一些异常的行为、动作、情绪和感觉。在古代，人们有时会认为癫痫与鬼上身、魔鬼的袭击、巫术或者可与神灵产生联系的先知体验有关。

今天，通过手术或药物，通常可以控制癫痫的病情，比如移除可能产生异常电活动的受损脑组织。某些癫痫病例会由外部刺激引发，比如闪电。在一些严重的病例中，去除整个大脑半球上的皮层，可能是唯一能够减轻痉挛强度、降低发生频次的办法。其他可能的疗法还包括用电子设备刺激颈部的迷走神经，或者大脑深处的脑结构。

基因突变可能与某些癫痫病例有关。癫痫的发生，可能源于大脑的神经连接不恰当，或者负责传导神经信号的化学物质失衡。评估和诊断癫痫的很多扫描技术，本书都有介绍，比如脑电图（EEG）、核磁共振成像（MRI）、计算机轴向断层扫描（CT）、正电子发射计算机断层扫描（PET）等。

1857 年，英国医生查尔斯·洛可克发现，一种简单的盐类物质——溴化钾具有抗痉挛的作用。溴化钾是一种神经镇静剂，可以平息性欲，所以洛可克（错误地）认为，溴化钾可以用于治疗癫痫患者。大约在 1868 年，苏格兰精神病医生托马斯·克劳斯顿开展了临床试验，确定了溴化钾的正确剂量。克劳斯顿发现，经过溴化钾治疗后，癫痫患者发生痉挛的次数减少了。到 19 世纪 70 年代，英国伦敦国立医院每年要用掉 2.5 吨以上的溴化钾。因此，溴化钾被视为第一种可以有效治疗癫痫的药物。直到 1912 年，才出现了更好的药物——苯巴比妥米那（phenobarbital，一种中枢神经抑制剂）。在一些国家，溴化钾仍会用于治疗猫狗以及人类的癫痫病例。今天，已经有 20 多种药物可以治疗癫痫，这些药物各有各的优势，也各有各的副作用。■

1857 年

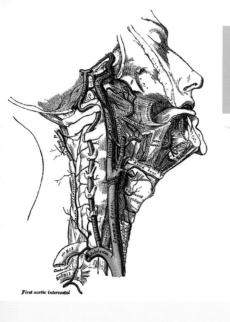

First aortic intercostal

《格氏解剖学》

亨利·格雷（Henry Gray，1827—1861）
亨利·范戴克·卡特（Henry Vandyke Carter，1831—1897）
哈利·辛克莱尔·路易斯（Harry Sinclair Lewis，1885—1951）

这幅图来自《格氏解剖学》（1918 年版），图上标出了颈内动脉（internal carotid artery）和椎动脉（vertebral artery）。

 达·芬奇的人体解剖图（1510 年）、《人体的构造》（1543 年）、失而复得的埃乌斯塔基奥解剖图（1552 年）、彼得罗·达·科尔托纳的人体草图（1618 年）、切塞尔登的《骨论》（1733 年）、阿尔比努斯的《人体骨骼与肌肉图鉴》（1747 年）、威廉·亨特的《人类妊娠子宫的解剖学图解》（1774 年）、《1832 年解剖法案》（1832 年）

1858 年

美国作家辛克莱尔·路易斯在他 1925 年的小说《阿罗史密斯》（Arrowsmith）中写道，对于医学教育来讲，三种教科书非常关键：《圣经》、莎士比亚的作品以及《格氏解剖学》（Gray's Anatomy）。《格氏解剖学》出版于 1858 年，当时的书名为《解剖学：描述与手术》（Anatomy: Descriptive and Surgical），1938 年正式缩写成《格氏解剖学》。可以说，没有一本医学教科书的知名度与使用时间能与《格氏解剖学》媲美。

格雷邀请解剖学家、画家亨利·卡特来画那些精美的图谱，并和他一起完成解剖。两人开始合作仅三年，《格氏解剖学》就问世了。在 1887 年版中，书里首次出现了彩色插图。尽管《格氏解剖学》一直都很畅销，其中精美的插图是这本教材获得巨大成功的主要原因，但卡特始终没有得到任何回报。让人感到悲伤的是，格雷在《格氏解剖学》出版第二版之后不久，就染上天花，去世时年仅 34 岁。此后，这本教材出现了多个版本，从未退出历史舞台。

今天的读者应该还记得，《格氏解剖学》出版时，麻醉剂和抗生素都还没有出现，那时也没有电灯可以照亮用以解剖的样本。英国颁布《1832 年解剖法案》后，允许医生通过合法手段获得没有家属认领的尸体，因此，在为穷人修建的公共住房里，医生可以比较容易地获得在这里去世的人的尸体。

你可以自己买一本旧版《格氏解剖学》，翻看书里的插图时，你可以看到那些描绘肌肉纤维的纤细线条。对于每一种解剖学结构，作者非常仔细地标注了名称，并把相关的一些结构放在一起，以便于学生在翻看时，可以获得必要的信息。没有人知道那些穷困的男性、女性，以及至少一个小孩的名字，但他们的器官一直存在于书中，让无数读者收获了知识。当你下次打开《格氏解剖学》，满怀敬意地用手指抚过书脊和线孔时，你也许会想到，就是这些平凡的人，他们用自己的死亡让人类对生命有了深刻的认识。■

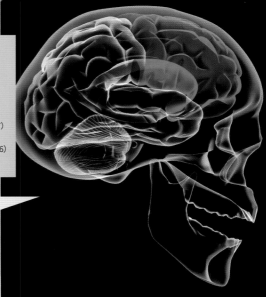

大脑功能定位

希波克拉底（Hippocrates，公元前 460—前 377）
盖伦（Galen，129—199）
弗朗兹·约瑟夫·加尔（Franz Joseph Gall，1758—1828）
皮埃尔·保罗·布洛卡（Pierre Paul Broca，1824—1880）
古斯塔夫·西奥多·弗里奇（Gustav Theodor Fritsch，1838—1927）
爱德华·希茨格（Eduard Hitzig，1839—1907）
怀尔德·格雷夫斯·彭菲尔德（Wilder Graves Penfield，1891—1976）
赫伯特·亨利·贾斯珀（Herbert Henri Jasper，1906—1999）

大脑皮层包括额叶（frontal lobe，红色区域）、顶叶（parietal lobe，黄色区域）、枕叶（occipital lobe，绿色区域）和颞叶（temporal lobe，蓝绿色区域）。额叶负责"执行功能"（executive function），比如计划和抽象思维。小脑（紫色区域）位于大脑下方。

 颅骨穿孔术（公元前 6500 年）、脑神经分类（1664 年）、颅相学（1796 年）、小脑功能（1809 年）、现代脑部手术（1879 年）、脸盲症（1947 年）、松果体（1958 年）

古希腊医生希波克拉底曾说，大脑是由一些物理材料构成的，就是这些材料产生了思维与情感。希腊医生盖伦也说过："神经生成的地方，就是灵魂的所在地。"不过，直到 19 世纪，关于大脑功能定位的前沿研究才得以开展。这类研究是基于这样的想法：不同的脑区，负责不同的功能。

1796 年，德国神经解剖学家弗朗兹·约瑟夫·加尔认为，可以把大脑看作是由不同亚结构拼合而成的一个器官，每个亚结构都有不同的分工，负责执行不同的功能，比如语言、音乐等。但是，他错误地认为，这些亚结构的相对大小和功能可以通过面积的大小以及颅骨隆起的大小推测出来（参见"颅相学"一节）。

1861 年，法国医生皮埃尔·布洛卡发现，一个特殊的脑区与语言的产生有关。他之所以得出这样的结论，是因为他在为两个病人做检查时发现，病人大脑左半球的前额区域受损之后，就失去了说话的能力——今天，我们把布洛卡发现的这个脑区称为"布洛卡区"。有趣的是，如果一个脑部肿瘤在生长过程中逐渐破坏布洛卡区，病人仍能保留主要的语言能力，这说明，语言功能可以从布洛卡区转移到其他区域。

大约在 1870 年，德国科学家古斯塔夫·弗里奇和爱德华·希茨格为大脑功能定位提供了其他的重要证据。他们在狗身上开展的实验显示，如果用电刺激大脑的特定区域，可以让狗的某些身体部位做出动作。1940 年，加拿大科学家怀尔德·彭菲尔德和赫伯特·贾斯珀也开展了一个电刺激实验，当他刺激大脑一侧的鱼洞皮层时，受试者身体的另一侧会发生抽搐。此外，他们还为大脑的运动区（控制自主性肌肉运动）和感觉区制作了详细的功能地图。■

1861 年

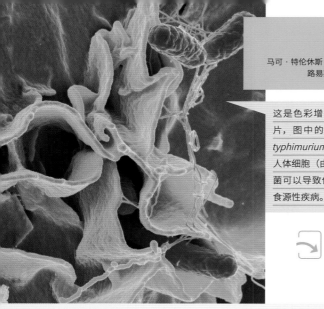

病原菌学说

马可·特伦休斯·瓦罗（Marcus Terentius Varro，公元前 116—前 27）
路易斯·巴斯德（Louis Pasteur，1822—1895）

这是色彩增强扫描电子显微镜所拍摄的图片，图中的鼠伤寒沙门杆菌（*Salmonella typhimurium*，红色）正在入侵人工培养的人体细胞（由美国落基山实验室提供）。沙门菌可以导致伤寒（typhoid fever）以及一些食源性疾病。

《显微图谱》（1665 年）、帕纳的《1846 年法罗群岛麻疹流行情况调查》（1846 年）、塞麦尔维斯：教会医生洗手的人（1847 年）、宽街的水泵手柄（1854 年）、细胞分裂（1855 年）、消毒剂（1865 年）、水的氯化（1910 年）

1862 年

在现代人的思维里，微生物会致病是一件众所周知的事情。我们对饮用水进入氯化处理，使用抗生素之类的药物，也会要求医生把手洗干净。为此，我们要感谢法国化学家、微生物学家路易斯·巴斯德。他开展的那些开创性研究弄清楚了疾病发生的原因，找到了预防疾病的办法，也为微生物致病的理论（即很多疾病都是由微生物引起的）提供了重要证据。

在 1862 年开展的一个著名实验里，巴斯德证明，细菌能在经过灭菌的肉汤培养基中生长出来，这并不是因为"自然发生理论"——这个理论的观点是，生命通常是从没有生命的物质中产生的。比如，在一个颈部长而细并且几经弯曲的长颈瓶中，由于灰尘、孢子和其他颗粒根本没法进入肉汤培养基，因此就没有长出有机体。只有当长颈瓶裂开，有机体才开始在肉汤培养基中生长出来。如果"自然发生理论"是正确的，那么长颈瓶中的肉汤培养基最终会出现有机体，因为微生物会自然生长出来。

在巴斯德的科学生涯中，他取得了很多成就。他研究过酿酒过程中的发酵现象，也研究过羊群、蚕类中的疾病。他制作出了狂犬病疫苗，发明了巴氏灭菌法（把液体加热到一定的温度，并保持一段时间），可以阻止微生物在食物中生长。在研究炭疽热时，巴斯德发现，动物感染炭疽杆菌之后，即使把来自动物血液的细菌溶液的浓度稀释到非常低，只要在注射到动物体内之前，让细菌在培养基上增殖，它们仍然可以杀死动物。

巴斯德并不是第一个提出看不见的生物会导致疾病的人。早在 26 年，罗马学者马可·特伦休斯·瓦罗就曾警告紧挨着沼泽生活的人们："由于这里孕育着一些微小的、眼睛看不见的生物，它们飘浮在空气中，可以通过嘴巴、鼻子进入人体，因此这里常会发生严重的疾病。"不过，巴斯德对微生物致病机制的广泛研究，革新了医学和公共卫生领域。■

红十字会

让·亨利·杜南（Jean Henri Dunant, 1828—1910）

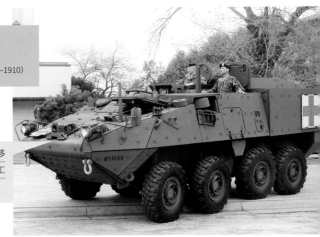

美军的斯特瑞克医疗后勤车可以迅速移动，疏散伤员。每辆车上有三位医务工作者，可以提供基本的医疗护理。

医院（1784 年）、救护车（1792 年）、输血（1829 年）、护理学（1854 年）、疟疾病因（1897 年）、双蛇杖（1902 年）

今天的国际红十字与红新月运动（International Red Cross and Red Crescent Movement）的存在，离不开瑞士社会活动家亨利·杜南。1859 年，在意大利爆发的索尔费里诺战役（Battle of Solferino）上，残酷的战争场面让杜南惊骇不已。一天的时间里，3 万人死亡，还有数千人受伤。杜南竭尽全力地组织救援，筹集绷带。

杜南开始游历欧洲，寻找国际性援助的支持，以期为一场战争中的所有参与方伤员提供援助。杜南的这些早期努力，演化成了几家机构。1863 年，杜南参与创立了国际红十字委员会（International Committee of the Red Cross，ICRC），这是一家位于瑞士日内瓦的私立机构，致力于为武装冲突中的受害者提供人道主义治疗。1901 年，杜南获得了第一届诺贝尔和平奖，ICRC 也获得过三次诺贝尔和平奖。

红十字会与红新月会国际联合会（International Federation of Red Cross and Red Crescent Societies，IFRC）成立于 1919 年，这家机构的职责是协调多个国家的红十字会与红新月会的活动。美国红十字会（American Red Cross，ARC）就是其中一家，参与的活动包括收集、处理、分发血液和血液制品；发生自然灾害后，为灾区提供援助；帮助贫穷的人；抚慰军人和他们的家属；发起健康教育项目。ARC 还会参与国际救援，并为减少非洲麻疹和疟疾病例提供帮助。

ARC 由美国护士克拉拉·巴顿（Clara Barton）于 1881 年创立，是美国医院最大的血液提供机构。ARC 会对血液制品开展很多测试，保证其中不含病毒，还会对血液进行去白细胞处理（leukoreduction，可以降低引发输血并发症的可能性）。著名的红十字和红新月标志（工作人员的衣服、交通工具、建筑上都有这样的标志）的含义是中立，不应受到军事打击。■

1863 年

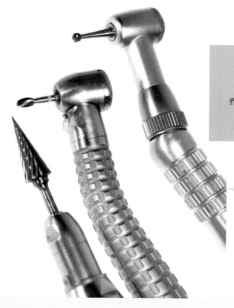

牙钻

皮埃尔·福沙尔（Pierre Fauchard，1678—1761）
乔治·费洛斯·哈灵顿（George Fellows Harrington，1812—1895）
詹姆斯·比尔·莫里森（James Beall Morrison，1829—1917）
乔治·F. 格林（George F. Green，1832—1892）

 这是三种牙钻的钻头。多种牙钻都可用于去除龋齿上腐坏的部分。

含氟牙膏（1914 年）、机器人手术（2000 年）

1864 年

　　1907 年，美国作家詹姆斯·乔伊斯（James Joyce）在写给他兄弟的信中说道："我的嘴里全是龋齿，我的雄心壮志也变得千疮百孔。"实际上，我们应该感到幸运，现代的牙钻可以让医生迅速而准确地开展工作，而且它带来的疼痛感比以往轻得多。今天的牙钻能以每分钟 400 000 转的速度旋转，不会像以前的低速牙钻那样产生明显的震动。牙钻通常由碳化钨（tungsten carbide）制成，用于去除龋齿上坏掉的部分，为补牙做好准备。

　　牙钻在古代就有，比如在九千多年前的石器时代时期用燧石打造的牙钻，以及一千多年前由玛雅人制作的牙钻。玛雅人为了在牙齿上放置宝石，他们使用一种玉质工具，用双手旋转，在牙齿上钻孔。但在古代，牙钻的转速很慢，使用不方便，因此拔牙是最常见的治疗龋齿的方法。1728 年，法国医生皮埃尔·福沙尔（被认为是现代牙科学之父）使用一支活动的弓来旋转牙钻——弓旋转时，弓上的细绳可以带动钻头。

　　1864 年，英国牙医乔治·哈灵顿发明了第一台由马达驱动的牙钻，虽然转速要比之前的牙钻快得多，但依然有很大的噪声，用起来还是不方便。哈灵顿的牙钻有点像一只时钟，可以用一把钥匙上发条，每上一次发条，可以旋转两分钟。1871 年，美国牙医詹姆斯·莫里森为一台可以用脚带动的牙钻申请了专利，这是一次跨时代的成功。当时，用手拉动的牙钻的转速大概能达到每分钟 100 转，但莫里森的牙钻可以达到每分钟 2 000 转。19 世纪 70 年代，美国牙医乔治·格林获得了一种电动牙钻的专利，但是这种牙钻是由电池提供动力，而当时的电池性能并不那么可靠。格林的牙钻使用起来也很不方便，因此并未获得太多的关注。1957 年，第一台由空气涡轮提供动力的牙钻终于问世，转速可以达到每分钟 3 000 转。今天，可以替代牙钻的工具还有激光磨蚀（laser-ablation）、微粒磨蚀（particle-abrasion）、等离子清洗机（plasma-beam device）以及由机器人控制的实验性牙钻。■

消毒剂

威廉·亨利（William Henry，1775—1836）
伊格纳茨·菲利普·塞麦尔维斯（Ignaz Philipp Semmelweis，1818—1865）
路易斯·巴斯德（Louis Pasteur，1822—1895）
约瑟夫·李斯特（Joseph Lister，1827—1912）
威廉·斯图尔特·霍尔斯特德（William Stewart Halsted，1852—1922）

经证实，麦卢卡树（Manuka）的花蜜具有抗菌作用，有助于伤口愈合。麦卢卡树是一种灌木，生长于新西兰和澳大利亚南部。

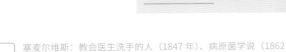

塞麦尔维斯：教会医生洗手的人（1847 年）、病原菌学说（1862年）、乳胶外科手套（1890 年）、蛆虫疗法（1929 年）

1907 年，美国医生富兰克林·C. 克拉克（Franklin C. Clark）写道："三次著名事件塑造了医学史，而每一次事件都完全革新了外科学。"第一个事件是在外科手术中缝合伤口，以免病人流血过多，就像法国外科医生安布鲁瓦兹·巴累（Ambroise Paré）所做的一样。第二个事件是通过乙醚之类的全身麻醉剂减轻病人的疼痛，几位美国人在这方面作出了重要贡献。第三个事件是无菌化的外科手术，这是由英国外科医生约瑟夫·李斯特推动的。李斯特使用石炭酸（carbolic acid，现在称为苯酚）来给伤口和手术器材消毒，极大地降低了术后感染的风险。

受到路易斯·巴斯德关于疾病的微生物理论的启发，李斯特尝试用石炭酸来消灭微生物。1865 年，一位病人的一条腿发生开放性骨折，腿部骨骼已经刺穿了皮肤。为了治疗这位病人，李斯特先把绷带放进石炭酸溶液里浸湿，然后用它包扎病人的腿，最后成功治好了这个骨折病例。1867 年，李斯特发表的《外科手术的杀菌原理》（*Antiseptic Principle of the Practice of Surgery*）一文中阐述了上述发现。

李斯特不是第一个提出消毒方法的人。英国化学家威廉·亨利就曾建议，用加热的方法给衣物消毒。匈牙利医生伊格纳茨·塞麦尔维斯也曾呼吁医生洗手，以免传播疾病。不过，李斯特在开放性创口上使用石炭酸，通常能防止当时医院中常常发生的可怕感染。他的著作和演讲说服了很多需要使用消毒剂的医务人员。

消毒剂通常直接用于人体表面。在现代社会，防止感染的手段更注重提前消灭细菌，不让它们接触到病人（比如给医疗器械消毒，医生戴上口罩）。抗生素也是今天常用的药物，用于预防体内感染。1891 年，威廉·霍尔斯特德在做手术时，开创性地戴上了橡胶手套。■

1865 年

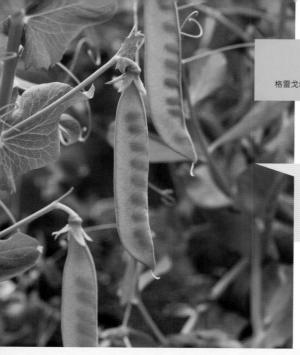

孟德尔遗传学

格雷戈尔·约翰·孟德尔（Gregor Johann Mendel，1822—1884）

格雷戈尔·孟德尔研究了豌豆植株上一些容易分辨的性状的遗传规律，比如颜色和皱褶，结果表明，遗传规律可以通过简单的数学法则和概率来阐释。

 遗传的染色体理论（1902 年）、先天性代谢缺陷（1902 年）、基因与性别决定（1905 年）、DNA 的结构（1953 年）、线粒体疾病（1962 年）、表观遗传学（1983 年）、基因疗法（1990 年）、人类基因组计划（2003 年）

1865 年

奥地利神父格雷戈尔·孟德尔研究了豌豆植株上一些容易分辨的性状的遗传规律，比如颜色或皱褶，他发现豌豆的遗传规律可以用数学法则和概率来阐释。尽管在孟德尔生前，他的工作并没有受到重视，但他发现的定律为遗传学—— 一门研究生物体遗传特性和变异的科学奠定了基础。

1865 年，孟德尔报告了自己的研究成果：他用了 6 年时间，研究了 20 000 多株豌豆后，提出了遗传定律。他发现，生物体会通过独立的"单元"——也就是我们今天所说的基因——来遗传生物性状。这一发现与同时代的其他广泛流传的理论并不相同，比如个体会从父母那里继承混合性状，或者个体会从父母那里遗传获得性性状（比如，如果父亲经常练习举重，那么儿子的肌肉就会比较发达）。

以豌豆为例。每个植株的每个基因都有两个等位基因（allele），子代会从父本及母本处各遗传一个等位基因，那么，哪个基因会占主导地位呢？这就存在一个概率问题。如果子代接受了一个绿色基因和一个黄色基因，黄色基因就有可能在子代中占据主导地位，但是绿色基因仍然存在，并且始终会以一种可以预测的方式遗传给后代。

今天，医学遗传学主要关注遗传变异在人体健康和疾病中扮演的角色。比如囊性纤维化（会有呼吸困难等症状）的发病原因就是一个基因发生了突变，而且对一些细胞的细胞膜造成了影响。在孟德尔的遗传学定律的启发下，科学家得以更深入地研究基因和染色体（主要由 DNA 组成的遗传物质），也可以更好地对付很多疾病，重塑人类的进化之路。一个很典型的例子是，科学家把人类基因插入细菌，使其大规模生产胰岛素，用于糖尿病的治疗。■

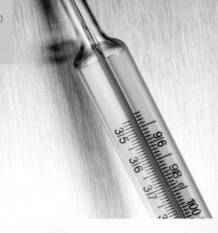

医用温度计

圣托里奥·圣托里奥（Santorio Santorio, 1561—1636）
丹尼尔·加布里尔·华伦海特（Daniel Gabriel Fahrenheit, 1686—1736）
卡尔·莱因霍尔德·奥古斯特·文德利希（Carl Reinhold August Wunderlich, 1815—1877）
托马斯·克利福德·奥尔巴特（Thomas Clifford Allbutt, 1836—1925）
托马斯·麦克拉根（Thomas Maclagan, 1838—1903）

医用温度计上有华氏度和摄氏度两种刻度，图中温度计显示的就是人体的正常温度。

听诊器（1816 年）、肺量计法（1846 年）、血压计（1881 年）

长期以来，医护人员总是把手掌放在病人的额头上来感知病人是否发热。直到 19 世纪末，临床上才开始广泛使用温度计来测量病人的体温——医生会把温度计上感知温度的那一端放置在病人的口腔、腋窝或直肠里。温度计里有一根水银柱或酒精柱，它们的长度会随着温度的高低而变化。水银温度计利用了水银的收缩机制，这可以防止水银柱轻易回流，温度计的读数可以保持在与人体接触时达到的最大高度上，只有当医生用力猛甩时，水银柱才会重新回到水银泡里。

1612 年左右，意大利医生圣托里奥·圣托里奥成为第一个在类似温度计的设备上添加刻度的人，他解释说："病人抓住球形部分，或者对着球形部分呼气，或者把球形部分放到嘴里，我们就能知道病人的情况是好转了还是恶化了。"遗憾的是，由于在测量体温时，气压会发生变化，圣托里奥的设备准确度并不高。

德国物理学家丹尼尔·加布里尔·华伦海特分别在 1709 年和 1714 年发明了酒精温度计和水银温度计。华伦海特选择水银的原因是，这种物质在很宽的温度范围内，膨胀幅度都很稳定，因此除了医学，还可以用在其他地方。

一些早期在临床上使用的温度计接近 25 厘米长，很难放进医生的手提包，也不方便给病人使用，并且每次测量都需要 20 分钟。我们应该感谢英国医生托马斯·克利福德·奥尔巴特，他在 1866 年终于发明出了只有 15 厘米长的医用温度计。就像奥尔巴特说的，这只温度计"可以放在我的衣服口袋里，随身携带，就像听诊器一样，始终跟我在一起"。

在温度计的历史上，德国医生卡尔·文德利希的工作是一个重要的里程碑：1868 年，他发表了关于 25 000 位病人体温信息的研究报告。同一年，苏格兰医生托马斯·麦克拉根研究了斑疹伤寒（typhus）、伤寒（typhoid）和肺炎（pneumonia）患者的体温。今天，医用温度计已经是电子设备了，通过红外传感器来感知病人的体温。■

1866 年

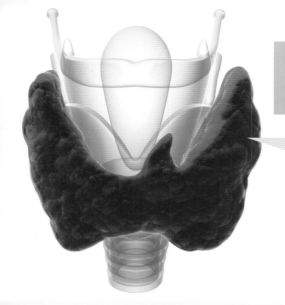

甲状腺手术

塞缪尔·戴维·格罗斯（Samuel David Cross，1805—1884）
埃米尔·西奥多·克歇尔（Emil Theodor Kocher，1841—1917）

 甲状腺（红色部分）有左右两叶，中间及向上凸起的部分是锥状叶（pyramidal lobe）。甲状腺的后面是气管（trachea）和甲状软骨（thyroid cartilage）。

霍尔斯特德外科学（1904 年）、人类生长素（1921 年）、自身免疫疾病（1956 年）

1872 年

1886 年，一位患者因为身患甲状腺肿（goiter），颈部的甲状腺腺体肿得非常厉害，美国外科医生塞缪尔·格罗斯在描述为病人移除肿大甲状腺的困难时写道："清醒的人……都不会去切除肿大的甲状腺。外科医生应该很有冒险精神，或者非常勇敢……他们每一刀下去，病人都会血流如注。只有运气足够好，病人才能活到医生完成这个可怕手术的那一刻。"

甲状腺肿的原因，是因为食物中缺少碘，而甲状腺需要碘来合成代谢与生长所需的激素。瑞士医生埃米尔·克歇尔开创了现代甲状腺手术，他从 1872 年开始，做了几千台这类手术。1909 年，克歇尔因为在甲状腺生理学、病理学和外科手术方面的工作，获得了诺贝尔奖。遗憾的是，尽管人们可以在没有甲状腺的情况下生活很多年，但因为缺乏甲状腺分泌的那些激素，最终会导致精神和身体功能上的衰退，以至于克歇尔叹息说："我可以断定，很多甲状腺肿患者……会变得痴呆，我们挽救了他们的生命，却无法拯救他们的生活。"

甲状腺位于我们的颈部，分左右两叶，有点儿像蝴蝶的两只翅膀。这个腺体会分泌两种重要激素——三碘甲状腺原氨酸（triiodothyronine）和甲状腺素（thyroxine）。甲状腺功能亢进（hyperthyroidism）是因为甲状腺分泌了过多的激素（导致消瘦、心跳加速、虚弱）。甲状腺功能减退（hypothyroidism）则是因为激素分泌得太少（会导致疲倦等症状）。幸运的是，甲状腺功能亢进有几种治疗方法，比如使用放射性碘，这种物质会在甲状腺积累，从而摧毁部分或所有腺体。经过这种方法治疗后，病人也许会出现甲状腺功能减退，不过这可以通过日常服用合成甲状腺素来治疗。如果甲状腺分泌的激素水平太低，大脑的下丘脑就会分泌促甲状腺素释放激素（thyrotropin releasing hormone，TRH），让脑垂体释放促甲状腺素（thyroidstimulating hormone，TSH），从而促使甲状腺分泌激素。如果甲状腺分泌的激素水平高了，TRH 和 TSH 的分泌就会受到抑制。■

麻风病病因

格哈德·亨里克·阿莫尔·汉森（Gerhard Henrik Armauer Hansen, 1841—1912）

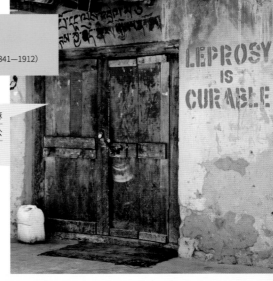

今天，通过联合使用几种药物可以治好麻风病。右图显示的是印度拉达克的一处公共墙壁上关于预防麻风病的涂鸦。

帕纳的《1846 年法罗群岛麻疹流行情况调查》（1846 年）、黑死病病因（1894 年）、落基山斑疹热病因（1906 年）、隔离伤寒玛丽（1907 年）、沙利度胺事件（1962 年）

1873 年

1948 年，英国医生欧内斯特·缪尔（Ernest Muir）写道："麻风病是最可怕的疾病，它不会夺人性命，反而让你活着……脸上像戴着面具，眼睛闭不上，嘴上流着口水，手指形如鸡爪，走路跛脚……而且，眼睛会逐渐看不见——提起麻风病，这是出现在我脑袋里的画面。"一些人认为，这种疾病是来自神的诅咒，是对有罪之人的惩罚。还有人认为，这是一种遗传疾病。因为麻风病会损害神经，致使感觉迟钝，因而患者可能会弄伤自己的手或脚，最终导致残疾。在历史上，因疾病毁容的麻风病人经常受到歧视，被安置在隔离区。

麻风病最早可能出现在印度次大陆——在印度，一具有着四千年历史的骨骸所表现出的腐坏痕迹很容易让人想起麻风病。到了 1200 年，欧洲大概有 19 000 家麻风病医院。1873 年，挪威医生格哈德·亨里克·阿莫尔·汉森终于发现，麻风病的病原体是麻风分枝杆菌（*Mycobacterium leprae*）——这是第一种被鉴定出来的、会导致人们生病的细菌。在麻风病人未发生病变的组织里，这种细菌很像是一根根短棒。

汉森对麻风分枝杆菌的研究并未顺利开展下去，这不仅是因为他似乎没有在兔子等动物身上做感染实验，还因为这类细菌无法在实验室的人工培养基中生长——它们缺少很多基因，离开了宿主，没法独立存活。由于极度渴望更好地认识麻风病，汉森在没有征得同意的情况下，就在一位女性的眼睛中接种了麻风分枝杆菌。1880 年，这位女性起诉了汉森，汉森被撤销了卑尔根麻风病医院住院医生的职位。幸运的是，科学家最终发现，麻风分枝杆菌可以在小鼠脚掌和九带犰狳（nine-banded armadillo）上生长。

大多数成年人对麻风病都有免疫力。这种疾病可以通过鼻腔和喉咙部位的黏液传播，初次接触之后，可能会有几年的潜伏期，然后才会发病。今天，联合使用氨苯砜（dapsone）、利福平（rifampicin）和氯法齐明（clofazimine）这三种药物就可以治好麻风病。■

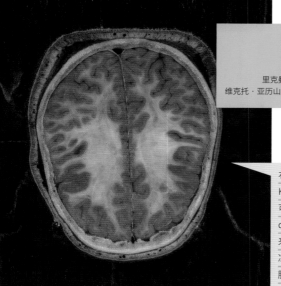

现代脑部手术

威廉·麦克尤恩（William Macewen，1848—1924）
里克曼·约翰·戈德里（Rickman John Godlee，1849—1925）
维克托·亚历山大·黑登·霍斯利（Victor Alexander Haden Horsley，1857—1916）

104

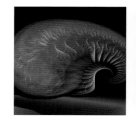

右图：斯洛文尼亚艺术家特佳·卡拉塞克（Teja Krašek）所绘制的未来派风格的人类大脑，具有可通过神经控制的分形散热单元（fractal heat-dissipation unit）。左图：成人头部的水平截面图，来自"可视人体计划"（Visible Human Project，冷冻尸体，切片，然后一一拍照）。这幅图显示的是大脑皮层及其下面的白质。

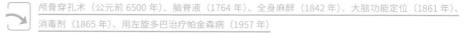

颅骨穿孔术（公元前 6500 年）、脑脊液（1764 年）、全身麻醉（1842 年）、大脑功能定位（1861 年）、消毒剂（1865 年）、用左旋多巴治疗帕金森病（1957 年）

1879 年

美国演员迈克尔·福克斯（Michael J. Fox）患有帕金森病，他曾问一位神经外科医生："为什么你认为脑部手术是最具挑战性、需要极高智慧甚至连火箭科学都无法与之相比的一种技术？"医生想了一下说："脑部手术没有丝毫犯错的空间。"

原始的脑部手术是最古老的手术之一，史前时代的医生会在病人的头骨上打洞（参见"颅骨穿孔术"一节）。甚至古希腊医生希波克拉底也认为，头部损伤可以通过颅骨穿孔术来治疗。不过，直到 19 世纪，人类才成功开展了现代的第一次神经外科手术。

来看看苏格兰外科医生威廉·麦克尤恩在 1876 年的一次经历。当时，一个男孩摔了一跤，左边眉毛的上方摔出了一道伤口。随后，这个男孩出现了抽搐、失语（语言处理功能受损）的症状，麦克尤恩经过诊断认为，男孩的左前额位置发生了脑脓肿（较常见的颅内化脓性疾病）。遗憾的是，他没有得到开展手术的许可，男孩也离开了人世。麦克尤恩相信，这个男孩本来可以活下来的，而尸检结果也证实，男孩脑部的脓肿大概有鸡蛋那么大。

1879 年，麦克尤恩成功开展了一些脑部手术，救治患有脑脓肿的病人。由于当时并没有 X 线等医学影像设备，麦克尤恩主要通过病人的症状，以及关于不同大脑区域功能的最新研究（参见"大脑功能定位"一节）来推测在颅骨的什么位置开始手术。比如，他可能会观察瞳孔反应、发生疼痛的位置，以及导致抽搐的原因和脑区。如果没有麻醉剂、消毒剂等之前的医学进展，麦克尤恩的手术也无法开展。

1884 年，英国外科医生里克曼·约翰·戈德里成为第一个移除脑部肿瘤的人。1887 年，英国外科医生维克托·霍斯利成功开展了第一例移除脊髓肿瘤的手术。■

血压计

斯蒂芬·黑尔斯（Stephen Hales, 1677—1761）
塞缪尔·西格弗里德·卡尔·里特·冯·巴什
(Samuel Siegfried Karl Ritter von Basch, 1837—1905)
希皮奥内·里瓦-罗基（Scipione Riva-Rocci, 1863—1937）
尼古拉·谢尔盖耶维奇·科罗特科夫（Nikolai Sergeyevich Korotkov, 1874—1920）

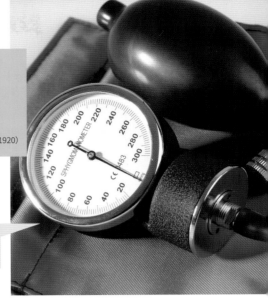

这是一台无液血压计，可用于诊断高血压和低血压。

 脉搏表（1707 年）、听诊器（1816 年）、肺量计法（1846 年）、检眼镜（1850 年）、医用温度计（1866 年）

测量血压是医生利用科技来救治病人的一个范例。今天，医生通常使用血压计（sphygmomanometer）来测量动脉血压，血压的高低由血压计中的汞柱高度来表示。收缩压（systolic pressure）表示的是心室收缩时的血压，一个健康成年人的收缩压应该是 120 毫米汞柱。舒张压（diastolic pressure）表示的是心室充满血液时的血压，此时动脉血管中的血压是最低的。成年人的舒张压一般在 80 毫米汞柱左右。

血压计的演变是一段非常有趣的历史，很多极具天赋的发明家在其中扮演过重要角色。比如在 1733 年，英国生理学家斯蒂芬·黑尔斯所做的实验是第一次有完备记录的血压测量。他把一根长长的玻璃管连接在一匹马的颈动脉上，结果发现，在玻璃管中，马的血液可以上升到 2.9 米高度。1881 年，奥地利医生塞缪尔·冯·巴什给一只橡胶袋装满水，然后把袋子按在动脉上，直到检测不到脉搏。橡胶袋上连着一种含汞的装置，当动脉被压迫时，这个装置可以检测收缩压。1896 年，意大利医生希皮奥内·里瓦-罗基制作了一种充气臂带，可以戴在病人的手臂上，这样就可以对动脉产生比较稳定的压力。最后一个例子是俄罗斯医生尼古拉·科罗特科夫，他在 1905 年时用了另一种办法来测量舒张压：当臂带松开时，他通过一只听诊器来听动脉的声音。1910 年之后，美国医生会定期在病人的临床报告中记录舒张压和收缩压。

今天，利用血压计，医生可以诊断出高血压和低血压，而高血压是中风、心脏病、肾功能衰竭的风险因素。水银血压计仍在使用，不过，新出现的电子血压计和无液血压计已经不需要使用水银了。■

1881 年

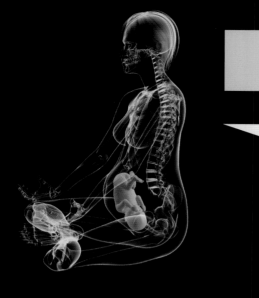

剖宫产术

马克斯·桑格（Max Sänger，1853—1903）

胎儿在子宫内的艺术图，胎儿头朝下，是正常胎位。其他胎位不利于生产，或者说，可能没法通过自然分娩的方式生产。

伤口缝合（公元前 3000 年）、流产（70 年）、产科钳（1580 年）、威廉·亨特的《人类妊娠子宫的解剖学图解》（1774 年）、子宫切除术（1813 年）、输卵管切除术（1883 年）、现代助产术（1925 年）、给自己动手术（1961 年）、首例试管婴儿（1978 年）

1882 年

医学史专家简·休厄尔（Jane Sewell）写道："在今天的美国，女性可能都很害怕生孩子时的那种疼痛，但她们绝不会认为生孩子会要了自己或孩子的性命。不过在 19 世纪之前，还不能这么说……过去，剖宫产确实经常导致产妇和胎儿死亡，而今天，剖宫产的结果经常都是一位活着的妈妈和她的孩子。"

今天的剖宫产术（cesarean section，CS）通常是在产妇的腹部和子宫上切开一条水平的切口，然后从子宫里取出胎儿——一般来说，只有当产妇或胎儿处于风险时，才会实施剖宫产手术。剖宫产手术的英文名称来自古罗马皇帝朱利叶斯·凯撒（Julius Caesar），传说凯撒就是通过剖宫产术出生的。在历史上的大部分时间里，紧急开展的剖宫产术都不是为了挽救产妇的性命，因为手术技术不够先进。那时的手术没法在不引起感染的情况修复子宫上的切口，而且由于生产时子宫会收缩，医生也没法在这种情况下把子宫肌肉重新连接在一起。第一位有记录的在剖宫产手术后活下来的女性，是一位瑞士阉猪匠的妻子，这位阉猪匠名叫雅各布·努福尔（Jakob Nufer），据说在 1500 年，他自己为妻子做了剖宫产术。1794 年，杰西·贝内特（Jesse Bennett）在美国开展了首个成功的剖宫产术，接受手术的人是贝内特的妻子。

终于在 1882 年，德国产科医生马克斯·桑格发明了一种特殊银丝作为缝合线，这种缝合线不会引起明显的组织反应，导致感染的概率也很低。对于剖宫产术来说，桑格闭合子宫的方法无疑是一大革新，挽救了无数女性的生命。

今天，医生通常会建议患有妊娠并发症的孕妇接受剖宫产术，比如患有严重的先兆子痫（preeclampsia，包括高血压等症状）、糖尿病、前置胎盘（placenta previa）以及感染 HIV、产道非常狭窄的孕妇。■

科赫的肺结核报告

海因里希·赫尔曼·罗伯特·科赫（Heinrich Hermann Robert Koch，1843—1910）
塞尔曼·亚伯拉罕·瓦克斯曼（Selman Abraham Waksman，1888—1973）

结核分枝杆菌的透射显微图，这种病菌会导致结核病。

 帕纳的《1846 年法罗群岛麻疹流行情况调查》（1846 年）、宽街的水泵手柄（1854 年）、寻找灵魂（1907 年）、吸烟与癌症（1951 年）、逆转录酶与艾滋病（1970 年）

1882 年，德国医生罗伯特·科赫做了一场里程碑式的报告，他在报告上宣布，他发现了导致肺结核的病菌。根据诺贝尔奖官方网站上的说法，科赫的这场报告被认为是"医学史上最重要的报告"，因为"它是如此严谨，如此具有创新性、启发性，为 20 世纪的科学方法奠定了基础"。科赫不仅利用一种创造性的染色技术证明了结核分枝杆菌（*Mycobacterium tuberculosis*）的存在，也证明了就是这种细菌导致了结核病。

科赫演讲时，周围放着显微镜、动物的组织样本，他的演讲从结核病的可怕历史展开："如果用致死人数来衡量一种疾病的可怕程度的话，那么结核病一定比最令人感到恐惧的传染病、瘟疫、霍乱都要可怕。在所有的人中，有 1/7 的人会死于结核病。"诺贝尔奖得主保罗·埃尔利希（Paul Ehrlich）当时也是现场的听众之一，他后来评论说："我认为那天晚上是我的科学生涯中最重要的时刻。"

病人咳嗽时，他们呼出的空气就可以传播结核病。这种疾病主要影响肺部，病人会出现咳血等症状，但它也有可能影响人体的其他部位，比如骨骼和小肠。感染结核杆菌的人通常不会表现出明显症状，而且，地球上大约有 1/3 的人感染了这种病菌，这真是一个让人难以置信的数字。不幸的是，当人们的免疫力下降时，不活跃的结核杆菌会变得活跃，比如艾滋病人就会出现这样的情况。

1944 年，美国微生物学家塞尔曼·瓦克斯曼和同事终于发现了链霉素（streptomycin），它可以用来治疗结核病。但是，结核杆菌很快就发展出了耐药性，今天的医生通常使用四种不同的抗生素来对抗结核病，治疗过程要花不短的时间。

单是 1700—1900 年，结核病就夺走了大概 10 亿人的生命。以前，结核病曾被称作肺痨（lung consumption），因为从表面看起来，病人的生命似乎是从身体内部被消耗掉了。■

1882 年

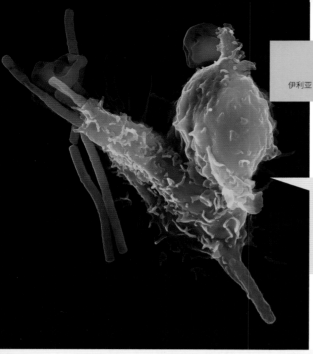

这是一幅扫描电镜图。图中，一个中性粒细胞（一种吞噬细胞，黄色）正在吞噬杆状的炭疽杆菌（橘色）。中性粒细胞是数量最多的一种白细胞，也是人体抵抗入侵微生物的第一道防线。

供图：福尔克尔·布林克曼（Volker Brinkmann）。

淋巴系统（1652 年）、抗体的结构（1959 年）、胸腺（1961 年）

1882 年

在我们的身体内，有一套无比复杂的免疫系统，它可以让我们免受多种疾病的侵袭。俄罗斯生物学家伊利亚·梅契尼科夫通过对海星幼体的研究，首先发现了免疫系统中的一种成分是如何发挥作用的。1882 年，他在海星幼体上插了一根刺后发现，一些细胞会向刺所在的位置迁移。梅契尼科夫推测，这些细胞（很快就被命名为 phagocyte，即吞噬细胞，得名于希腊语 phagein，意为吞噬）就像单细胞生物一样，会吞噬更小的颗粒，然后通过正常的消化过程，消灭小颗粒。随后，梅契尼科夫又研究了微小的水蚤，他发现活动的吞噬细胞会破坏水蚤体内的真菌孢子。他还观察了哺乳动物的吞噬细胞吞噬和破坏炭疽杆菌的过程。梅契尼科夫提出，吞噬细胞是生物体对抗细菌等外来生物的主要防御机制，这种机制可能是从阿米巴等单细胞生物的简单消化过程演化而来的——摄入食物，为机体提供营养的功能得到扩展，变成了通过吞噬来进行防御。梅契尼科夫把吞噬细胞的行为比作一支军队对抗感染。

与梅契尼科夫同时代的很多科学家都反对他提出的吞噬防御机制，部分原因是，当时流行的理论都认为，吞噬细胞的作用是传播病原体而不是摧毁它们。不过，梅契尼科夫最终因为他的里程碑式的发现，获得了 1908 年的诺贝尔奖。今天我们知道，梅契尼科夫研究的吞噬细胞可能是单核细胞（monocyte）和中性粒细胞（neutrophil），这两种细胞都属于白细胞，是免疫系统的一部分，由骨髓产生。发生感染时，吞噬细胞会循着化学信号，迁移到"案发地点"。吞噬细胞的另一个功能是，清除人体内每天都会产生的死亡细胞。人体内的白细胞数量通常可以看作某些疾病的发病指标，比如某些感染性疾病。■

医疗保险

奥托·爱德华·利奥波德·冯·俾斯麦
(Otto Eduard Leopold von Bismarck, 1815—1898)

在 19 世纪末，火车还非常危险，美国的第一个个人医保计划就是针对坐轮船或火车出游时发生的意外事故而制订的。图中显示的是格朗维尔到巴黎的列车残骸（1895 年 10 月）。

《针灸大成》（1601 年）、医院（1784 年）、美国医学会（1847 年）、临终关怀（1967 年）

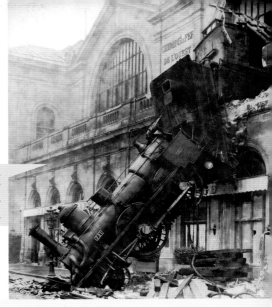

医疗保险有助于个人应对高昂的医疗开支，可以由政府或私营保险公司提供。1883 年，普鲁士–德意志政治家奥托·冯·俾斯麦建立了最早的国家医疗保险制度之一，为工人群体提供医疗卫生服务。随后，英国、瑞典、法国分别在 1911 年、1914 年、1930 年建立了医疗保险制度。

美国建立医疗保险制度的时间相对较晚，部分原因是，在 1920 年之前，大多数美国人都是在家治病，花费较少，而且当时美国的医疗水平也没法给病人提供很好的医疗服务。在 20 世纪 20 年代之前的美国，即使是做手术，病人也在家里。美国的第一个个人保险计划出现于内战期间（1861—1865 年），但这个保险计划只针对乘坐轮船或火车出游时发生意外事故的旅客。早在 1847 年，美国马萨诸塞州的波士顿医疗保险公司（Health Insurance of Boston）就提供了覆盖面较为广泛的团体保险。1929 年，美国得克萨斯州达拉斯市的教师与贝勒医院签约，以每月固定支付一定费用的方式，形成了现代的第一种团体医疗保险。这种保险也是美国蓝十字（Blue Cross）医院保险的前身。医疗保险的好处是风险共担——一个大多数人都很健康的群体共同承担风险。1939 年，加利福尼亚医学会（California Medical Association）启动了蓝盾计划（Blue Shield），直接向提供服务的医生付费。

第二次世界大战期间，由于美国政府禁止企业提高工资，因此，为了招募工人，企业竞相提供更好的医疗保险。1965 年，美国建立了"老年和残障医疗保险"（Medicare）这一公众项目，服务对象是老年人和一些残疾人士。美国医疗补助保险（Medicaid）则是为低收入家庭及其儿童服务。

在美国，政府制定的医保政策经常引起激烈的争论。1935 年，《美国医学会杂志》（*Journal of the American Medical Association*）的编辑莫里斯·菲什拜因（Morris Fishbein）说，公共医疗服务会让美国"公有化"，美国人会"成为一个机械般的民族，走动、呼吸、生活、生病、死亡，一切都按照政客和政治家的意志运转"。■

1883 年

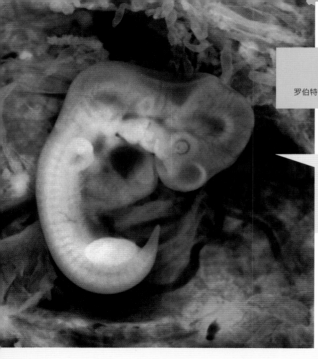

这是已经切开的、发生了异位妊娠的输卵管照片，输卵管内有一个 5 周龄、长约 10 毫米的胚胎。供图：埃德·奥斯曼（Ed Uthman）。

流产（70 年）、威廉·亨特的《人类妊娠子宫的解剖学图解》（1774 年）、子宫切除术（1813 年）、剖宫产术（1882 年）、"兔子死了"（1928 年）、首例试管婴儿（1978 年）、腹腔镜手术（1981 年）

1883 年

外科医生哈罗德·埃利斯（Harold Ellis）写道："在 1883 年之前，一旦发生异位妊娠破裂，就意味着死亡。"尽管一些先驱性的外科医生早在 1809 年就曾通过手术，成功移除患病妇女的卵巢囊肿，但"出于一些难以理解的原因，外科医生只能站在旁边，无助地看着一位年轻的女性……因输卵管破裂而流血不止"。

正常情况下，一个卵子会在输卵管（连接卵巢与子宫的管道）受精，受精卵一进入子宫，就会在子宫壁上着床，并开始在子宫内发育。不过有的时候，会出现异位妊娠的情况，也就是受精卵在子宫外着床，比如在狭小的输卵管的管壁上。如果输卵管破裂，或者即将破裂，通过手术移除输卵管可能就是必需的选择了，只有这样，才能救孕妇一命。

1883 年，苏格兰外科医生罗森·泰特开展了首次输卵管切除术（salpingectomy），正是这种手术，在随后的时间里挽救了无数人的生命。泰特这样描述自己所做的第一次输卵管切除术："右侧输卵管破裂，胎盘已从输卵管中伸出，我对输卵管进行了结扎和切除处理。我还找了一下胚胎，但没有找到，我想它可能掉落在腹腔里，被肠道遮挡住，后来被消化吸收了。病人的康复期比较长，但她现在已经完全没问题了。"

输卵管切除术也可用于输卵管肿瘤或某些危险的感染性疾病的治疗。今天，如果在怀孕早期就发现异位妊娠的话，可以通过服用氨甲蝶呤（methotrexate）来终止胚胎的发育，避免使用输卵管切除术。在某些情况下，如果异位妊娠还没有对输卵管造成不可逆的破坏，医生可以开展输卵管复通术（salpingostomy），在输卵管上切一个小口，移除异位的胚胎。此外，还可以开展腹腔镜手术（laparoscopic surgery），这是对输卵管创伤最小的手术方式。■

可卡因成为局部麻醉剂

弗里德里希·盖德克（Friedrich Gaedcke, 1828—1890）
阿尔伯特·弗里德里希·埃米尔·尼曼（Albert Friedrich Emil Niemann, 1834—1861）
托马斯·哈代（Thomas Hardy, 1840—1928）
威廉·斯图尔特·霍尔斯特德（William Stewart Halsted, 1852—1922）
西格蒙德·弗洛伊德（Sigmund Freud, 1856—1939）
卡尔·科勒（Karl Koller, 1857—1944）

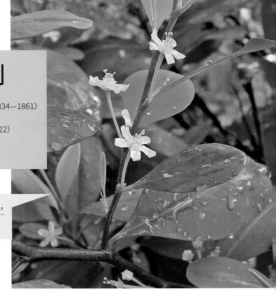

古柯（*Erythroxylum coca*）原产于南美，含有一些生物碱，比如可卡因。

用雪镇痛（1812 年）、全身麻醉（1842 年）、阿司匹林（1899 年）、精神分析（1899 年）、霍尔斯特德外科学（1904 年）、专利药品（1906 年）、神经递质（1914 年）、医生自我试验（1929 年）

1882 年，英国小说家托马斯·哈代通过一位老人的回忆，描述了一场白内障手术："当他做手术时，就像有一根炙热的针插在我的眼睛里，但手术时间并不长。还好时间不长，否则我根本受不了。这场手术，他最多花了 45 分钟的时间。"你能想象，在没有局部麻醉剂缓解疼痛的情况下，在眼睛里插一根针的那种痛苦吗？而且是 45 分钟！

19 世纪 80 年代，奥地利神经科学家西格蒙德·弗洛伊德曾研究可卡因，希望把它作为一种治疗吗啡成瘾的药物。当时，他告诉奥地利的年轻眼科医生卡尔·科勒，可卡因也许能让身体的特定部位感觉不到疼痛。在 1884 年的一次著名实验中，科勒把可卡因溶液用在了自己的眼睛上，然后拿一根大头针刺眼睛。他没有感觉到疼痛，这意味着，一种新的无痛手术成为可能，而其中的关键就是局部麻醉剂——它能抑制神经信号在人体特定部位的传导以阻断人体的痛觉感知，同时让病人保持意识清醒。不久，美国外科医生威廉·霍尔斯特德听说了科勒的发现，他也做了一次实验，把可卡因注射到自己的神经中，进行神经阻滞麻醉（不幸的是，霍尔斯特德很快就对可卡因上瘾了）。当然，乙醚之类的气体形式的全身麻醉剂也是一种选择，但这类麻醉剂有一些缺陷，比如会让病人呕吐等，而且由于全身麻醉后病人会失去意识，医生也就无法在手术中与病人互动。

多个世纪以来，南美原住民一直喜欢咀嚼古柯叶，因为其中的可卡因具有兴奋剂的效果。另外，这些原住民受伤时，也会咀嚼古柯叶，然后把唾液涂抹在伤口周围，减轻疼痛。不过，直到 1855 年，德国化学家弗里德里希·盖德克才真正提炼出了可卡因这种化学物质。德国的另一位化学家阿尔伯特·尼曼在 1859 年改进了提纯工艺，并将这种物质命名为"可卡因"。今天，可卡因已经被更安全、也不容易成瘾的人工合成的局部麻醉剂取代，比如苯唑卡因（benzocaine）、利多卡因（lidocaine）等。■

1884 年

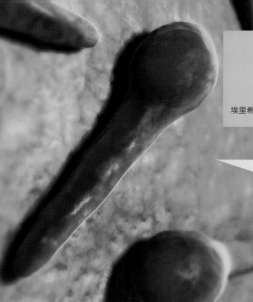

抗毒素

北里柴三郎（Shibasaburo Kitasato，1853—1931）
保罗·埃尔利希（Paul Ehrlich，1854—1915）
埃米尔·阿道夫·冯·贝林（Emil Adolf von Behring，1854—1917）
埃里希·亚瑟·伊曼纽·韦尼克（Erich Arthur Emanuel Wernicke，1859—1928）

112

破伤风杆菌的外形有点像鼓槌，在土壤中常以孢子的形式存在。这类病菌所产生的毒素可以引发破伤风，导致强烈的肌肉痉挛，甚至死亡。

米特里达提解毒剂与底也迦（公元前 100 年）、生物武器（1346 年）、脊髓灰质炎疫苗（1955 年）、抗体的结构（1959 年）

1890 年

历史学家德雷克·林顿（Derek Linton）写道："1901 年，埃米尔·冯·贝林因开创了白喉（diphtheria）的血清疗法而获得了诺贝尔生理学或医学奖。当时，每年有成千上万的婴儿因白喉而夭折。白喉的血清疗法是微生物学时代的第一种重要疗法，这种疗法的发明，催生了很多新颖的测试……药物的手段。"冯·贝林的血清疗法，需要把羊和马转变成抗毒素的生产工厂。

一些细菌会产生有害的毒素，从而给人体带来很大的危害。比如，白喉棒状杆菌（*Corynebacterium diphtheriae*）会产生一种蛋白质，这种蛋白质随后会断裂成两部分，通过血液循环散布到全身各处，影响心脏、肾脏和神经的功能。破伤风杆菌（*Clostridium tetani*）可以产生一种神经毒素，称为破伤风痉挛毒素（tetanospasmin），会导致下颌等身体部位的肌肉发生痉挛。破伤风（tetanus）通常是由伤口感染导致的，在第一次世界大战中它是一个重要的致死因素。

大概在 1890 年，德国科学家冯·贝林和埃里希·韦尼克发明了首个可以有效治疗白喉毒素的抗毒血清。几乎在同一时间，冯·贝林还与日本微生物学家北里柴三郎一起，发明了针对破伤风毒素的抗毒血清。他们对培养破伤风杆菌或白喉棒状杆菌的肉汤培养基进行灭菌后（培养基中含有病菌产生的毒素），注射到一些动物体内。随后，他们再从这些动物体内提取血清（去除血细胞、凝血因子后的血液成分），为一些患有破伤风或白喉的动物注射这些血清。结果，注射的血清抵消了毒素的危害，治好了患病动物。通过血清，他们把一种动物产生的抗体转移到另一种动物的体内，这种方法可以为后者提供暂时性的免疫力，这就是所谓的被动免疫。抗毒血清中的抗体与病原体结合后，可以在受体的身体内引发更强烈的免疫反应。

德国科学家保罗·埃尔利希帮助冯·贝林改进了提纯工艺，这样，就可以给马、羊注射安全剂量的毒素，然后就可以很方便地从它们的血液中提取含有适量抗毒素的血清，用来治病救人。与疫苗不同，抗毒血清可以治疗已经患病的人。■

乳胶外科手套

约瑟夫·李斯特（Joseph Lister，1827—1912）
威廉·斯图尔特·霍尔斯特德（William Stewart Halsted，1852—1922）

医用手套可以防止传染病在病人和医护人员之间传播。

避孕套（1564 年）、塞麦尔维斯：教会医生洗手的人（1847 年）、消毒剂（1865 年）、霍尔斯特德外科学（1904 年）、过敏（1906 年）、邦迪创可贴（1920 年）

在抗菌剂出现以及意识到治疗病人时需要保持清洁之前，外科医生在做手术时都是裸露着双手，有时只穿着类似屠夫所穿的那种保护性围裙。很多医生都很乐于看到自己的围裙上沾满血垢和脓液，穿着这样的围裙，似乎是戴着一枚荣誉勋章。大概在 1865 年，英国外科医生约瑟夫·李斯特使用石炭酸，也就是现在的苯酚，为伤口和手术器具消毒后，才大幅降低了术后感染的概率。

1890 年，美国外科医生威廉·霍尔斯特德考虑到助手的情况，首次使用了经过灭菌的医用手套。霍尔斯特德的助手名叫卡罗琳·汉普顿（Caroline Hampton），因为经常使用石炭酸等刺激性较强的物质洗手，她手上的皮肤受到了严重刺激。霍尔斯特德联系了古德里奇橡胶公司（Goodrich Rubber Company），索要在使用后可以灭菌的橡胶手套样品，拿到样品后，他拿给了汉普顿。有了手套的保护，汉普顿的皮肤恢复了健康，她也在不久之后嫁给了霍尔斯特德。

今天，医用手套已经得到了广泛使用，可以防止传染病在病人和医护人员之间传播。现代的医用手套通常由乳胶、乙烯基等材料制成。以前，医生常在手套上使用石松粉（lycopodium powder）和滑石粉（talc），这样手套用起来比较方便，也容易脱掉。但后来医生们发现，手术切口接触到这两种成分后对病人恢复不利，因此从 20 世纪 70 年代开始，它们渐渐被玉米淀粉替代。如今，手套材料黏性可以通过工艺降低，医用手套已不再需要玉米淀粉之类的粉末。乳胶手套几乎不影响手的灵活性和触觉，但对乳胶敏感的病人和医护人员需要避免使用乳胶手套。

在霍尔斯特德之前，医生已经用过很多材料来做手套，比如绵羊的肠道（1758 年）和厚厚的橡胶（19 世纪 40 年代），但是这些材料做成的手套戴在手上并不方便，难以用于精细的手术。大概在 1844 年，固特异（Goodyear）公司开发了橡胶的硫化工艺（vulcanization），可以制造出更轻、更有弹性的橡胶。■

1890 年

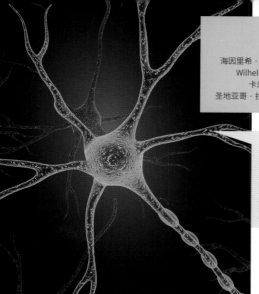

神经元学说

海因里希·威廉·戈特弗里德·冯·瓦尔代尔－哈茨（Heinrich Wilhelm Gottfried von Waldeyer–Hartz，1836—1921）
卡米洛·高尔基（Camillo Golgi，1843—1926）
圣地亚哥·拉蒙·卡哈尔（Santiago Ramóny Cajal，1852—1934）

114

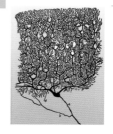

右图：猫的小脑皮层上的浦肯野神经细胞（Purkinje neuron），这幅复杂的神经元图是由卡哈尔所画。左图：神经元拥有多根树突，一个细胞体和一根长长的轴突。轴突上胶囊状的突起是髓鞘细胞。

脑神经分类（1664 年）、小脑功能（1809 年）、贝尔－马戎第定律（1811 年）、阿尔茨海默病（1906 年）、神经递质（1914 年）、脑电图（1924 年）、用左旋多巴治疗帕金森病（1957 年）

1891 年

在神经生物学家戈登·谢泼德（Gordon Shepherd）看来，神经元学说是"现代思想中最伟大的理论之一，可以和物理学中的量子理论、相对论，以及化学中的元素周期表、化学键相提并论"。神经元学说源自 19 世纪末的显微镜研究，这个学说的主要观点是，神经元是神经系统的信号传输单元，并且神经元会通过数种方式准确地相互连接。德国解剖学家威廉·冯·瓦尔代尔–哈茨基于西班牙神经科学家圣地亚哥·卡哈尔、意大利病理学家卡米洛·高尔基等人的观察结果，在 1891 年正式提出了神经元学说。卡哈尔改进了高尔基的银染法（silver stain），可以通过显微镜更好地观察神经元分叉过程中的那些惊人细节。

尽管有一些科学家发现了最初的神经元学说的例外，但绝大多数神经元都有树突、一个细胞体和一根轴突（最长有 1 米左右）。在很多时候，神经信号都是通过神经递质传播——神经递质是一种化学物质，由一个神经元释放到一个狭小的连接空间——也就是所谓的化学突触（chemical synapse），神经递质再从突触进入一个相邻神经元的树突。如果神经信号让一个神经元足够兴奋，后者就会产生一个短暂的电脉冲，即动作电位（action potential），沿着轴突传播。电突触（electrical synapse）也称缝隙连接（gap junction），可以让神经元直接相连。

感觉神经元会把来自人体上的感受器细胞的信号传递至大脑。运动神经元则会把大脑发出的信号传递至肌肉。胶质细胞（glial cell）会为神经元提供结构上和代谢上的支持。尽管成年人一般不会产生新的神经元，但在人的一生中，神经连接却会不断地形成。人的神经元数量大概为 1 000 亿个，每个神经元都会形成 1 000 个以上的突触连接。多发性硬化症（multiple sclerosis）的发生，是因为轴突外周缺少髓磷脂（myelin，绝缘性的化学物质）。帕金森病的发生与神经递质多巴胺（dopamine）不足有关，这种化学物质通常由中脑的特定神经元产生。■

病毒的发现

马丁努斯·威廉·贝杰林克（Martinus Willem Beijerinck，1851—1931）
迪米特里·约瑟福维奇·伊万诺夫（Dimitri Iosifovich Ivanovsky，1864—1920）

大多数动物病毒在形状上都是对称的（如 20 面体），而且几乎都是球体，就像这幅艺术图所呈现的一样。通常来说，病毒比细菌小得多。

生物武器（1346 年）、癌症病因（1761 年）、普通感冒（1914 年）、涂片检查（1928 年）、斯坦利的病毒晶体（1935 年）、海拉细胞（1951 年）、放射免疫分析（1959 年）、逆转录酶与艾滋病（1970 年）、癌症基因（1976 年）

1892 年

科学记者罗伯特·阿德勒（Robert Adler）写道："狂犬病、天花、黄热病（yellow fever）、登革热、脊髓灰质炎（poliomyelitis）、流感、艾滋病……看着由病毒导致的疾病名单，就像在看人类的苦痛目录……科学家破解病毒秘密的过程，就像是在黑暗中摸索前进，去理解根本看不见的东西……在很多年里，他们甚至没法想象自己研究的到底是什么。"

病毒属于一个的奇怪领域，介于生命和非生命之间，它们并没有全套的分子机器，无法独立繁殖，但是一旦感染了动物、植物、真菌或细菌，它们就能劫持宿主，产生大量的新病毒。一些病毒或诱骗宿主细胞无休止地增殖，导致癌症。今天，我们知道，大部分病毒都很小，用普通的光学显微镜看不见，它们的平均大小只有细菌的百分之一。病毒颗粒是由遗传物质（DNA 或 RNA）和外层的蛋白衣壳组成。一些病毒在宿主细胞外面时，还会有一层脂质包膜。

1892 年，俄罗斯生物学家迪米特里·伊万诺夫研究了破坏烟草叶片的烟草花叶病（tobacco mosaic disease），在破解病毒奥秘的道路上迈出了重要一步。伊万诺夫设计了一种精密的陶瓷过滤器，用以获取烟草上的所有细菌。捣碎病变的烟草叶之后，他用过滤器提取了烟草叶片的汁液。让他感到惊讶的是，烟草汁液依然具有感染能力。不过，伊万诺夫并不知道烟草汁液中含有病毒，而是认为毒素或者细菌孢子可能才是病原体。1898 年，荷兰微生物学家马丁努斯·贝杰林克开展了一个相似的实验，他认为这种新的感染性的病原体本质上是液态的，他把这类病原体称为"可溶性活细菌"（soluble living germ）。后来的研究人员还曾在豚鼠的角膜组织、鸡肾细胞、无菌鸡蛋等介质中培养病毒。直到 20 世纪 30 年代，研究人员最终才通过电子显微镜（electron microscope）看见了病毒。■

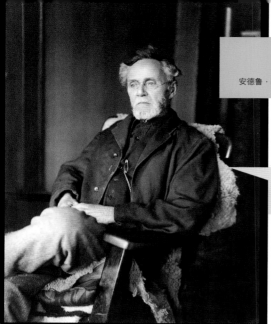

安德鲁·泰勒·斯蒂尔是整骨疗法的创始人之一。

颅相学（1796 年）、帕尔默与按脊疗法（1895 年）、
《弗莱克斯纳报告》与医学教育（1910 年）

1892 年

整骨疗法（osteopathy）是一种医疗保健方法，强调的是骨骼肌肉系统在预防和治疗疾病方面的作用。美国内战之后，在军队中担任外科医生的安德鲁·泰勒·斯蒂尔的多个孩子都丧命于传染病，于是他于 1892 年在美国密苏里州柯克斯维尔市创办了首家整骨疗法学校。按照斯蒂尔的观点，大部分疾病的发生都是因为神经和血流受到了机械干扰，只要调整"散乱、错位的骨骼、神经、肌肉，移除所有障碍，就可以让生命机器继续运转"。在斯蒂尔的自传中，他声称"摇动一个孩子，可以阻止猩红热（scarlet fever）、假膜性喉炎（croup）、白喉（diphtheria）的发病进程；扭一下病人颈部，可以在三天内治好百日咳（whooping cough）"。尽管以今天的标准来看，这类说法显然不太靠谱，但和传统医学相比，斯蒂尔的方法已经算成功了——因为他的病人的死亡率比其他医生的病人的死亡率都要低。在斯蒂尔所处的时代，手术和药物通常会对人体造成损害，所以很多人都怀疑放血疗法、直肠营养法（rectal feeding）以及含有有毒剂（如砷、汞等）的药物的有效性。斯蒂尔写道，美国内战期间，"在密苏里州和堪萨斯州的某些地区，医生受到排挤，而正是在这些地区，孩子们没有死亡"。

在今天的美国，一个经过训练的整骨疗法博士接受的教育，与传统医学行业的医生类似，而且和接受现代医学教育的医生博士一样，都是合法的（在欧洲和英联邦国家，整骨疗法专家不算是医生）。大多数整骨疗法专家都会成为全科医生。除了使用传统的医疗手段和药物之外，现代的美国整骨疗法专家还强调饮食、姿态以及治疗手法。不过，由于夸大了头部整骨疗法缓解疼痛或治疗其他疾病的效果，这种疗法引起了极大的争议。头部整骨疗法包括按摩头骨，只有少数从业者使用这种方法。■

肾上腺素的发现

乔治·奥利弗（George Oliver，1841—1915）
爱德华·阿尔伯特·沙佩-谢弗（Edward Albert Sharpey-Schafer，1850—1935）
高峰让吉（Jokichi Takamine，1854—1922）

肾上腺素是由肾上腺（肾脏上方的暗橘色组织）利用苯丙氨酸（phenylalanine）和酪氨酸（tyrosine）制造的激素。

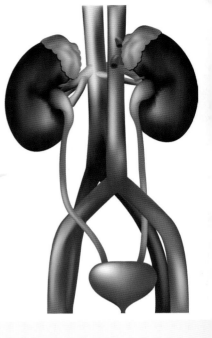

甲状腺手术（1872 年）、过敏（1906 年）、人类生长素（1921 年）、可的松（1948 年）、松果体（1958 年）、β–受体阻滞剂（1964 年）

肾上腺素的发现是一个引人注目的事件，部分原因是，它是人类在实验室中分离并制造出的第一种腺体激素。激素是一些化学信号分子，由人体特定部位的细胞分泌，可以影响其他细胞的行为。

从 1893 年开始，英国医生乔治·奥利弗和英国生理学家爱德华·沙佩-谢弗对肾上腺素的作用开展了第一次系统性的研究。奥利弗曾在其儿子身上注射肾上腺（位于肾脏上方）的提取物。奥利弗发现，儿子的血管直径发生了变化。接着，在奥利弗的催促下，沙佩-谢弗给一条狗注射了肾上腺提取物。让他们感到惊讶的是，水银血压计显示，狗的血压发生了明显变化。他们很快发现，肾上腺里的活性物质，即今天所知的肾上腺素，对小动脉（直径较小的血管）的收缩有着重要影响，会导致血压升高。解剖学家斯蒂芬·卡迈克尔（Stephen Carmichael）写道："1894 年，奥利弗和沙佩-谢弗发表了根据实验所撰写的报告，这份报告首次展示了激素的生理效应。许多历史学家认为，他们对肾上腺髓质（adrenal medulla，肾上腺的核心部分）的研究是内分泌学的一个里程碑。"

大约在 1901 年，日本化学家、武士高峰让吉分离并在很大程度上提纯了肾上腺素，因此他通常被认为是第一个取得这一成就的科学家。尽管获得肾上腺素结晶的是高峰让吉的助手，但高峰让吉就肾上腺素让血压升高的原理申请了专利，这使他收获了大量财富。如今，肾上腺素被应用于控制出血（hemorrhage control）、心脏病学、产科学、过敏治疗等领域。

在维持身体正常功能方面，肾上腺素起着非常重要的作用。当人们遭遇压力时，肾上腺素的分泌量会增加，从而加快心脏跳动速率，让心室的每一次跳动都泵出更多的血液，加大肌肉的血液供应量。肾上腺素会让呼吸道的平滑肌放松，导致外周动脉和静脉收缩。不过，对于肌肉、肝脏和心脏中的血管，肾上腺素具有舒张作用。■

1893 年

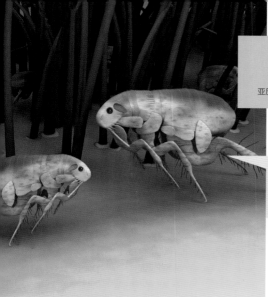

老鼠皮毛中的跳蚤。染上黑死病是因为淋巴系统受到感染，这通常由鼠蚤叮咬人类引起，鼠疫杆菌就存在于鼠蚤的肠道中。

 犹太医生所受的迫害（1161 年）、生物武器（1346 年）、帕纳的《1846 年法罗群岛麻疹流行情况调查》（1846 年）、病原菌学说（1862 年）、麻风病病因（1873 年）

1894 年

记者爱德华·马里奥特（Edward Marriott）写道："瘟疫，这个词散发着邪恶的气息。它有着任何疾病都无法匹敌的灾难性的力量——它可以沉睡数个世纪，而一旦醒来，就能毁家灭国。"1894 年，黑死病在香港肆虐，当时在香港的两位顶级科学家——法籍瑞士医生亚历山大·耶尔辛和日本医生北里柴三郎——通过激烈的甚至不太友好的竞争，最终证明了黑死病是由病菌导致的。耶尔辛明确指出了黑死病与一种杆状细菌的关系——这种细菌现在被称为鼠疫杆菌（Yersinia pestis）。

历史学家诺曼·F.康托尔（Norman F. Cantor）写道："1348—1349 年，发生黑死病的是欧洲，这可能是世界范围内最大的医学灾难。"阿拉伯历史学家伊本·赫勒敦（Ibn Khaldun）指出："不管是东方还是西方，毁灭性的瘟疫都曾光顾过，它们摧毁了国家，夺去了无数人的生命。很多文明成果也被瘟疫吞没，彻底消失于人类世界。"

在 14 世纪，黑死病夺走了世界上大约 7 500 万人的生命，欧洲人口因此减少了 1/3 以上。在 18 世纪之前，欧洲多次暴发瘟疫，致死率时高时低。尽管科学家仍在争论欧洲当时暴发的瘟疫是否都是同一种疾病，但通常来说，导致这些瘟疫的都是鼠疫杆菌或其变种，啮齿类动物和跳蚤是这类细菌的携带者。患上黑死病的人会出现淋巴结肿大的症状，短短几天就会死亡。欧洲人提出了很多假说以期解释瘟疫发生的原因，包括占星术的神秘力量、上帝的愤怒以及犹太人在水井里投毒等。成千上万的犹太人因此被杀害。

作家劳埃德·穆特（Lloyd Moote）和多萝西·穆特（Dorothy Moote）写道："基于科赫与巴斯德的研究，以及耶尔辛和北里柴三郎的成果，20 世纪的微生物学家一直在研究人们苦寻已久的、可以治疗黑死病的神丹妙药（抗生素）。消灭这一古老的灾难之源终于指日可待了。"■

帕尔默与按脊疗法

丹尼尔·戴维·帕尔默（Daniel David Palmer，
即 D.D. 帕尔默，1845—1913）
巴特利特·乔舒亚·帕尔默（Bartlett Joshua Palmer，
即 B.J. 帕尔默，1882—1961）

今天的按脊疗法通常是通过调整脊椎
和其他关节，来治疗骨骼肌肉痛和其
他疾病。背部疼痛通常与脊柱附近的
神经、肌肉、关节等结构有关。

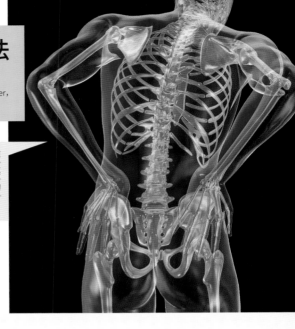

替代疗法（1796 年）、病原菌学说（1862 年）、
整骨疗法（1892 年）、专利药品（1906 年）、安
慰剂效应（1955 年）

"美国人非常喜欢按脊疗法医生，"爱德华·施耐德（Edward Schneider）医生写道，"我们碰见按脊疗法医生机会要多于任何替代疗法医生。"鉴于此，按脊疗法这种保健科目就应该在本书中拥有一席之地。按脊疗法起源于 1895 年。这一年，丹尼尔·帕尔默声称，按压一个人的背部，能改善他的听力。养过蜂、开过杂货店的帕尔默写道，按脊疗法的理念来自一位患病的医生。

尽管路易斯·巴斯德（Louis Pasteur）的微生物致病理论在 19 世纪 60 年代就提出来了，并且广为人知，但在帕尔默生活的时代，奇怪的疗法和偏方还非常流行，并被冠以五花八门的名字进行售卖，药效也经常被夸大。帕尔默在 1909 年写道："按脊疗法医生已经发现，每一种被认为是可传染的疾病，其病因都存在于脊柱中。对于每一种疾病，我们都会在脊柱中找到与其相对应的半脱位（subluxation）脊椎。如果有 100 例天花病人，我保证你可以在一位病人身上找到一个半脱位的脊椎，而且在其他 99 个病人身上，你也会发现同样的情况。我矫正了一个人的脊椎，使其恢复正常功能……就没有传染病了……就没有感染了。"帕尔默的儿子 B. J. 帕尔默也是按脊疗法的先驱。

今天，按脊疗法通常是通过调整脊椎和其他关节来治疗骨骼肌肉疼痛或者其他疾病。传统按脊疗法经常提及的脊椎半脱位是一种脊椎关节功能障碍，会影响人体及器官的功能。帕尔默最初的猜想是，脊椎半脱位会导致神经受到挤压，但后来他又提出，脊椎半脱位会使神经过于松弛或紧张，因而会影响神经所支配的器官的健康。当人体内部"先天性的信息流"被扰乱时，疾病就会发生。现代的很多按脊疗法医生都会在适当的时候采纳现代医学方法。关于按脊疗法在缓解疼痛上，安慰剂效应究竟起了多大作用，目前仍存在争论。■

1895 年

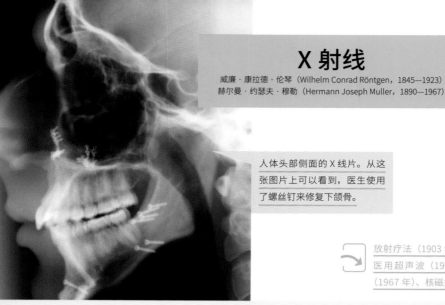

X 射线

威廉·康拉德·伦琴（Wilhelm Conrad Röntgen, 1845—1923）
赫尔曼·约瑟夫·穆勒（Hermann Joseph Muller, 1890—1967）

人体头部侧面的 X 线片。从这张图片上可以看到，医生使用了螺丝钉来修复下颌骨。

 放射疗法（1903 年）、乳腺 X 线摄影（1949 年）、医用超声波（1957 年）、计算机轴向断层扫描（1967 年）、核磁共振成像（MRI）（1977 年）

1895 年

威廉·伦琴给妻子的手拍了一张 X 线片，他的妻子看到 X 线片后，"发出了惊恐的尖叫声，她认为这些射线是邪恶的死亡预兆"，作家肯德尔·黑文（Kendall Haven）写道："不到一个月，全世界都在讨论伦琴的 X 线片。对此持怀疑态度的人把 X 射线称为死亡射线，认为它们会毁掉人类。一些激进的梦想家则把它们称为奇迹射线，认为它们可以让盲人重获光明，能把图表直接发射到学生的脑袋里。"不过对于医生来讲，在医学上，X 射线的出现是一个转折点。

1895 年 11 月 8 日，德国物理学家伦琴用阴极射线管做了一个实验，他发现，当他开启射线管时，尽管有一层厚厚的硬纸板遮着射线管，但一米外的一块废弃荧光屏亮了起来。伦琴意识到，阴极射线管发射出了某种看不见的射线。他很快就发现，这种射线可以穿过很多材料，比如木板、玻璃和橡胶。当伦琴把手放在看不见的射线的传播路径上时，他看到了自己骨骼的模糊影像。后来的研究证实，X 射线是一种电磁波，就像阳光一样，只不过前者的能量更高，波长更短。

1914 年，X 射线工作站开始出现在第一次世界大战的战场上，用来诊断受伤士兵的伤情。除了显示骨骼结构，X 射线还可以用在血管造影术中，让医生看见动脉和静脉——在开展血管造影术之前，需要向血管中注射不透明的造影剂。在放射疗法中，医生会用 X 射线来破坏某些形式的肿瘤。X 射线还可以用来诊断肠梗阻以及肺部和胸部疾病。计算机轴向断层扫描（CT）通过计算机处理，将很多张 X 线图像叠加起来，以产生横截面剖视图和三维图形。

1926 年，美国生物学家赫尔曼·穆勒通过定量研究，清晰地证明了 X 射线可以让细胞发生突变，因此他呼吁，要小心过量暴露于 X 射线的潜在危险。■

疟疾病因

查尔斯·路易斯·阿方斯·拉韦朗（Charles Louis Alphonse Laveran，1845—1922）
罗纳德·罗斯（Ronald Ross，1857—1932）

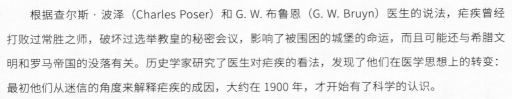

雌性疟蚊正在叮咬一个人类宿主，吸取的血液胀满了它的腹部。

污水处理系统（公元前 600 年）、孟德尔遗传学（1865 年）、昏睡病病因（1902 年）、落基山斑疹热病因（1906 年）、埃尔利希的"魔法子弹"（1910 年）、黄热病病因（1937 年）、镰状细胞贫血症病因（1949 年）

1897 年

根据查尔斯·波泽（Charles Poser）和 G. W. 布鲁恩（G. W. Bruyn）医生的说法，疟疾曾经打败过常胜之师，破坏过选举教皇的秘密会议，影响了被围困的城堡的命运，而且可能还与希腊文明和罗马帝国的没落有关。历史学家研究了医生对疟疾的看法，发现了他们在医学思想上的转变：最初他们从迷信的角度来解释疟疾的成因，大约在 1900 年，才开始有了科学的认识。

疟疾之所以广为人知，不仅是因为它每年都会在全球各地（如撒哈拉以南的非洲地区）带走上百万人的生命，还因为它可能是第一种病因被明确认定为复杂单细胞生物（一种原生生物）的疾病。疟原虫存在于雌性疟蚊的唾液腺中，当疟蚊叮咬人类，疟原虫进入人体血液循环时，感染就发生了。疟原虫会在肝脏中生存一段时间，然后在红细胞中繁殖，这会让人发热、昏迷，严重时会导致死亡。今天，医生可以联合使用多种药物来治疗疟疾，包括青蒿素（artemisinin）的衍生物或者奎宁（quinine，最初来自树皮）。

五种疟原虫可以导致疟疾，其中恶性疟原虫（*Plasmodium falciparum*）是最危险的一种。人体的免疫系统很难消除疟原虫，因为它们躲藏在肝脏和红细胞中，不易受到攻击。儿童最容易被疟原虫感染，但是，使用经过杀虫剂处理过的蚊帐，排干死水（蚊子会在死水中产卵），可以阻止疟疾的传播。

1880 年，法国军医查尔斯·拉韦朗在一位病人的血液中发现了疟原虫。1897 年，在印度工作的英国医生罗纳德·罗斯在观察了蚊子唾液腺中的寄生虫之后，最终证实疟疾是通过蚊子传播的。

有趣的是，只携带一个镰状细胞贫血症致病基因的人可以抵抗疟疾。科学史专家查尔斯·罗森博格（Charles Rosenberg）写道："疾病的发生率与人们行为之间有着复杂的相关性，没有疾病能比疟疾更好地说明这一点。"■

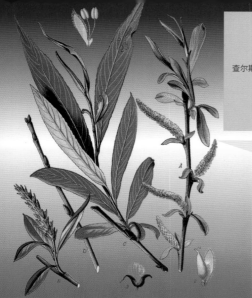

阿司匹林

希波克拉底（Hippocrates，公元前 460—前 377）
查尔斯·弗雷德里克·格哈特（Charles Frédéric Gerhardt，1816—1856）
海因里希·德莱塞（Heinrich Dreser，1860—1924）
亚瑟·艾兴格林（Arthur Eichengrün，1867—1949）
菲利克斯·霍夫曼（Felix Hoffmann，1868—1946）
约翰·罗伯特·文（John Robert Vane，1927—2004）

奥托·威廉·托梅（Otto Wilhelm Thomé）在《德国、奥地利和瑞士植物图志》（*Flora von Deutschland Österreich und der Schweiz*，1885）中所画的白柳。1765 年，英国牧师埃德蒙德·斯通（Edmund Stone）发现，柳树皮的萃取物可以退热。萃取物中的活性成分是水杨苷。

 希波克拉底誓言（公元前 400 年）、迪奥斯科里季斯的《药物论》（70 年）、洋地黄（1785 年）、可卡因成为局部麻醉剂（1884 年）、肝素（1916 年）

1899 年

历史学家爱德华·肖特（Edward Shorter）写道："自 1899 年进入临床使用以来，阿司匹林（乙酰水杨酸，acetylsalicylic acid）就一直是最受欢迎的药物。单在美国，每年就会用掉 10 000~20 000 吨阿司匹林。"阿司匹林可以缓解疼痛、退热，还能阻止血栓形成——因此，阿司匹林可以用于降低中风和心脏病的发生概率。阿司匹林也是人类发现的首个非甾体类抗炎药（nonsteroidal anti-inflammatory drug，NSAIDs）。

在过去上千年里，非洲人、中国人、古苏美尔人以及其他一些地区的族群一直在使用来自植物的药物。古埃及人知道，用柳树叶制成的药剂可以缓解疼痛，古埃及医生希波克拉底也建议用柳树皮和叶的汁液来缓解疼痛。科学家后来发现，这些药剂中的有效成分是一种名为水杨苷（salicin）的化学物质。水杨苷进入人体后，会转化成水杨酸。由于这些化学物质对人体消化系统有强烈的刺激性，因此在 1897 年，德国拜耳公司的研究人员对它们进行了改造，制备出了乙酰水杨酸，一种对胃部刺激性较小的镇痛药物。参与这项工作的科学家包括菲利克斯·霍夫曼、海因里希·德莱塞和亚瑟·艾兴格林，不过对于他们三位中哪位的贡献最大，目前还有一些争议。需要指出的是，法国化学家查尔斯·格哈特在 1853 年曾制备出了乙酰水杨酸，但他用的方法成本较高。

最终在 1899 年，拜耳公司将乙酰水杨酸推向了市场，开始大规模生产，并把这种药物命名为阿司匹林。1971 年，英国药学家约翰·文和同事发现，阿司匹林的工作机制是抑制前列腺素（prostaglandin）和凝血噁烷（thromboxane）。前列腺素的作用是引发炎症反应，调控疼痛反应。凝血噁烷则在血液凝固的过程中发挥作用，它能让血小板聚集在一起。今天，我们知道阿司匹林会让环氧酶（cyclooxygenase）失活，而前列腺素和凝血噁烷的合成，需要这种酶的参与。

阿司匹林的发明促使科学家开展更多的研究，以寻找新的抗炎镇痛类药物。在生药学（pharmacognosy，从自然资源中寻找药物的研究领域）上，这也是一个绝佳范例。■

除颤器

彼得·克里斯琴·阿比尔高（Peter Christian Abildgaard，1740—1801）
让-路易斯·普雷沃（Jean-Louis Prévost，1838—1927）
弗雷德里克·巴特利（Frederic Batelli，1867—1941）
克劳德·谢弗·贝克（Claude Schaeffer Beck，1894—1971）

手动体外除颤器。医护人员会先确定电击强度（以焦耳为单位），然后把电极放在病人的胸部，实施电击。

洋地黄（1785 年）、听诊器（1816 年）、心电图（1903 年）、心肺复苏术（1956 年）、人工心脏起搏器（1958 年）、濒死体验（1975 年）

1899 年

1775 年，丹麦兽医彼得·阿比尔高发表了一篇科学论文，讨论对一只鸡进行电复苏的过程："对鸡的头部进行电击，它会陷入昏迷。再电击鸡的胸部，可以让它苏醒过来。不过，经过反复电击之后，这只母鸡就彻底晕了，走路都很困难，一个昼夜都没有吃东西。后来，这只鸡的身体状态恢复了，甚至还下了一个蛋。"在鸡的复苏过程中，当时的科学家对心脏的生理学特征其实知之甚少。

正常的心脏本身就带有电传导系统，可以控制心脏的跳动速率和节律。心脏的电信号从心脏顶端的一个名为窦房结（sinoatrial node）的结构发出，然后传播至心脏底端，以协调心脏不同部位的脉动时间。心脏上部的两个腔室（心房）会首先收缩，然后是下部的腔室（心室）收缩，泵出血液，输送到全身。

心脏除颤（defibrillation）是治疗心律不齐（arrhythmia，心脏的电活动异常）的一种手段，心律不齐包括心室颤动（ventricular fibrillation，VF，心室肌肉进行无效的颤动）和室性心动过速（ventricular tachycardia，VT，心室心率异常快速）。除颤器（defibrillator）是一种医疗设备，可以向心脏施加突发性的电流，让心脏恢复自然的跳动节律。

1899 年，瑞士生理学家让-路易斯·普雷沃和弗雷德里克·巴特利发现，对狗施以轻微的电击，可以让它们发生心室颤动，而加大电击强度后，又能使狗的心率恢复正常。1947 年，心脏除颤器首次在人类身上得到应用。当时，为了治疗一位患有心室颤动的 14 岁男孩，美国心脏外科医生克劳德·贝克在男孩心脏两侧各安置了一个电极，然后施加电流，令男孩的心律恢复了正常。

今天，自动体外除颤器（automated external defibrillator，AED）可以分析心脏节律，然后实施治疗性电击（如果得到授权的话）。植入型心律转复除颤器（implantable cardioverter defibrillators，ICD）是一种小型化的设备，由电池供电，可以埋植在皮肤下。植入型心律转复除颤器检测到心律失常后，就会向心脏实施适度的电击。■

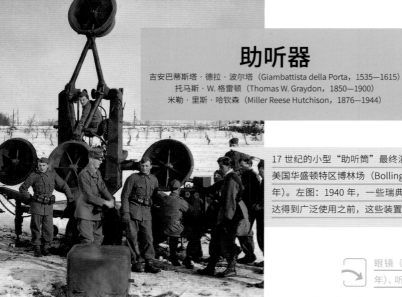

助听器

吉安巴蒂斯塔·德拉·波尔塔（Giambattista della Porta，1535—1615）
托马斯·W. 格雷顿（Thomas W. Graydon，1850—1900）
米勒·里斯·哈钦森（Miller Reese Hutchison，1876—1944）

124

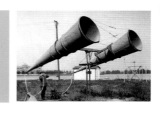

17 世纪的小型"助听筒"最终演化成了令人惊叹的设备。上图：美国华盛顿特区博林场（Bolling Field）的巨大双喇叭系统（1921年）。左图：1940 年，一些瑞典士兵在操作声音定位装置。在雷达得到广泛使用之前，这些装置用于探测飞机的位置。

 眼镜（1284 年）、探索迷宫般的内耳结构（1772年）、听诊器（1816 年）、人工耳蜗移植（1977 年）

1899 年

助听器可以放大声音，帮助听力受损的人听到声音。当古人把中空的牛角之类的东西放在耳边时，助听器的演化之路就开始了。1588 年，意大利学者吉安巴蒂斯塔·德拉·波尔塔在自己的著作《自然的魔法》（*Natural Magick*）中，描述了形似动物耳朵的木制助听器。17 世纪开始出现多种漏斗状的"助听筒"（ear trumpet），用来帮助耳朵捕捉声音。1880 年，医生托马斯·格雷顿发明了牙助听器（dentaphone），这是一种骨传导助听器，它有一张可震动的隔膜，能把声音传导到使用者的牙齿上。然后，通过骨传导，震动可以传输到内耳。1899 年，美国发明家米勒·哈钦森制作了第一个电子助听设备：由电池提供电力的聋哑者习语器（akoulalion）。这种台式设备拥有一个碳质麦克风和多个耳机。

在 20 世纪初，最早的"有用"的电子助听器采用真空管作为声音放大器，但是这样的助听器体积很大，用起来不方便。20 世纪 50 年代，晶体管投入使用后，助听器越来越小，在处理和传输声音方面，技术越来越成熟。一些助听器甚至可以内置在眼镜的镜框上。今天，助听器有多种样式，比如耳背式助听器（behind-the-ear aid）。这种助听器有一个盒子，佩戴时会挂在耳朵背后，然后一根导管会延伸到耳道。还有一些助听器可以完全戴在耳道里。骨锚式助听器（bone-anchored hearing aid）则会让头骨和内耳发生震动。

通常来说，助听器有捕捉声音的单元（麦克风）及放大并让声音更加清晰的处理单元。今天的助听器是非常精密的仪器，拥有降低噪声的电路，可以消除背景噪声，有可编程性和可选择的模式，这样一来，使用者就可以调整声音处理功能。某些频段可能更重要一些。助听器可能会同时采用全向型和定向型麦克风，在与某一个人交流时，后一种麦克风会更有用。助听器上通常还安装有拾音线圈（telecoil），可以把电子语音信号源与助听器连接起来。■

精神分析

西格蒙德·弗洛伊德（Sigmund Freud, 1856—1939）

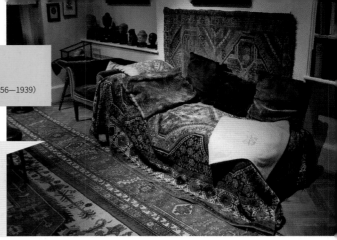

这是弗洛伊德做精神分析时所用的沙发（弗洛伊德博物馆，伦敦），病人会躺在上面。他会避免出现在病人的视野里，坐在绿色的椅子上倾听他们的自由联想。

《论巫术、魔咒和毒药》（1563 年）、颅相学（1796 年）、吐真药（1922 年）、荣格的分析心理学（1933 年）、电休克疗法（1938 年）、经眼眶额叶切除术（1946 年）、抗精神病药物（1950 年）、认知行为疗法（1963 年）

根据作家凯瑟琳·里夫（Catherine Reef）的说法，奥地利医生西格蒙德·弗洛伊德"对人类精神的研究，比他之前的任何一个人都要深入。他开创性地提出了一种全新的诊断和治疗精神疾病的方法，这种方法称为精神分析法（psychoanalysis）。他会直接和病人交谈，而更重要的是，他会倾听"。弗洛伊德认为，无意识的精神过程在塑造人类行为和情感方面是非常重要的，他鼓励病人"自由地交往"，谈论幻想和梦境中的图像。他还鼓励病人扮演旅行者，就像"坐在火车车厢的窗户旁边，然后向车厢外的人讲述他所看见的、不断变换的窗外风景"。在倾听病人讲述，以便从中发现潜在信息的过程中，弗洛伊德经常感觉自己像一位考古学家，在发掘古老城池中的珍贵遗迹。他的目的是把会导致有害症状的无意识冲突阐释清楚，从而让病人看清楚自己的问题（比如异常的恐惧或癖好），并找到解决问题的办法。出版于 1899 年的《梦的解析》（*Interpretation of Dreams*），是弗洛伊德最伟大的著作。

弗洛伊德经常提出，病人对性幻想的压抑，以及幼儿时期的经历，对后来的异常行为产生了非常重要的影响。他最有名的精神分析模型，是把人的精神分为三个层次：本我（id，只关心一些基本需求，比如性满足）、超我（superego，关注社会规范和道德准则）和自我（ego，在这一精神层面，人们的决定取决于本我与超我之间的博弈）。

作家迈克尔·哈特（Michael Hart）认为，尽管弗洛伊德的观点充满争议，我们也很难分辨其中哪些观点是正确的，或是有用的，但对于心理学来说，他的观点"完全革新了我们对人类精神的认识"。面对行为异常的人，弗洛伊德没有责怪，也没有嘲笑，而是努力寻找异常背后的原因。精神病学家安东尼·斯托尔（Anthony Storr）写道："长期以来，弗洛伊德都是聆听痛苦中的人们的倾诉，而不是给他们下命令或者进行劝解，这种做法是现代大多数心理疗法的基础方法，无论是对病人还是对心理医生来说，这种方法都很有用。"■

1899 年

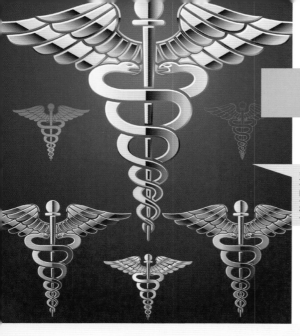

双蛇杖

双蛇杖的一些示例，这个古老的符号上，有两条蛇缠绕在一根有着双翼的法杖上。

理发店的旋转彩柱（1210年）、听诊器（1816年）、美国医学会（1847年）、红十字会（1863年）

1902年

双蛇杖（caduceus）是一个古老的符号：两条蛇缠绕在一根有着双翼的法杖上。对于大多数美国人来说，这个符号象征着医学、医疗护理和医务人员。尽管早在文艺复兴时期，人们就认为双蛇杖代表着魔法和智慧，但如今人们对这个符号的使用，其实是把它与阿斯克勒庇俄斯之杖（Rod of Asclepius，也称医神之杖）搞混了。这两种符号很相似。阿斯克勒庇俄斯是医神，他的法杖是一根没有翼的棍子，上面缠绕着一条蛇。在希腊神话中，阿斯克勒庇俄斯是一位伟大的医生，可以让人起死回生。他的这种能力惹怒了宙斯，后者用雷电击杀了阿斯克勒庇俄斯。不过，多个世纪以来，身患重病的人们都会去纪念阿斯克勒庇俄斯的神庙中拜祭，希望自己的病能被治好——这和今天去基督神殿祈福的人没什么两样。

双蛇杖代表的其实是赫尔墨斯（Hermes），他是宙斯的传旨者和信使，也是冥界的指引者。1902年，美国陆军医疗团可能错把这个符号认为是阿斯克勒庇俄斯之杖，就采用了这个符号，把它印在工作服上。今天，美国医护人员和医学团体有的仍在使用双蛇杖这个符号，而有的则使用的是阿斯克勒庇俄斯之杖。

在医学中把蛇作为一种象征其实已有很长的历史，部分原因是古人发现蛇会周期性蜕皮，完成一轮新生。《圣经》里的故事是这样的：上帝让摩西制造一条铜蛇（Nehushtan），安装在一根柱子上。如果摩西的追随者被毒蛇咬伤，只要看一看铜蛇，他们就能被治好。已知最早的、两条蛇缠绕在竖直棍子上的符号，代表的是美索不达米亚的冥界之神宁吉什兹达（Ningishzida）。宁吉什兹达的这个符号要早于双蛇杖、阿斯克勒庇俄斯之杖和铜蛇几百年。■

遗传的染色体理论

西奥多·海因里希·博韦里（Theodor Heinrich Boveri，1862—1915）
沃尔特·斯坦伯勒·萨顿（Walter Stanborough Sutton，1877—1916）

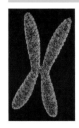

右图：染色体的艺术图。左图：在每条染色体中，DNA 都缠绕在蛋白质上，形成核小体（nucleosome，如图所示）。然后，核小体进一步折叠盘绕，形成更加复杂的结构，为基因表达提供一些额外的调控机制。

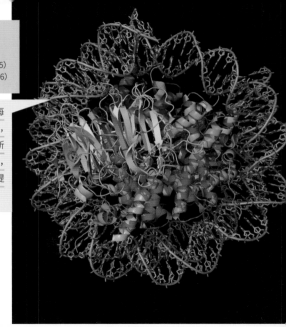

精子的发现（1678 年）、细胞分裂（1855 年）、孟德尔遗传学（1865 年）、先天性代谢缺陷（1902 年）、基因与性别决定（1905 年）、羊膜穿刺术（1952 年）、DNA 的结构（1953 年）、表观遗传学（1983 年）、端粒酶（1984 年）、人类基因组计划（2003 年）

1902 年

　　染色体是一种丝状结构，每一条染色体都是一个长长的、卷曲的 DNA 分子缠绕在一个蛋白质骨架上。细胞分裂时，可以通过显微镜看到染色体。人体细胞含有 23 对染色体——每对染色体中，都有一条来自父亲，一条来自母亲。精子和卵子各含有 23 条有待配对的染色体。卵子受精后，受精卵中的染色体就恢复到了 46 条。

　　大约在 1865 年，奥地利神父格雷戈尔·孟德尔（Gregor Mendel）发现，生物体会通过离散的单元遗传各种性状，这些离散的单元，就是我们今天所说的基因（参见"孟德尔遗传学"一节）。但是，直到 1902 年，德国生物学家西奥多·博韦里和美国遗传学家、医生沃尔特·萨顿才分别确定，染色体是基因这种遗传信息的载体。

　　在研究海胆时，博韦里得出结论：精子和卵子各有半套染色体。不过，如果精子和卵子结合后，染色体数量异常的话，必然会发育出异常的海胆胚胎。博韦里认为，不同的染色体会影响生物发育的不同方面。萨顿对草蜢的研究则发现，在产生生殖细胞的过程中，成对的染色体会分开。博韦里和萨顿不仅提出，染色体携带着亲代的遗传信息，他们的研究还表明，在细胞生命周期的各个阶段，染色体都是独立存在的，即使看不见它们的时候也是这样的。这一结论与此前的主流看法是相悖的，后者认为，在细胞分裂时染色体会"溶解"，然后在子代细胞中再重新形成。博韦里和萨顿的工作开创了一个全新的领域——细胞遗传学（cytogenetics），也就是结合了细胞生物学和遗传学的学科。

　　今天，我们都知道，在产生精子和卵子的过程中，来自父母的染色体在配对时，会发生部分交换。也就是说，新的染色体并不完全是从父母的某一方遗传过来的。如果染色体的数量不正确，就会发生遗传性疾病，比如唐氏综合征，这类疾病的患者拥有 47 条染色体。■

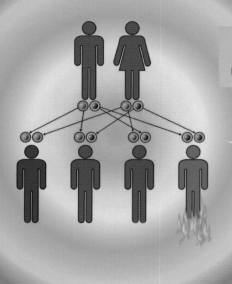

先天性代谢缺陷

阿奇博尔德·爱德华·加罗德（Archibald Edward Garrod，1857—1936）

很多先天性代谢缺陷都是通过隐性基因遗传的，就像图中描述的一样。在图片的上方，父母双方各携带了一个缺陷基因（橘色），他们的四个后代中，有一个遗传了两个缺陷基因，出现了病症。

尿液分析（公元前 4000 年）、孟德尔遗传学（1865 年）、遗传的染色体理论（1902 年）、镰状细胞贫血症病因（1949 年）、基因疗法（1990 年）

1902 年

　　想象一下，当一对年轻父母突然发现，自己怀中的孩子排出了黑色的尿液，他们该有多么担心。英国医生阿奇博尔德·爱德华·加罗德在 1902 年研究过这种疾病，即尿黑酸尿症（alkaptonuria）。加罗德认为，尿黑酸尿症和其他某些疾病并不是由感染性的病原体导致的，而是一种可遗传的先天性代谢缺陷（inborn errors of metabolism，IEM），是由病人体内的某些化学通路不太正常造成的。今天，我们知道这类遗传疾病通常是由隐性基因（recessive gene）引起的。换句话说，如果父母双方同时具有某种缺陷基因遗传给了孩子，那么这个孩子就会表现出相应的疾病症状。在大多数病例中，缺陷基因要么会让一种酶的合成量降低，要么会产生有问题的酶，而在人体的生物化学反应中，酶起着调节反应速率的作用。

　　我们可以把人体细胞比作一个复杂的公路网络，那些需要经过多级化学反应的化学物质就是一些汽车。如果路口的信号灯总是红灯（有缺陷的酶），那么就会发生堵车（某些化学物质积累太多，从而损害健康）。

　　今天，我们已经知道数百种先天性代谢缺陷，这里只列举了少数几种。尿黑酸尿症的发生，是因为参与降解酪氨酸（tyrosine，一种氨基酸）的酶存在缺陷。这会导致酪氨酸的一种降解物不断累积，从而可能损害软骨组织和心脏瓣膜。苯丙酮尿症（phenylketonuria，PKU）是由一种有缺陷的肝酶导致的，这种酶的作用是参与苯丙氨酸（phenylalanine，一种氨基酸）的代谢。如果及时发现，可以通过限制病人摄入富含苯丙氨酸的食物（如牛奶和肉类）的方式来控制病情。如果没有得到治疗，苯丙酮尿症会导致严重的智力发育迟缓。地中海贫血（thalassemia）是一类代谢疾病的总称，这类疾病会影响血红蛋白的合成。泰-萨克斯病（Tay-Sachs disease，又称家族性黑蒙性痴呆）在东欧的犹太人后裔中更为常见。在这种疾病的患者体内，参与特定脂肪代谢的酶存在缺陷。这种疾病会损害患者的智力，大概在 4 岁左右，患者就会死去。科学家一直在探索治疗先天性代谢缺陷的方法，比如骨髓和器官移植，以及基因疗法。■

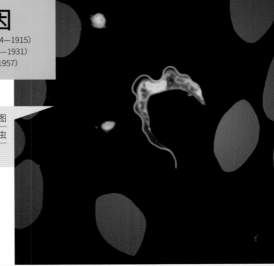

昏睡病病因

保罗·埃尔利希（Paul Ehrlich，1854—1915）
戴维·布鲁斯（David Bruce，1855—1931）
志贺洁（Kiyoshi Shiga，1871—1957）

这是经过染色的血液涂片的显微图像，图像中间是导致昏睡病的寄生虫布氏冈比亚锥虫。

淋巴系统（1652 年）、《显微图谱》（1665 年）、疟疾病因（1897 年）、落基山斑疹热病因（1906 年）、埃尔利希的"魔法子弹"（1910 年）、黄热病病因（1937 年）

记者梅洛迪·彼得森（Melody Peterson）这样描述昏睡病："这种病的致命性和可怕程度，要比它的名字厉害多了……黄棕色的苍蝇长着珠宝似的眼睛……它们会把致命的寄生虫注入人的体内。当寄生虫开始繁殖，人类宿主似乎会变得疯癫、焦虑不安，并且脑子混乱，吐词不清，连走路都不稳当。"

昏睡病也称非洲锥体虫病（African trypanosomiasis），是由一种鞭毛虫（flagellate）引起的。鞭毛虫属于原生动物，通过鞭毛进行运动，生活在宿主的血液中。采采蝇（tsetse fly）在叮咬人类时，就会传播这种寄生虫。在非洲的部分地区，昏睡病非常流行。在发病的第一阶段，病人会发热，出现关节痛的症状。鞭毛虫入侵血液循环和淋巴系统后，会导致淋巴结肿大。在疾病后期，当鞭毛虫入侵大脑之后，病人的睡眠状态就会变得不稳定，接下来他们会出现尿失禁、过度昏睡等症状，最终死亡。

主要有两种鞭毛虫危害人类健康：布氏冈比亚锥虫（*Trypanosoma brucei gambiense*，TBG）和布氏罗德西亚锥虫（*Trypanosoma brucei rhodesiense*，TBR）。冈比亚锥虫在非洲中部和西部非常普遍，它们所造成的感染发展相对缓慢，属于慢性昏睡病。罗德西亚锥虫则在非洲东部和南部更常见，能够感染多种哺乳动物。罗德西亚锥虫致病性更强，它们引发的昏睡病发展得非常迅速，如果没有得到及时救治，病人通常在一年之内就会死亡。

1901 年，乌干达暴发了昏睡病疫情，超过 250 000 人因此丧生。1902 年，苏格兰微生物学家戴维·布鲁斯首次明确了昏睡病的病原体（鞭毛虫）及其携带者（采采蝇）。几年后，德国科学家保罗·埃尔利希和日本医生志贺洁研制出了阿托西（atoxyl），这是一种含砷的药物，有时有效，但病人使用后有可能失明。今天，治疗昏睡病的药物包括戊烷脒（pentamidine）、苏拉明（suramin）、美拉胂醇（melarsoprol）以及依氟鸟氨酸（eflornithine），使用哪种药物，取决于病人处在疾病的哪个阶段以及感染的鞭毛虫类型。■

1902 年

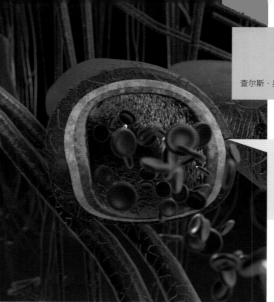

动脉横切面的艺术图，从图中可以看到，血管壁有三层结构，从里到外分别是内膜（tunica intima）、中膜（tunica media）和外膜（tunica adventitia）。盘状的红细胞从切口处涌出。

伤口缝合（公元前 3000 年）、巴累的"合理手术"（1545 年）、组织移植（1597 年）、腹主动脉结扎术（1817 年）、输血（1829 年）、纳米医学（1959 年）

1902 年

外科医生小朱利叶斯·科姆罗（Julius Comroe Jr.）曾这样写道："在血管外科领域，我们今天所知的每一项成就，都是法国外科医生亚历克西斯·卡雷尔在 1901—1910 年利用实验动物取得的，我们所知的每一项技术，都是他发展出来的。"因为开展了血管移植，以及重新连接动脉与静脉血管这样的开创性工作，卡雷尔在 1912 年获得了诺贝尔奖。

在卡雷尔的手术方法出现之前，医生在缝合血管时常会损伤血管内壁，而这会导致致命的血栓。外科医生常常会避免开展血管外科手术，于是很多本来可以通过这项手术得到救治的病人最终丢掉了生命。卡雷尔决心要让血管外科手术变得可行，为此，他专门向一些经验丰富的刺绣女工学习缝针技术——在工作中，这些女工都是使用最细的针和线。令人惊叹的是，卡雷尔很快就发展出了一种新的血管缝合方法——就像挽起袖子一样，把切断血管的末端翻过来，尽量减少对血管的损害。卡雷尔在 1902 年开创了这种方法，直到今天，医生仍然在使用。由于血管极易受损，卡雷尔还在针和缝合线上涂抹了凡士林，以进一步减少对血管的伤害。在卡雷尔之前，治疗血管损伤的方法通常是结扎（参见"巴累的'合理手术'"一节），甚至可能截去血管受损的肢体。

1908 年，卡雷尔开展了被一些人认为是现代首次的输血手术。在手术中，他把一位病人父亲的动脉血管和病人腿部的静脉血管缝合在了一起。因为这对父子的血型吻合，父亲充当了血泵的角色，给肠道出血的儿子供血。卡雷尔还把一条狗的肾脏移植给了另一条狗，只不过因为免疫排斥的问题，使得他没能在人类病人身上开展肾脏移植手术。20 世纪 30 年代，卡雷尔和飞行员查尔斯·林德伯格合作，发明了一种灌注泵。它可以在手术期间，让器官在体外保持生理功能。林德伯格曾说："卡雷尔的思维快得像光一样，闪现在科学的逻辑世界和上帝的神话世界之间。"卡雷尔提出的开创性的手术方法，为后来的器官移植、现代的心脏搭桥手术和组织移植指明了方向。■

心电图

奥古斯塔斯·德西雷·沃勒（Augustus Desiré Waller，1856—1922）
威廉·埃因托芬（Willem Einthoven，1860—1927）

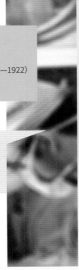
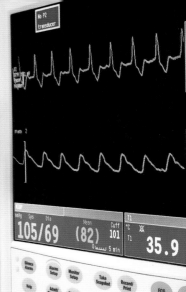

手术室的显示屏上是一位病人的心电图。上面的波形代表心电活动，下面代表的是通过动脉导管获得的动脉血压值。

脉搏表（1707 年）、听诊器（1816 年）、除颤器（1899年）、脑电图（1924 年）、人工心脏起搏器（1958 年）

1903 年

心电图（electrocardiograph，ECG，德语名为 Elektrokardiogramm，缩写为 EKG）是一种不可或缺的医疗设备，通过在皮肤上安置电极，监测病人的心电活动。通过观察心电图随时间变化的情况，医生可以发现异常的心跳节律。这种异常可能是由心脏受损、激素电解质不平衡等因素引起的。

1887 年，英国生理学家奥古斯塔斯·德西雷·沃勒利用一种名为李普曼静电计（Lippmann electrometer，带有一根水银柱，装在一根细小的玻璃管中）的设备，通过病人的皮肤，首次记录了心脏的电活动。心脏电活动的变化会使水银的流动发生轻微的变化。但这种设备并不实用，部分原因是，水银的流动存在摩擦力和惯性，并且这种设备对外部振动非常敏感。1901 年，荷兰医生、生理学家威廉·埃因托芬注意到了沃勒的工作，开始研究新的超灵敏的弦线电流计（string galvanometer）用来监测心脏活动。这类设备采用了一种非常细小的可以感应电流的指针，悬浮在磁铁的两极之间。由于心脏的电活动非常微弱，埃因托芬在制作这根质量非常轻的指针时，使用了表面涂有一层银的、极为纤细的石英纤维。

虽然埃因托芬是第一个把心电图推向临床应用的人，但他最初制作出的心电图记录仪重达 272 千克，有两间屋子那么大，需要五个人共同操作。在记录心电活动时，病人需要坐在那里，把两只手臂和左腿浸入一桶盐溶液中，盐溶液相当于电极，可以把皮肤表面的电流传导至石英纤维上。1903 年，埃因托芬描述了心电图上的多种波形（记录下来的电活动轨迹），这些波形在今天仍然非常重要。比如，P 波表示的是心房的活动，而 QRS 波群和 T 波表示的是心室的活动。因为这些成就，埃因托芬在 1924 年获得了诺贝尔奖。

今天，心电图设备已经非常便携，还有一些其他手段用于研究心脏，比如超声心动图显像（echocardiography），这种设备利用声波来生成心脏图像。■

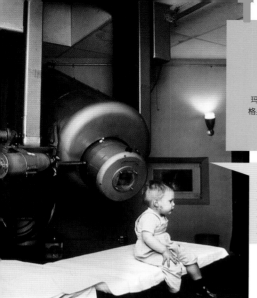

放射疗法

威廉·康拉德·伦琴（Wilhelm Conrad Röntgen, 1845—1923）
安托万·亨利·贝克勒尔（Antoine Henri Becquerel, 1852—1908）
皮埃尔·居里（Pierre Curie, 1859—1906）
玛丽·斯克沃多夫斯卡·居里（Marie SKlodowska Curie, 1867—1934）
格奥尔格·克莱门斯·佩尔特斯（Georg Clemens Perthes, 1869—1927）
克劳迪厄斯·雷高（Claudius Regaud, 1870—1940）
亨利·库塔尔（Henri Coutard, 1876—1950）

132

1957 年，线性加速器首次用于放射疗法，图中的孩子就是第一位接受这一疗法的病人，他患有视网膜母细胞瘤（retinoblastoma）。这是发生在视网膜上的一种癌症，而视网膜是眼睛中感知光线的组织。孩子的一只眼睛得到了成功的治疗。

 癌症病因（1761 年）、X 射线（1895 年）、癌症的化疗（1946 年）、DNA 的结构（1953 年）

1903 年

放射疗法（radiation therapy）通过电离辐射（ionizing radiation）破坏癌细胞的 DNA，以杀死这些恶性细胞。这里的电离辐射是指电磁波（如 X 射线）或亚原子粒子（如质子）束，它们拥有充足的能量，可以使原子或分子电离。放射疗法会同时破坏正常细胞和癌细胞，但通常来说，快速生长中的癌细胞对辐射更敏感。这种疗法可以直接破坏细胞内的 DNA，也可以产生带电粒子或自由基分子，通过后者来破坏 DNA。

放射线可由一台设备发出，也可以把放射性物质置于靠近癌细胞的部位，实行近距离放射治疗（brachytherapy）。在全身放射治疗（systemic radiation therapy）中，需要使用可服用或注射的物质，如放射性碘等，也可以把放射性物质结合到抗体上，让抗体把放射性物质带到癌细胞处。

在放射性物质的发现史上，有几个里程碑事件。比如，法国科学家亨利·贝克勒尔在 1896 年发现了铀的放射性；德国科学家威廉·康拉德·伦琴则在 1895 年用放电管（electrical discharge tube）做实验时，意外发现了 X 射线。1898 年，法国科学家皮埃尔·居里和妻子玛丽·居里发现了两种放射性元素——钋（polonium）和镭（radium）。1903 年，贝克勒尔获得了诺贝尔奖，他在发表获奖演说时提出，镭也许可以用于治疗癌症。同一年，德国外科医生格奥尔格·佩尔特斯率先使用 X 射线来治疗乳腺癌和皮肤癌。

20 世纪 20 年代和 30 年代，法国科学家克劳迪厄斯·雷高和亨利·库塔尔发现，通过分次照射（即每天进行小剂量的照射，而不是一次完成大剂量的照射），可在破坏肿瘤的同时，对肿瘤周围的健康组织造成较小的损害。另外，通过多次照射，癌细胞可在细胞分裂的各个阶段都暴露在辐射之下，更容易被杀死。

今天，计算机在显示肿瘤位置、在治疗中调整病人的位置，以及确定放射剂量等方面，都起着非常重要的作用。■

霍尔斯特德外科学

威廉·斯图尔特·霍尔斯特德（William Stewart Halsted, 1852—1922）

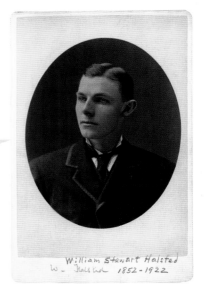

威廉·霍尔斯特德的肖像，他是耶鲁大学 1874 级毕业生（图片由耶鲁大学提供）。

伤口缝合（公元前 3000 年）、医院（1784 年）、甲状腺手术（1872 年）、可卡因合成局部麻醉剂（1884 年）、乳胶外科手套（1890 年）、血管缝合（1902 年）、《弗莱克斯纳报告》与医学教育（1910 年）、激光（1960 年）、机器人手术（2000 年）

1904 年

1889 年，约翰斯·霍普金斯医院（Johns Hopkins Hospital）在巴尔的摩开业，这家医院建立的外科医生培训体系是今天的医生培训计划的雏形——学生可以在大学的支持下，进入一家医院实习，逐渐提高医学技术，承担临床责任。美国外科医生威廉·霍尔斯特德是约翰斯·霍普金斯医院的第一任外科主任，他发起了美国第一个正式的外科住院医生培训计划。霍尔斯特德认为，不仅要把住院医生培养成外科医生，还要让他们成为外科方面的老师。他培训过的住院医生到了其他医院，通常都会成为备受尊敬的外科医生，并继续推广他的理念。

霍尔斯特德还因"霍尔斯特德式的外科技术"（Halstedian surgical technique）而闻名于世。这是一套舒缓的、系统性的方法，要求外科医生尊重人体的组织，对待它们要非常小心，尽可能减少伤害和出血。在还在使用肠线作为缝合线的年代，霍尔斯特德强烈建议使用纤细的丝线，以减少对组织的伤害，降低感染的发生概率。他还向手术室引入了橡胶手套和手术服。他在甲状腺、肠道和疝气外科手术方面非常有名，这些手术的目的，都是为了成功地恢复相关组织的性状和功能。

1913 年，外科医生哈维·库欣（Harvey Cushing）曾这样评价霍尔斯特德的手术方法："手术室里的旁观者不再会兴奋异常；过去那种让人惊叹的公开展示不再被允许，而是被安静、沉闷的程序代替……病人躺在手术台上，就如乘客坐在汽车里，如果司机喋喋不休地说话……还超速的话，那么就会更危险。"

霍尔斯特德还在医学院学习时，很多外科医生穿着上街的衣服、光着双手就开始做手术。过去那些吹嘘只用 30 秒就能完成截肢手术的外科医生，逐渐被细心的霍尔斯特德式的截肢医生替代。他们在截肢的同时，还会逐层缝合组织层。1904 年，在一场题为"外科医生的培训"的研究中，霍尔斯特德说："我们需要一个系统，我们也肯定会拥有这样的系统，它不仅可以培养外科医生，还会培养出最棒的外科医生。在他们的激励下，我们国家最优秀的年轻人也会学习外科。"■

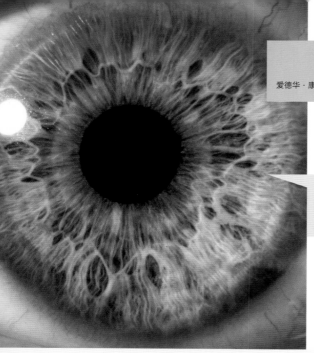

在眼睛里，角膜位于虹膜（iris）和瞳孔（pupil）之前，是一层透明的、圆顶状的表面结构。图片展示的是角膜表面反射光线的效果。

眼睛手术（公元前 600 年）、眼镜（1284 年）、组织移植（1597 年）、肾脏移植（1954 年）、自身免疫疾病（1956 年）、抗体的结构（1959 年）、培育新器官（2006 年）

1905 年

1946 年 7 月的《生活》（*LIFE*）杂志报道称："在美国，数百位盲人得益于已经去世的人的眼睛而重获光明……因为一些不重要的原因（角膜受损）而失明，尤其是当眼睛的其他结构都没有问题时，这是让人难以接受的事情。"

在眼睛里，角膜位于虹膜和瞳孔之前，是一层透明的、圆顶状的表面结构，如果角膜受损，人们就会失明。眼睛的聚焦能力主要是由角膜提供的。今天，通过角膜移植，病人可以恢复视力，这种手术也是最常见、最成功的一种实体组织移植手术。在做移植手术时，医生会用角膜环钻（trephine）移除受损的角膜，然后把刚刚去世的人的角膜置放在移除了受损角膜的位置。

1905 年，奥地利眼科专家爱德华·席姆成功开展了首次角膜移植手术——这可能是有史以来第一位成功的人际之间的器官移植手术。接受手术的是一位工人，名为阿洛伊斯·格洛加（Alois Glogar），他在工作中会使用石灰，因为一次意外事故而失明。移植所用的角膜来自一名 11 岁的男孩，他的眼睛因为受到重创而失明。由于当时还没有现代化的精细材料来把角膜缝合到眼睛上，席姆用了几片结膜（conjunctiva，眼球表面上的一层薄膜）来固定角膜，以让格洛加的视力慢慢恢复。

因为免疫豁免（immune privilege）机制的存在，器官移植常会发生的免疫排斥在角膜移植中并不强烈（但不会完全消失）。免疫豁免源于多种因素的共同作用，比如角膜的解剖学结构，以及在角膜和晶状体之间的液体中，天然存在一些具有免疫抑制效应的化学物质。角膜移植手术之后，90% 的病例在一年内都能成功恢复视力。今天，刀片通常被激光所替代，科学家也在继续探索，希望用人造材料和干细胞来更换角膜。■

基因与性别决定

埃德蒙德·比彻·威尔逊（Edmund Beecher Wilson，1856—1939）
内蒂·玛丽亚·史蒂文斯（Nettie Maria Stevens，1861—1912）

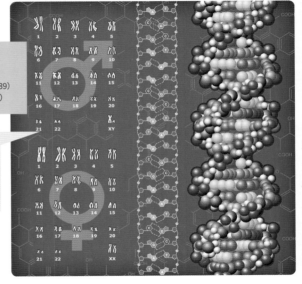

遗传学与性别。图中左边是一位男性的染色体（XY，左上）和一位女性的染色体（XX，左下）。中间和右边是 DNA 分子，它们携带着遗传密码，是染色体的主要组成部分。

精子的发现（1678 年）、孟德尔遗传学（1865 年）、
遗传的染色体理论（1902 年）

1905 年

多个世纪以来，医生一直想知道，在子宫里，婴儿的性别是如何决定的。公元前 355 年，亚里士多德错误地指出，温度较高的精液会生出男性，而温度较低的精液则生出女性。而现在我们知道性别分化取决于染色体上的基因。通常来说，女性拥有两条 X 染色体（即 XX），男性拥有一条 X 染色体和一条短一些的 Y 染色体（XY）。男孩从父亲那里获得 Y 染色体。1905 年，美国遗传学家内蒂·史蒂文斯和埃德蒙德·威尔逊首次描述了 XY 染色体这一性别决定机制。

有趣的是，患有特纳综合征（Turner syndrome，先天性卵巢发育不全）的女性只有一条 X 染色体，没有 Y 染色体。这说明，Y 染色体上的基因并不是生存所必需的，而是在胚胎发育过程中，触发男性特征所需的因素。拥有一条 Y 染色体、两条 X 染色体（XXY，克兰费尔特综合征，Klinefelter syndrome）的男性，通常面部的毛发和胡须都比较稀少，睾丸也比较小。拥有三条 X 染色体（XXX）的女性智力比较正常，但如果 X 染色体再多一些的话，就会出现智力障碍。拥有一条 X 染色体，两条 Y 染色体的男性身高通常高于平均值。一般来说，只要一条 Y 染色体含有决定男性性别的基因，那么即使有几条 X 染色体，这个个体看起来仍然是男性。不过，患有雄激素不敏感综合征（androgen insensitivity syndrome，含有 XY 染色体）的男性就会很像女性，他们的阴道呈盲端，没有子宫。

大概在 1990 年，一个研究团队在 Y 染色体上发现了 SRY 基因，这个基因可以引发一系列事件，让胚胎朝着男性化发育。含有两条 X 染色体的男性确实存在——他们没有 Y 染色体，但在其他染色体上，有一个 SRY 区域。另外，有一条 X 染色体和一条 Y 染色体的女性也是存在的，她们拥有一个突变，可以让 SRY 基因沉默。

发育中的人类胚胎既有可能发育成男性，也有可能发育成女性，胚胎拥有一个双性发展潜能的性腺（bipotential gonad），既能发育成睾丸，也能发育成卵巢，朝着哪个方向发展，取决于哪些基因被激活。睾丸会分泌雄性激素，会诱导个体发育出男性特征。■

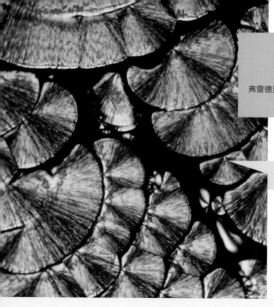

维生素的发现

克里斯蒂安·艾克曼 (Christiaan Eijkman, 1858—1930)
弗雷德里克·高兰·霍普金斯 (Frederick Gowland Hopkins, 1861—1947)
格里特·格林斯 (Gerrit Grijns, 1865—1944)

偏振光下的维生素 C 晶体。

《坏血病大全》（1753 年）、美国医学会（1847 年）、
消灭软骨病（1922 年）、肝脏疗法（1926 年）

1906年

作家肯德尔·黑文（Kendall Haven）写道："我们会在食品的标签上注明维生素含量。我们每年会花数十亿美元购买维生素补充剂。维生素的发现改变了营养学……以及人体生理功能的相关研究。"

一般来说，维生素是存在于日常饮食中的化学物质，生物体仅需要少量的维生素。有些维生素，比如维生素 D，不一定非要从饮食中获取，因为只要充分接受阳光的照射，人体就可以合成维生素 D。维生素可以调节代谢，促进生长，也能执行其他功能。一些维生素还会与酶（可以加快化学反应速率的蛋白质）结合。缺乏维生素可能导致疾病（参见《坏血病大全》一节）。

维生素的发现是一段很长的历史，和很多科学家有关。生物化学家小杰拉尔德·F. 库姆斯（Gerald F. Combs Jr.）写道："19 世纪末，维生素的发现，实际上也是现代营养学的开端，这和脚气病（beriberi）的一种动物模型的发现不无关系。"脚气病是缺乏维生素 B_1 导致的，患者会感到疲劳，心率不规律，最终会死亡。1897 年，荷兰医生克里斯蒂安·艾克曼发现，给鸡喂食精制的大米，它们会逐渐出现脚气病的症状。而给鸡喂食带壳的糙米后，它们会恢复健康。

1906 年，艾克曼和荷兰医生格里特·格林斯发表了一篇经典文章，他们写道："米糠中存在一种物质，它不同于蛋白质……对于健康必不可少，如果缺乏这种物质，就会导致营养性多神经炎（nutritional polyneuritis）。"当时，他们对这种可以治疗脚气病的物质（后来被称为维生素 B_1）的探讨，是对维生素这一概念较早的认知之一。大概在同一时间，英国生物化学家弗雷德里克·霍普金斯发现，大鼠的食物中需要含有特定的"养料"，这些"养料"后来被证明是维生素。

人类所需的 13 种维生素可以分为脂溶性和水溶性，前一类包括维生素 A、D、E 和 K，后一类包括维生素 B_1（硫胺素）、B_2（核黄素）、B_3（烟酸）、B_5（泛酸）、B_6、B_7（生物素）、B_9（叶酸）、B_{12} 和维生素 C。■

过敏

阿布·巴克尔·穆罕默德·伊本·扎科里亚·拉齐
（Abu Bakr Muhammad Ibn Zakariya al-Razi, 865—925）
查尔斯·里歇（Charles Richet, 1850—1935）
保罗·波尔捷（Paul Portier, 1866—1962）
克莱门斯·彼得·弗赖赫尔·冯·皮尔凯
（Clemens Peter Freiherr von Pirquet, 1874—1929）
贝拉·希克（Béla Schick, 1877—1967）

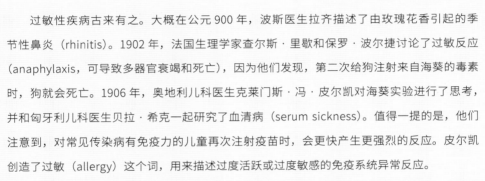

向日葵、牵牛花、蜀葵、百合花、报春花、蓖麻等常见植物的花粉的电镜图片（观察时都经过染色，图片由达特茅斯学院电子显微镜基地提供）。

人体内的"动物园"（1683 年）、乳胶外科手套（1890 年）、肾上腺素的发现（1893 年）、抗组胺药（1937 年）、可的松（1948 年）、自身免疫疾病（1956 年）、抗体的结构（1959 年）

1906 年

　　过敏性疾病古来有之。大概在公元 900 年，波斯医生拉齐描述了由玫瑰花香引起的季节性鼻炎（rhinitis）。1902 年，法国生理学家查尔斯·里歇和保罗·波尔捷讨论了过敏反应（anaphylaxis，可导致多器官衰竭和死亡），因为他们发现，第二次给狗注射来自海葵的毒素时，狗就会死亡。1906 年，奥地利儿科医生克莱门斯·冯·皮尔凯对海葵实验进行了思考，并和匈牙利儿科医生贝拉·希克一起研究了血清病（serum sickness）。值得一提的是，他们注意到，对常见传染病有免疫力的儿童再次注射疫苗时，会更快产生更强烈的反应。皮尔凯创造了过敏（allergy）这个词，用来描述过度活跃或过度敏感的免疫系统异常反应。

　　今天对过敏的解释是，一个人首次接触到一种可能的过敏原，比如花粉或蜂毒。对于某些人来说，一旦发生过敏，多种白细胞会过度反应，尤其是 Th2 淋巴细胞会分泌白细胞介素-4（interleukin-4，一种信号蛋白分子），促使 B 细胞产生过量的 IgE 抗体，与肥大细胞（mast cell）和嗜碱性粒细胞（basophil cell）结合。这样一来，携带着 IgE 抗体的两种免疫细胞会对相应的过敏原非常敏感，并且"记住"过敏原的样子。如果某个人再次接触到过敏原，激活的肥大细胞和嗜碱性粒细胞会向周围组织释放组胺（histamine）等炎性物质，导致发痒，产生皮疹、荨麻疹，可能还有过敏反应——可以使用抗组胺剂、类固醇或注射肾上腺素来治疗过敏症患者。

　　在发达国家，产生过敏症状的可能性会更大，而且过敏的这种特性是会遗传的。一种理论认为，出现过敏症的原因是，相对干净的城市环境让免疫系统没有足够的机会接触病原体，没能得到充分的锻炼。另外，家庭成员比较多的孩子中，患过敏症的概率也要小一些，因为他们可能有更大的概率接触到各种微生物和寄生虫，而寄生虫有时会有移植免疫系统的作用，这在特定的时候对人体是有好处的。■

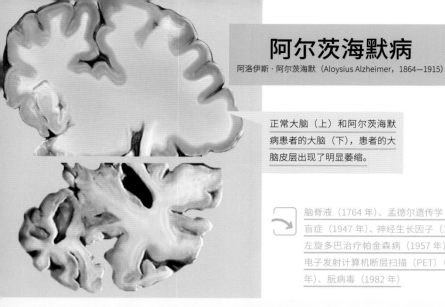

阿尔茨海默病

阿洛伊斯·阿尔茨海默（Aloysius Alzheimer，1864—1915）

正常大脑（上）和阿尔茨海默病患者的大脑（下），患者的大脑皮层出现了明显萎缩。

脑脊液（1764 年）、孟德尔遗传学（1865 年）、神经元学说（1891 年）、脸盲症（1947 年）、神经生长因子（1948 年）、抗精神病药物（1950 年）、用左旋多巴治疗帕金森病（1957 年）、计算机轴向断层扫描（1967 年）、正电子发射计算机断层扫描（PET）（1973 年）、核磁共振成像（MRI）（1977 年）、朊病毒（1982 年）

1906 年

1994 年，美国前总体罗纳德·里根（Ronald Reagan）写道："最近有人告诉我，我是数百万患有阿尔茨海默病的美国人中的一个……现在，我的生命之旅开始走向终点，人生的帷幕开始落下了。"一年后，当里根出现在一家餐厅时，用餐者向他鼓掌，但他并不明白他们为什么鼓掌，也不知道自己曾经是美国总统。

阿尔茨海默病是痴呆症的一种，这类疾病的患者会非正常地失去记忆和其他认知能力。阿尔茨海默病会损坏大脑细胞，干扰新记忆的形成。随着病情的恶化，长期记忆和语言能力也会逐渐丧失。从初次确诊之时起，阿尔茨海默病患者的寿命大概为 7 年。

大脑中的蛋白斑块和缠结是阿尔茨海默病的两大特征。蛋白斑块会在神经细胞之间累积，其中的蛋白片段称为 β– 淀粉样蛋白（beta-amyloid）。缠结会在即将死亡的细胞中形成，主要成分是微管相关蛋白（microtubule-associated protein），又称 tau 蛋白。科学家一直在研究蛋白斑块和缠结的作用，以及它们是如何阻断神经细胞之间的信号传导，最终导致细胞死亡的。

1906 年，德国精神病学家和神经病理学家阿洛伊斯·阿尔茨海默描述了一位名为奥古斯特·德特尔（Auguste Deter）的女性患者，这位患者在 51 岁时开始出现记忆问题，然后很快就去世了，去世前曾表现出了妄想和更严重的精神问题。尸检发现，德特尔夫人的大脑皮层（大脑外层，负责记忆、思考、语言等功能）严重萎缩，并有 β– 淀粉样蛋白和神经纤维缠结。

今天，阿尔茨海默病通常可由病人的行为来诊断。通过计算机 X 射线轴向分层造影扫描仪（CAT）、核磁共振成像（MRI）、正电子发射计算机断层扫描（PET）等先进的医学影像技术，可以排除其他导致痴呆症的病因。医生可以分析患者的脑脊液（cerebrospinal fluid），检测其中是否存在 β– 淀粉样蛋白或 tau 蛋白，这样在出现明显的症状之前，就可以提前诊断病情。大多数阿尔茨海默病患者都是在 65 岁之后开始发病，携带有 APOE 基因的人，患上阿尔茨海默病的概率会更高一些。■

《1906 年肉制品监管法》

西奥多·罗斯福（Theodore Roosevelt，1858—1919）
查尔斯·帕特里克·尼尔（Charles Patrick Neill，1865—1942）
小厄普顿·比尔·辛克莱尔（Upton Beall Sinclair, Jr.，1878—1968）

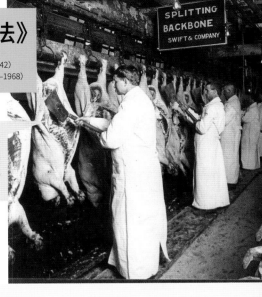

SPLITTING BACKBONE SWIFT & COMPANY

肉类加工厂的工人沿着脊柱分割猪肉，为最后的检查做准备。这些猪肉接下来会被送进芝加哥威夫特公司（Swift & Co.）的冷库（1906 年）。

污水处理系统（公元前 600 年）、《大不列颠劳动人口的卫生情况》（1842 年）、塞麦尔维斯：教会医生洗手的人（1847 年）、宽街的水泵手柄（1854 年）、水的氯化（1910 年）、朊病毒（1982 年）

美国作家小厄普顿·辛克莱尔 1906 年出版的小说《屠场》（*The Jungle*），是他根据 1904 年在芝加哥肉类加工厂做卧底时的见闻所写。在《屠场》中，辛克莱尔描述了加工厂内糟糕的卫生状况——工人们连毒死的老鼠都懒得扔开，直接和肉一起搅碎，灌入香肠。工人们洗手的水，最后也会进入香肠。每年春天，一些工人都会清理废旧的木桶，里面装满了陈腐的猪肉以及"污垢、生锈的铁钉和变质的水——然后，这些东西一车一车地被举起来，和新鲜的猪肉一起倒入搅拌器，再然后，被送到大众的餐桌上。"有人掉进放在地上的敞开的大桶，"直到除了骨头之外的身体全部被当成猪油卖到外面的世界之后"，才算离开了木桶。

辛克莱尔还写道，"人们会很高兴看到自己饲养的牲畜患上结核病，因为患病的牲畜会更快地长肥"，那些已经发霉的陈放已久的香肠，"和硼砂、甘油混合后，会被倒进搅拌器，重新制作成香肠，然后贩卖给消费者"。掉在地板上的肉和垃圾、锯末混在一起，任由工人在上面踩踏、吐痰。

美国总统西奥多·罗斯福认为辛克莱尔的描述有些夸张，于是委派劳工专员查尔斯·P. 尼尔去调查肉类加工厂。尼尔的调查结果证实，肉类加工厂的卫生状况确实"让人感到恶心"。来自公众的压力最终让美国通过了《1906 年肉制品监管法》（*Meat Inspection Act of 1906*），强制农业部对跨洲销售产品的肉类加工企业进行检查。检查员需要在牲畜屠杀前后，检查屠宰场和牲畜（如牛、羊、猪）的卫生状况。绦虫、细菌（如沙门菌、弯曲杆菌）和其他污染物常会导致疾病，而美国所做的这些以及随后的一些改革，正是对食源性疾病发起的战争的一部分。在现代的牛肉生产过程中，屠宰场每小时可以处理 400 头牛，这种匆忙的屠宰流程有时可能导致牛肉遭到粪便污染。■

1906 年

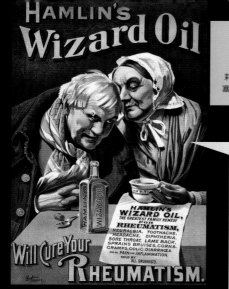

专利药品

埃比尼泽·西布利（Ebenezer Sibly，1751—1800）
莉迪亚·埃斯蒂斯·平克汉姆（Lydia Estes Pinkham，1819—1883）
塞缪尔·霍普金斯·亚当斯（Samuel Hopkins Adams，1871—1958）

哈姆林魔力油（Hamlin's Wizard Oil）的广告（1890 年），这是美国当时的一种"专利药品"，宣传可以包治百病，从白喉到咽喉肿痛再到癌症和痢疾都能治疗。这种药物的成分包括酒精、樟脑、氨、氯仿、黄樟、丁香和松脂。

 米特里达提解毒剂与底也迦（公元前 100 年）、安慰剂效应（1955 年）

1906 年

在 19 世纪的美国，"专利药品"非常流行。这些药品和补品有着五花八门的名字、抓人眼球的包装和不为人知的成分。由于这些药物中的酒精含量很高，而且还含有可卡因，因此在缓解疼痛方面确实有一定的作用。但在大多数情况下，除了对寻求灵丹妙药的人可以产生较强的安慰剂效应外，这些药物是没有任何效果的。尽管挂着专利药品的名头，但这些并没有获得专利——要获得专利，需要向竞争者和公众披露药物成分，只不过药物的名称通常注册了商标。在专利药品的顶峰时期，医生和有效的疗法都很少，因此很多人都是自我治疗。大概在 1900 年，投在专利药品上的广告费用比其他任何产品都要多。花样百出的广告形式包括马戏团式的巡回演出，以及在报纸、年历上刊登连续多页的产品广告，宣称可以治疗糖尿病、女性的抱怨（female complaint）、秃头、哮喘、肾病、癌症，等等。广告上列出的药品成分也是多种多样的，从蛇油到硫酸、汞、甘草，再到名称不明的沼泽植物的根，应有尽有。18 世纪末，英国占星师埃比尼泽·西布利还向人们兜售太阳酊（Solar Tincture），宣称可以"让猝死的人起死回生"。

1905 年，美国调查记者塞缪尔·H.亚当斯在《科利尔周刊》（*Collier's Weekly*）上连载名为《美国大欺诈》（*The Great American Fraud*）的文章，揭露了有关专利药品的虚假宣传和可能的危害。亚当斯的报道惊动了美国国会，后者在 1906 年通过了《纯净食品及药品法》（*Pure Food and Drug Act*）。根据这一法案，药品的标签上应该注明药物成分是否含有酒精、可卡因、海洛因、吗啡和大麻。亚当斯还在报道中讨论了"科普的婴儿之友"（Kopp's Baby Friend，由吗啡和甜水制成，可以让孩子安静下来）及其竞品"温德洛医生的舒缓糖浆"（Dr. Windlow's Soothing Syrup，号称可以让孩子们一觉睡到天亮）。

1879 年，莉迪亚·平克汉姆把自己的肖像印在了治疗"女性的抱怨"的植物性药物（Vegetable Compound）的标签上，这款药物随之大卖，平克汉姆也随之成为美国最知名的女性之一。1886 年，由于可口可乐含有可卡因，因此也被当作"专利药品"销售，用来治疗疾病。■

落基山斑疹热病因

霍华德·泰勒·立克次（Howard Taylor Ricketts，1871—1910）

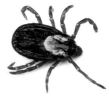

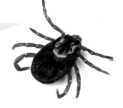

美国犬蜱（*Dermacentor variabilis*），落基山斑疹热的病原传播载体。

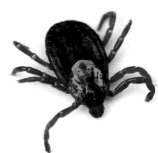

疥螨的发现（1687 年）、疟疾病因（1897 年）、昏睡病病因（1902 年）、黄热病病因（1937 年）

1942 年 9 月 7 日的《生活》（*LIFE*）杂志有这样一则报道："在科学家来到这个山谷之前，这里的人们常会莫名其妙地生病，先是突然发热，然后身上出现紫红色的疹子，最后死亡。当地的农民说，得这种病，是因为他们喝了融化的雪水。"但科学家发现，落基山斑疹热（Rocky Mountain spotted fever，RMSF）是通过一种吸血的硬壳蜱虫传播的。

1906 年，美国病理学家霍华德·立克次来到蒙大拿州西部的边界地带，冒险调查这种会威胁人们生命的疾病的病因——这种疾病在每年春天都会暴发。他在苦根谷（Bitterroot Valley）一家医院的空地上支了一个帐篷，很多研究都是在这个帐篷里完成的。通过在豚鼠上做实验，他证实，引起落基山斑疹热的是一种细菌，这种细菌后来以他的名字命名，称为立氏立克次体（*Rickettsia rickettsii*）。立克次还发现，导致落基山斑疹热的细菌是通过蜱虫的叮咬传播的。1938 年，苦根谷的一个实验室制备出了治疗落基山斑疹热的疫苗，但这款疫苗的有效性和实用性不是很理想。今天，多西环素（doxycycline）、四环素（tetracycline）、氯霉素（chloramphenicol）等抗生素都可以用来治疗落基山斑疹热。

在美国，落基山斑疹热目前是最为致命的立克次体病。这类疾病的早期症状包括发热、头痛和肌肉疼痛，接着就会出疹子——先是手腕，再是脚踝，最后是全身。立氏立克次体会感染全身血管的内壁细胞，因此可能损害病人的很多器官，导致麻痹和坏疽（组织死亡）。尽管最初的研究集中在美国的落基山地区，但落基山斑疹热在美国整个大陆地区，以及加拿大、中美洲、南美洲都有病例。落基山斑疹热的传播载体是美国犬蜱（*Dermacentor variabilis*）和落基山木蜱（*Dermacentor andersoni*）。

值得注意的是，在北半球，莱姆病（Lyme disease）是最常见的蜱传播疾病，是由硬蜱属（*Ixodes*）的蜱虫传播，病原体为疏螺旋体属（*Borrelia*）的细菌。■

1906 年

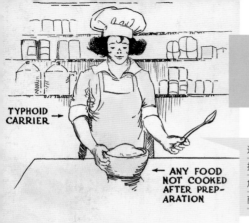

TYPHOID CARRIER

← ANY FOOD NOT COOKED AFTER PREP- ARATION

IN THIS MANNER THE FAMOUS "TYPHOID MARY" INFECTED FAMILY AFTER FAMILY

隔离伤寒玛丽

玛丽·梅伦（Mary Mallon, 1869—1938）
乔治·A. 索珀（George A. Soper, 1870—1948）

这是美国 20 世纪初的一张警示海报，提醒人们食品处理不当的潜在危害。海报也告诉了人们，伤寒玛丽是如何传播伤寒的。

 人体内的"动物园"（1683 年）、《大不列颠劳动人口的卫生情况》（1842 年）、塞麦尔维斯：教会医生洗手的人（1847 年）、宽街的水泵手柄（1854 年）、《1906 年肉制品监管法》（1906 年）、水的氯化（1910 年）

1907 年

1907 年，伤寒玛丽（Typhoid Mary）被强制隔离，这是医学史上的里程碑事件——不仅因为玛丽是第一个看起来非常正常，却在美国引发了一场流行病而为众人所知的女性，还因为玛丽的这一事件提出了一个影响深远的问题：在疾病携带者实施终身隔离时，我们的社会应该扮演怎样的角色？

伤寒症在全球各地都有发生。如果人们摄入的食物或饮用水被含有伤寒杆菌（*Salmonella typhi*）的粪便污染了，那么就有可能患上伤寒。这种疾病的症状可能包括发热、腹泻或便秘、肠穿孔，在严重情况下，还会死亡。美国对饮用水进行氯化消毒之后，已经降低了伤寒症的发病率，今天也可以服用多种抗生素来治疗伤寒。一些人在感染伤寒杆菌后，可能不会表现出明显症状，但是可以传染给他人。最著名的伤寒杆菌携带者就是玛丽·梅伦，也就是很多人所熟知的伤寒玛丽。

玛丽出生于爱尔兰，在青少年时期来到美国，后来在一些精英阶层的家里帮忙做饭。1906 年，卫生官员乔治·索珀发现，伤寒的暴发总是出现在玛丽帮忙做饭的人家。索珀找到玛丽，希望采集她的粪便样本，但玛丽拿着餐叉，赶走了索珀。最后，医生确认，玛丽是一位伤寒杆菌的携带者，于是在 1907 年，她被送往纽约东河上的"北兄弟岛"（North Brother Island，在布朗克斯附近），被隔离在一栋小屋子里。1910 年，玛丽被释放，并被告知，不得再从事与餐饮相关的工作，但玛丽并未遵从这一意见，导致了更多的伤寒病例。当关于玛丽的新闻传播开来后，一家报社的漫画师画了一幅漫画，在画中，玛丽正拿着平底锅煎鸡蛋——只不过，她手里拿着的不是鸡蛋，而是鸡蛋大小的头骨。历史学家的统计表明，有 50 多人因为玛丽而感染了伤寒（其中至少 3 人死亡），但这些被她传染的人，可能传染了更多的人。后来，玛丽被送回"北兄弟岛"，她在这里度过了余生。玛丽事件引起了广泛的争论，也让人们看到了流行病学（epidemiology，研究影响人群健康状况的各种因素的学科）在制定公共政策中的作用。■

寻找灵魂

赫洛菲拉斯（Herophilus，公元前335—前280）
勒内·笛卡尔（René Descartes，1596—1650）
邓肯·麦克杜格尔（Duncan MacDougall，1866—1920）

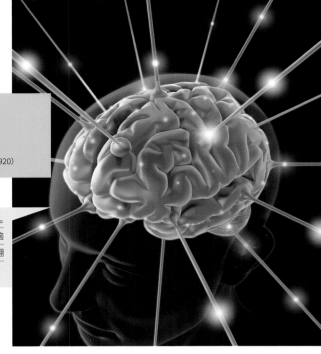

艺术家描绘的在大脑内寻找灵魂的场景。赫洛菲拉斯认为，灵魂栖息在大脑某个脑室中的一个狭长、较低的位置，称为写翻（calamus scriptorius）。

脑神经分类（1664年）、脑脊液（1764年）、科赫的肺结核报告（1882年）、荣格的分析心理学（1933年）、脸盲症（1947年）、松果体（1958年）、人体冷冻学（1962年）、濒死体验（1975年）、克隆人类（2008年）

1907年

很多未来学家认为，随着我们对大脑结构了解的深入，总有一天会出现可以模拟意识或把意识上传到电脑里的技术。这些猜测是基于意识源于大脑活动这种唯物主义观点。与之相对的是，法国哲学家勒内·笛卡尔在17世纪中叶提出，意识，或者称为"灵魂"，独立于大脑存在，但通过松果体这个器官与大脑相连，松果体充当了大脑与意识之间的大门。古希腊医生赫洛菲拉斯解剖了人体头颅后认为，灵魂存在于大脑中充满液体的腔体内。具体来说，他认为灵魂位于第四脑室底部的写翻。

1907年，美国医生邓肯·麦克杜格尔给多名濒死的结核病患者称了体重。体重秤读数在患者死亡的瞬间下降了，他认为这是因为灵魂离开了身体。通过实验，麦克杜格尔测定灵魂的质量是21克。然而无论麦克杜格尔还是其他研究者都没能证实这个发现。这些各式各样的涉及精神与物质分离的观点都属于身心二元论。

很多实验表明，大脑中某些区域受损会改变患者的思想、记忆，甚至性格，此外，脑成像研究可以描绘出情绪和思想，这些或许都支持了精神的唯物主义观点。举一个有趣的例子，大脑右额叶受损的患者会突然对精制的餐馆和美食感兴趣——他们患上了美食家综合征（gourmand syndrome）。当然，作为二元论者，笛卡尔或许会辩解道，之所以大脑受损会改变行为，是因为意识需要通过大脑才能发挥作用。就如同我们拆掉了汽车的方向盘，汽车的行驶方式会发生改变，但这并不意味着车上没有司机了。■

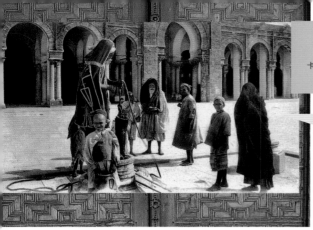

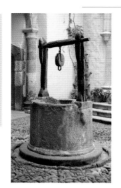

右图：中世纪西班牙某村庄的一口水井。左图：突尼斯凯鲁万大清真寺内的一口水井（图片来自 1900 年的一张明信片，周围是祈祷厅大门的图案）。现如今，有时会定期使用含氯溶液清洁水井以降低其中的细菌量。

 污水处理系统（公元前 600 年）、《大不列颠劳动人口的卫生情况》（1842 年）、宽街的水泵手柄（1854 年）、病原菌学说（1862 年）、隔离伤寒玛丽（1907 年）、含氟牙膏（1914 年）

1910 年

1997 年，《生活》（*LIFE*）杂志写道："饮用水过滤及使用氯消毒很可能是一千年来公共健康领域最重要的进展。"水中加入氯可以有效抑制细菌、病毒和阿米巴虫，这也在很大程度上推动了 20 世纪发达国家人口平均寿命的大幅增加。比如，自从美国开始氯化消毒饮用水，伤寒、霍乱等水源性细菌疾病就很少出现了。由于氯会一直留在水中，因此能够一直对抗来自管道泄漏造成的污染。

人们早在 19 世纪就知道氯化是一种有效的消毒手段，但直到 20 世纪初，公共供水系统才开始持续使用氯化消毒装置。在 1903 年前后，比利时米德尔克尔克的社区使用氯气给饮用水消毒，而 1908 年美国新泽西州泽西市的一家水厂使用次氯酸钠给水氯化消毒。1910 年，美国陆军的化学家兼外科医生卡尔·罗杰斯·达纳尔准将在战场上使用压缩液化氯气为军队净化水。他发明的这个机械液氯净化器所用的基本原理现如今在发达国家被广泛使用。同为美国陆军科学家的威廉·利斯特少校随后发明了含次氯酸钠的利斯特布袋，可供军队在战场上方便地处理水。

给水消毒时用到的氯还会和水中的有机物反应生成三氯甲烷和氯乙酸这两种致癌物。不过，与水源性疾病所带来的危害相比，这些致癌物的危害很低。除了氯化消毒，还可以使用臭氧、氯胺和紫外线来消毒。

达纳尔陆军医疗中心（Darnall Army Medical Center）的发言人称："可以肯定地说，从挽救的生命数量和病例的减少这个角度来看，没有哪项医学进步能媲美达纳尔在水的氯化消毒方面所作出的贡献。"■

埃尔利希的"魔法子弹"

保罗·埃尔利希（Paul Ehrlich，1854—1915）
秦佐八郎（Sahachiro Hata，1873—1938）

梅毒经由性行为传播，病原是梅毒螺旋体，如右图所示。顾名思义，螺旋体的细胞很长，呈螺旋状卷曲。

病原菌学说（1862 年）、疟疾病因（1897 年）、青霉素（1928 年）、磺胺类药物（1935 年）、癌症的化疗（1946 年）、逆转录酶与艾滋病（1970 年）

1910 年

1900 年时能消灭传染病病原的药物寥寥无几。奎宁是其中比较出名的一种，欧洲人早在 1630 年就开始使用奎宁治疗疟疾，疟疾是由蚊子携带的寄生原虫导致的。人们在更早之前的 1495 年就开始使用水银来治疗梅毒这种经性行为传播的细菌疾病。不过，这种疗法对人类的毒性太大。在寻找既能治病又对人类无毒的疗法中，德国科学家保罗·埃尔利希做出了开创性的工作，他同时也是现代化疗的著名创立者之一。当然，如果没有 19 世纪晚期提出的病原体理论以及微生物的发现，埃尔利希也不可能系统地去寻找有用的化学物质。

让埃尔利希特别感兴趣的是可以选择性杀死梅毒螺旋体（梅毒的致病细菌）的含砷化合物。日复一日，埃尔利希带领研究人员测试各类含砷化合物。日本细菌学家秦佐八郎是测试患梅毒兔子方面的专家，1909 年他也在埃尔利希的实验室工作。当他测试到第 606 号含砷化合物时，他发现这种化合物对治疗梅毒很有效。埃尔利希于次年宣布了这一发现。这种后来被命名为洒尔佛散（salvarsan）的物质是埃尔利希找到的第一种化疗药物，他把这种药物称作"魔法子弹"。这个名字表明，埃尔利希相信这些药物能够靶向寄生虫上的特定化学受体，而不会伤害宿主细胞。

科学作家约翰·西蒙斯（John Simmons）说道："尽管是路易斯·巴斯德（Louis Pasteur）和罗伯特·科赫（Robert Koch）开创了病原菌学说，但却是保罗·埃尔利希归纳出了疾病的本质是化学。"有趣的是，一些宗教人士认定性病是上帝对凡人的惩罚，因此反对使用洒尔佛散。20 世纪 40 年代，青霉素开始用于治疗梅毒。■

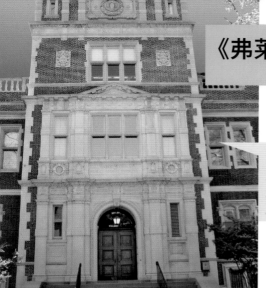

《弗莱克斯纳报告》与医学教育

亚伯拉罕·弗莱克斯纳（Abraham Flexner，1866—1959）

图中的建筑是宾夕法尼亚大学医学院（University of Pennsylvania School of Medicine）的约翰·摩根楼（John Morgan Hall），这是美国的第一所医学院，成立于1765年，当时美国还是英国的殖民地。

 医院（1784年）、学医的女学生（1812年）、美国医学会（1847年）、整骨疗法（1892年）、霍尔斯特德外科学（1904年）

1910年

1900年时，美国大多数的医学院教育相对都不怎么正式。入学门槛低，很多医学院招生时只要求中学毕业即可。很多医生也没得到有效训练。1910年，美国教育家亚伯拉罕·弗莱克斯纳撰写的《医学教育》（*Medical Education*）在美国和加拿大出版，这随后引发了医学史上的一次重要运动。美国现在的医学教育中还有很多部分仍以这份报告中的推荐内容为基础。

在当年调研过程中，弗莱克斯纳走访了美国和加拿大所有的155所医学院。尽管其中的一些学校，如约翰斯·霍普金斯大学医学院（Johns Hopkins University School of Medicine）和维克森林大学医学院（Wake Forest University School of Medicine）得到了高度称赞，但还有一些营利学校令人忧心忡忡，这些小型职业学院并不隶属某个大学，而是由医生经营，主要目的是赚钱。在这些学校里，学生们不学习解剖，很多导师是并不了解最先进医疗技艺的当地医生。

弗莱克斯纳建议，医学院应当要求申请人除了接受过中学教育以外，还需在大学学习至少两年的自然科学。他在报告中指出，155所医学院中仅有16所有这样的要求。他还建议医学教育的学制应当是四年——头两年学习基本科学，后两年进行临床动手训练。弗莱克斯纳写道："医学教育中不仅要学习知识，还需要动手练习；如果不动手，学生们没法有效学习。"随后很多医学院关门了，到了1935年美国只剩下66所医学院。《弗莱克斯纳报告》带来的一个消极作用是强制关闭了一些地处偏远、接受非裔美国人、女性和社会下层学生的小型营利学校。在《弗莱克斯纳报告》被要求强制实施后，只有那些来自社会上层的白人男子能够进入医学院。1928年，作为申请医学院的标准化考试，医学院入学考试（Medical College Admission Test，MCAT）正式施行。■

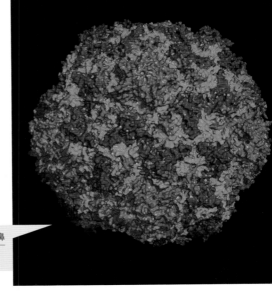

普通感冒

盖乌斯·普林尼·塞孔都斯（即老普林尼，Gaius Plinius Secundus, 23—79）
伊本·库法（Ibn al-Quff, 1233—1286）
塞缪尔·奥古斯特·蒂索（Samuel Auguste Tissot, 1728—1797）
沃尔瑟·克鲁泽（Walther Kruse, 1864—1943）

计算机绘制的人类鼻病毒示意图，鼻病毒是普通感冒的病原体之一。

 放血疗法（公元前 1500 年）、生物武器（1346 年）、牛痘接种（1798 年）、病毒的发现（1892 年）、
过敏（1906 年）、斯坦利的病毒晶体（1935 年）、抗组胺药（1937 年）

1914 年

　　普通感冒是由病毒感染上呼吸道引起的。100 多种不同的病毒都可能引发感冒，不过绝大多数是由鼻病毒和冠状病毒引起的。在美国，每年因患感冒后看病、买药和请假带来的经济损失高达数十亿美元。尽管很多药物可以缓解流鼻涕、鼻腔堵塞、喉咙疼痛等感冒症状，但目前还没有实际有效的治疗方法。

　　自古以来，已经出现过很多不可思议的所谓"治疗"感冒的方法。罗马作家老普林尼让患者喝美洲豹的尿、吃野兔粪便来治疗感冒。叙利亚医生伊本·库法的方法则是用烧红的烙铁去烫患者的头部直到露出头骨。瑞士医生塞缪尔·蒂索则用放血疗法治疗重感冒。

　　德国细菌学家沃尔瑟·克鲁泽最终确定是病毒引起了感冒。他从感冒患者的鼻腔中提取出分泌物，经杀菌后让志愿者吸入，随后这些志愿者也感冒了。一般说来，感冒病毒通过打喷嚏后空气中的液滴传播。

　　在 1956 年分离出鼻病毒后，医生们发现这个病毒是感冒的常见病因。但由于病毒变异频繁，以至于从一个人传播到另一个人时都会变异，因此开发感冒疫苗困难重重。当鼻病毒感染了鼻咽（喉咙上部）后，巨噬细胞（一种白细胞）就会前往这里组织抵抗，从而促进产生炎症细胞因子分子，这种分子随之引起黏液的产生。此外，体内的缓激肽（一种小的蛋白质）会导致喉咙和鼻腔发炎。

　　流感和普通感冒类似，前者由流感病毒引发，症状可能更严重（很可能导致发热，并影响下呼吸道）。严重急性呼吸综合征（severe acute respiratory syndrome, SARS）由 SARS 冠状病毒引发，是一种可能危及生命的呼吸道疾病。■

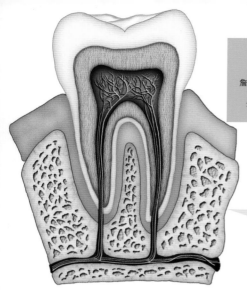

含氟牙膏

詹姆斯·克赖顿-布朗（James Crichton-Browne，1840—1938）
弗雷德里克·S.麦凯（Frederick S. McKay，1874—1959）
亨利·特伦德利·迪恩（Henry Trendley Dean，1893—1962）

148

牙齿横截面图，最外侧是牙釉质，中间是牙本质，最里面是包含血管和神经的牙髓。一旦细菌破坏了牙釉质、牙本质和牙骨质（牙根外侧的钙化层）等结构，就会出现龋齿。

 牙钻（1864 年）、水的氟化（1910 年）

1914 年

在古希腊、古罗马、古中国和古印度，人们把各种磨砂性物质用作牙膏，范围之广令人震惊，这其中包括牛蹄灰粉末、烧焦的蛋壳、浮石、压碎的骨头、木炭粉末和牡蛎壳。而在 19 世纪，英国人用的是白垩石、砖的粉末、盐和烧焦的面包。1892 年，英国医生詹姆斯·克赖顿-布朗注意到，如果饮食中缺少含氟物质，牙齿就"很容易被腐蚀"。1914 年就有人申请了含氟化物牙膏的专利。

现在我们知道，牙齿上的细菌分解牙缝里残留的食物后会分泌酸性物质，导致牙釉质脱矿。而氟化物可以降低脱矿速度。没有糖时，牙釉质会再矿化。

氟化物可以提高再矿化的速度，并且形成一层比原来的牙釉质更耐酸的氟化物层。美国之所以会在饮用水中加氟，要归功于美国牙科医生弗雷德里克·麦凯，1901 年他在科罗拉多州科罗拉多泉市发现很多病人的牙齿上有白色或棕色斑点。尽管不知道背后的原因，但他注意到那些牙釉质呈棕色的人的牙齿上没出现斑点。经过多年研究，麦凯和其他人证实，这些人的牙齿受保护的原因是当地饮用水中含高浓度的氟化物。1945 年，美国牙科研究者亨利·特伦德利·迪恩开始在密歇根州大急流域的水中加氟，结果表明，人们牙齿脱矿情况显著减少，其他国家进行的类似研究也得到了相同结果。1951 年，饮用水加氟成了美国的一项政策。牙买加于 1987 年向所有的食盐中加氟，牙买加人的龋齿发病也减少了。

美国疾病控制与预防中心称，水中加氟是 20 世纪取得的"十项重要公共卫生成就"之一。不过，有的人觉得这么做不道德，认为这项医疗措施未获得知情同意。■

神经递质

奥托·勒维（Otto Loewi，1873—1961）
亨利·哈利特·戴尔（Henry Hallett Dale，1875—1968）

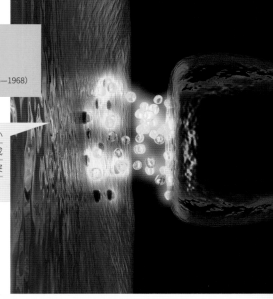

神经元的电活动会刺激释放存储在小囊泡中的神经递质，这在图中被涂成橙黄色。这些化学物质经扩散通过突触间隙后与突触后神经元结合。

神经元学说（1891 年）、肾上腺素的发现（1893 年）、神经生长因子（1948 年）、抗精神病药物（1950 年）、吸烟与癌症（1951 年）、用左旋多巴治疗帕金森病（1957 年）

奥托·勒维因发现了首个神经递质而获得 1936 年诺贝尔奖，获奖两年后，他因自己的犹太人血统被纳粹投入监狱。幸运的是，勒维使用诺贝尔奖奖金行贿，最终逃离德国。

1921 年的一天，勒维梦到了青蛙的心脏，醒后他赶到实验室，反复刺激一个心脏的迷走神经，该神经可以降低心率。随后，他把这颗心脏旁边的液体收集起来，转移到另一只青蛙的心脏上，后者没有和迷走神经相连。加入这些液体后，第二颗心脏跳得也慢了。这一现象让勒维认为，是迷走神经分泌的某种神经化学物质控制了心率。这种物质后来被称作乙酰胆碱，最早研究该物质的是英国生理学家亨利·戴尔。勒维正确地总结道，神经通过释放神经递质来传递"信息"。

相邻的两个神经元被突触间隙分隔开。突触前神经元的电活动会刺激该神经元释放储存在小囊泡中的神经递质。这些化学物质经扩散通过突触间隙后，与突触后神经元的受体接触。根据受体的不同，神经递质既可能激活也可能抑制突触后神经元。不同的影响相互抵消后，最终占优的影响决定了突触后神经元是否会"传递信息"。

目前已经发现了很多种神经递质，包括一氧化氮（一种气体）、β 内啡肽（一种可以与阿片受体结合，使人情绪高涨的肽类）和谷氨酸（一种氨基酸）。谷氨酸通常会激活突触后神经元。而 γ-氨基丁酸往往会抑制神经元的活动，很多镇静剂都会加强 γ-氨基丁酸的影响。乙酰胆碱会把信号从运动神经元传输至肌肉。帕金森病和精神分裂症受多巴胺浓度的影响很大。可卡因会阻碍突触后神经元再摄取多巴胺，导致多巴胺在突触间隙存在时间延长，进而增强效果。5-羟色胺可以调控睡眠、记忆和情绪。氟西汀等药物会抑制 5-羟色胺的再摄取，而致幻剂会和大多数 5-羟色胺受体结合。■

1914 年

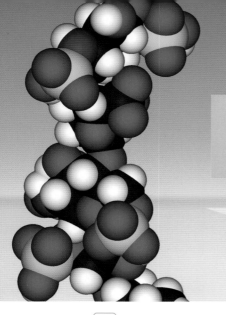

肝素

威廉·亨利·豪厄尔（William Henry Howell，1860—1945）
杰伊·麦克莱恩（Jay McLean，1890—1957）
查尔斯·赫伯特·贝斯特（Charles Herbert Best，1899—1978）

肝素的分子结构模型，其中包
括一条很长的糖分子链。

水蛭疗法（1825年）、输血（1829年）、阿司匹林（1899年）、血液透析（1943年）、心肺机（1953年）

1916年

肝素是一种高效的抗凝血剂，在开腹手术、器官移植、肾脏透析和输血过程中都发挥了重要的防止血液凝固的作用。它还可以用于治疗血栓。一旦血栓堵塞了通往肺部的血管会危及生命。肝素有时还涂抹在可能接触血液的医疗设备上。如今，肝素可通过猪的大肠和母牛的肺等组织获取。有意思的是，在各种动物体内都发现了肝素，即便是龙虾和蛤这些没有凝血系统的动物体内也有。这表明肝素还有别的作用。

肝素是一种多糖类物质（分子链很长，由重复性的结构单元组成），由某种白细胞合成。尽管肝素不能溶解已经形成的血栓，但可以抑制血栓增大，还能防止形成新血栓。肝素的一种作用方式是与抗凝血酶Ⅲ（一种小分子蛋白质）结合，从而抑制凝血酶（血液中的一种起到凝血作用的蛋白质）的活性。

肝素是目前仍广泛使用的药物中历史最久的一个。关于肝素影响的研究开始于1916年，美国研究者杰伊·麦克莱恩和威廉·豪厄尔研究了狗的肝脏中发现的抗凝血化合物。1933—1936年，加拿大研究者查尔斯·贝斯特和同事研发出了对人类无害的肝素的生产方法。

肝素目前的用途很广泛，可用于治疗运动损伤，可以阻断组胺减轻炎症，还可以用作导管（细的塑料管）的涂层以及心肺机的组件。现在使用的其他抗凝血剂还有苄丙酮香豆素（如华法林，也被用作杀鼠剂），这种物质会抑制维生素K的作用。早期服用华法林的名人有美国前总统德怀特·艾森豪威尔（Dwight Eisenhower），1955年心脏病发作后他开始服用华法林。此外，一些历史学家认为1953年苏联领导人约瑟夫·斯大林（Joseph Stalin）是被高剂量的华法林所谋杀的。■

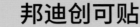

邦迪创可贴

厄尔·迪克森（Earle Dickson，1892—1961）

邦迪创可贴如此流行，以至于在医学史上都有它的一席之地。

 理发店的旋转彩柱（1210 年）、石膏固定（1851 年）、病原菌学说（1862 年）、消毒剂（1865 年）、乳胶外科手套（1890 年）、蛆虫疗法（1929 年）

1920 年

在古代，医者曾试图使用布料、蜘蛛网、蜂蜜，甚至粪便等材料包扎伤口。在 19 世纪晚期，病原菌学说出现之前，医生并不知道应当避免伤口与病菌接触。在外科手术使用的纱布和棉花普及前，美国的医院曾使用压实的锯末来包扎伤口。

现在的人们很难想出如果不用邦迪创可贴（Band-Aid）该怎么样包扎皮肤伤口，邦迪创可贴如此流行，以至于在医学史上都有它的一席之地。邦迪是美国强生公司（Johnson & Johnson）的一个商标名称。这种创可贴是强生公司的雇员厄尔·迪克森于 1920 年发明的。迪克森的妻子约瑟芬时常会切到或者烫着自己，作为一种临时包扎方式，迪克森在约瑟芬的伤口上盖着纱布，再用胶带固定好。为了方便，迪克森想出一个主意，把一张张纱布垫沿着胶带中心放好。为了避免胶带自己粘在一起，也是为了保持绷带的相对清洁，他在胶带表面放了一层裙撑织物。约瑟芬只需把绷带剪下来就能用了。

迪克森最终说服强生公司出售这些绷带。但刚开始销量惨淡，因为当时绷带的尺寸（长 64 厘米，宽 7.6 厘米）不方便人们使用。之后强生公司推出了不同尺寸的绷带，还采取了向美国童子军和屠夫免费发放这样卓越的营销策略，引起了人们的兴致。创可贴的产量在第二次世界大战期间进一步增加。1958 年，由聚乙烯制作的绷带问世。迪克森最终升任强生公司的副总裁。截至目前，强生公司已经卖出了超过 1 000 亿张邦迪创可贴！■

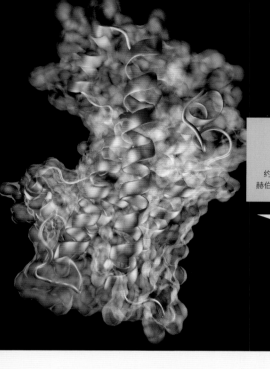

人类生长素

奥斯卡·明科夫斯基（Oskar Minkowski, 1858—1931）
约瑟夫·亚伯拉罕·朗（Joseph Abraham Long, 1879—1953）
赫伯特·麦克莱恩·埃万斯（Herbert McLean Evans, 1882—1971）

左图为人类生长素的分子模型。
图中呈螺旋形的紫色带状物表
示由氨基酸形成的 α 螺旋。

甲状腺手术（1872 年）、肾上腺素的发现（1893 年）、
松果体（1958 年）

1921 年

　　关于使用人类生长素的争论已经持续了数十年，在有些案例中，生长素被用来解决非医疗问题。科学记者娜塔莉·安吉尔（Natalie Angier）写道："在美国，身高远低于平均值（1.81 米）的男性更可能辍学、酗酒、找不着对象、生病或者患上抑郁症。和高个子男性相比，小个子男性结婚生子的概率更小，收入水平也很可能和他们的身高一样低。"我们已经习惯了用很多方式来改造我们的身体；那么，为什么父母就不能斥重金给他们个头矮小的儿子注射人类生长素？

　　分泌人类生长素的是位于大脑底部、呈梨状的脑垂体。对于人类生长素分泌不足的人，注射该激素后不仅可以明显长个，还能降低体内脂肪含量，增强精力，改善免疫系统功能。脑垂体并非一整天都分泌人类生长激素，而是在入睡后 60 分钟时的分泌量最大。剧烈运动可以促进其分泌。该激素还可以刺激肝脏产生胰岛素样生长因子–1，后者可以刺激肌肉、骨骼等其他组织生长。人类生长素分泌量过低会造成侏儒症，而分泌量过高会引发肢端肥大症，其症状是下颌突出，手指粗大。

　　1887 年，立陶宛医学研究者奥斯卡·明科夫斯基观察到脑垂体肿瘤与肢端肥大症之间存在相关性。1921 年，美国研究者赫伯特·埃万斯和约瑟夫·朗给大鼠注射溶有脑垂体提取物的盐水后，大鼠长得快了。20 世纪 60 年代，儿童治疗使用的生长素提取自人类尸体的脑垂体，20 多年后，通过把控制人体合成该激素的基因插入细菌体内，实现了人工合成生长素，这也是基因工程的首批应用之一。■

消灭软骨病

埃尔默·弗纳·麦克勒姆（Elmer Verner McCollum，1879—1967）
爱德华·梅兰比（Edward Mellandy，1884—1955）

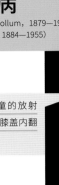

一名患软骨病的 2 岁儿童的放射图片，可以明显看出患者膝盖内翻（俗称"O"形腿）。

《坏血病大全》（1753 年）、美国医学会（1847 年）、维生素的发现（1906 年）、肝脏疗法（1926 年）

1922 年

顾名思义，软骨病患者的骨头较软，这导致他们膝盖内翻，容易骨折。19 世纪末，英国医生注意到，当人们从乡下搬往雾霾严重的工业城市后，软骨病的发病率就会大幅增加。为了更好地理解软骨病的病因并找出疗法，英国医生爱德华·梅兰比于 1919 年开始了一项著名研究，他在室内养了一些狗，只给他们饲喂燕麦片，这诱发狗患上了软骨病。之后通过给这些患病的狗饲喂鳕鱼鱼肝油又把他们治好了。实验表明，软骨病病因和营养有关。他推断鱼肝油中含有的维生素 A 可能是治疗软骨病的关键营养物质。

此后不久，美国生化学家埃尔默·麦克勒姆和同事向鱼肝油中通入氧气使维生素 A 失去活性，但氧化后的鱼肝油仍然可以治疗软骨病。1922 年，麦克勒姆把鱼肝油中存在的这种不同物质命名为维生素 D。1923 年，其他研究者发现，皮肤中的维生素 D 前体（7-脱氢胆固醇）经阳光或紫外线照射后就能形成维生素 D。

从技术角度讲，由于在光照下人体自身可以合成维生素 D，因此其不能被当成必需维生素，更准确的分类应当是甾体激素。对于皮肤颜色较深的婴儿来说，要想产生足量的维生素 D，晒太阳的时间要更久。在体内，血液中的维生素 D 会流向肝脏，并在那里转化成前激素骨化二醇。接下来，肝脏或特定的白细胞会把在体内循环的骨化二醇转化成骨化三醇（维生素 D 具有生物活性的形式）。由白细胞合成的骨化三醇可参与体内的免疫应答。而在体内循环的骨化三醇能与肠道、骨骼、肾脏和甲状旁腺中的维生素受体结合，这有利于血液中的钙和磷浓度维持正常水平，并且防止骨骼中的钙流失。如果饮食中缺乏钙和维生素 D 还可能导致骨骼脱钙。■

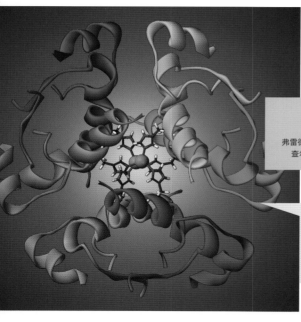

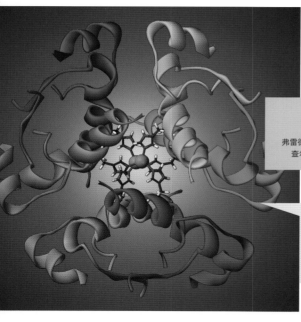

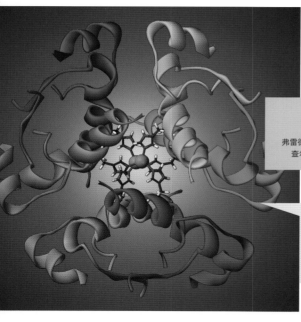

胰岛素商业化

弗雷德里克·格兰特·班丁（Frederick Grant Banting，1891—1941）
查尔斯·赫伯特·贝斯特（Charles Herbert Best，1899—1978）

图中是在体内产生和存储时的胰岛素形状的分子模型，即由六个胰岛素分子构成的分子簇，被称作六聚体。而具有生物活性的是单分子状态的胰岛素。

肾上腺素的发现（1893年）、吐真药（1922年）、抗精神病药物（1950年）、放射免疫分析（1959年）、胰腺移植（1966年）

1922年

内分泌外科手术先驱者、史学家理查德·韦尔伯恩（Richard Welbourn）写道，1922年开始的胰岛素商业化生产是"自50年前出现消毒技术后医疗领域最伟大的进步"。胰岛素这种激素能够控制体内细胞从血液中摄取葡萄糖的能力。葡萄糖是一种单糖，是细胞的能量来源之一。胰岛素产自胰腺中的胰岛。如果无法产生胰岛素，就会患上糖尿病。1型糖尿病患者通常以体外注射的方式获取胰岛素。而2型糖尿病患者则是出现了胰岛素抵抗。在他们体内，胰岛素降低血糖的能力下降了。可通过合理饮食、锻炼及服用其他药物来控制2型糖尿病。

1921年，加拿大医生弗雷德里克·班丁和研究助手查尔斯·贝斯特将从狗的胰腺提取物中分离出的物质注射到另一条胰腺被切除的狗体内。班丁描述道，他永远忘不掉"看到当时场景的喜悦，笼门打开后，之前爬不动的狗现在却在地上蹦蹦跳跳，绕着屋子跑"。这条狗之所以得救是因为提取物中含有胰岛素，因此控制了血糖浓度。1922年，班丁和贝斯特给一名14岁的男孩注射了纯提取物，救了他的命。此前他虚弱得下不了床，但几周后就出院了。

尽管班丁和贝斯特可以靠胰岛素发财，但他们还是把利益交给了多伦多大学从事医学研究，胰岛素的专利也公开了，并没有收费。1922年，礼来制药公司开始大批量生产胰岛素用于销售。1977年，人类首次利用转基因技术产生胰岛素，即将人类的胰岛素基因植入细菌的基因中，如大肠杆菌或酵母菌，然后大量繁殖细菌，从而收集细菌所分泌的胰岛素。■

吐真药

罗伯特·欧内斯特·豪斯（Robert Ernest House，1875—1930）

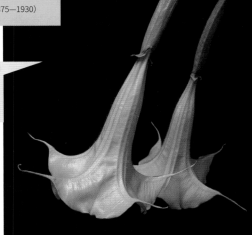

所有的曼陀罗属植物（图中的植物就是其中的一种）的花和籽中都含有东莨菪碱、阿托品等生物碱。在历史上，曼陀罗属植物一直被用作毒药和致幻剂。

洋地黄（1785 年）、全身麻醉（1842 年）、精神分析（1899年）、神经递质（1914 年）、电休克疗法（1938 年）、经眼眶额叶切除术（1946 年）、知情同意书（1947 年）、抗精神病药物（1950 年）、沙利度胺事件（1962 年）

吐真药由美国医生研制，并在刑事犯罪嫌疑人身上进行测试。虽然吐真药或许无法和本书中其他的医疗进展相提并论，但这类研究是令人谈之色变的"治疗性药物"的代表。这类药物用来惩罚，有时甚至用于刑讯逼供。药物刑讯逼供，或者称作惩罚性医学，在 20 世纪六七十年代的苏联等国家流行开来。当年，苏联医生曾用过胰岛素休克疗法，即给被扣押者注射氟哌啶醇（会引发强烈的焦躁）、丙嗪（使人昏睡）以及柳氮磺吡啶（引发高热，并在注射位置引发剧痛）。大流士·M.雷贾利（Darius M. Rejali）称，苏联医生还尝试过注射"异戊巴比妥纳（阿米妥纳）与咖啡因，或者麦角酸、光盖伞素和乌羽玉（一种仙人掌，其提取物可制作致幻剂麦司卡林）混合物"让受害人说实话。

1922 年，美国警察开始使用精神药物，当年美国产科医生罗伯特·欧内斯特·豪斯在罪犯身上测试东莨菪碱。豪斯医生关注如何减少警察审讯中双方的敌对情绪。他发现东莨菪碱有助于缓解产妇分娩时的疼痛，能让她们进入"意识模糊的睡眠状态"，这让他确信，东莨菪碱可以用作吐真药，让服用者没法撒谎，这样就不会有冤假错案了。这种药虽然让很多人招供了，但是证言中包含不可能的场景以及幻觉，因此不怎么可靠。这种药物，尤其是考虑到有些药物会使服用者生病，是否是酷刑的一种呢？美国中央情报局（CIA）在调查了 20 世纪 50 年代东莨菪碱和其他吐真药在审讯中的作用后，确定没有什么药物能确保人们说实话。尽管如此，一些服药者觉得自己透露了很多实情（而事实上并没多少），这种错觉使得他们后来说了实话。

东莨菪碱存在于茄科植物中，当剂量少时可用于治疗恶心和运动疾病。东莨菪碱会干扰乙酰胆碱发挥作用，后者是神经、腺体和肌肉运动中天然存在的化学物质。其他著名的吐真药还包括阿米妥钠和硫喷妥钠，二者均是巴比妥酸盐，用于全身麻醉。■

1922 年

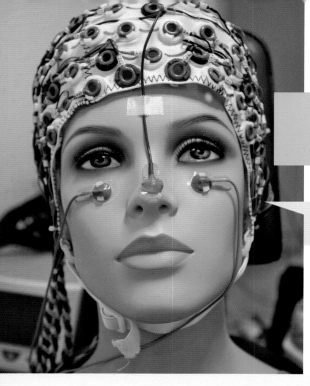

脑电图

理查德·卡顿（Richard Caton，1842—1926）
汉斯·贝格尔（Hans Berger，1873—1941）

在脑电图测试中被放置在受试者头部附近的电极。

治疗癫痫（1857 年）、神经元学说（1891 年）、心电图（1903 年）、核磁共振成像（MRI）（1977 年）

1924 年

"森林有时比单棵树更有趣，"《神经科学：探索大脑》（*Neuroscience: Exploring the Brain*）一书的作者写道，"类似的，通常我们更关注大量而非单个神经元的活动。脑电图这种测量手段使得我们能够大致了解大脑皮层的整体活动。"

1875 年，英格兰生理学家理查德·卡顿在兔子和猴子大脑表层放置了若干监测电极，用电流计测量它们大脑的电活动。1924 年，德国精神科医生、神经学家汉斯·贝格尔使用灵敏电流计观测到了首张人类脑电图，他发现，受试者在清醒和睡眠时的脑电图是不同的。贝格尔让患者闭上双眼，将处于放松状态时的某种特定脑电波波形命名为 α 波。贝格尔在该领域的研究源于他对精神现象和心灵感应的兴趣，早期研究是秘密进行的。1937 年，美国麻省总医院开设了全美首个脑电波测试服务。

如今，仍有很多研究会用到脑电图，比如研究睡眠模式。通过脑电图能判断患者是否脑死亡，它还可以帮助确诊肿瘤和癫痫（一种反复发作的神经障碍）。脑电图还可能用于研究诱发电位（受到声音或图像等刺激所产生的脑信号）。

在绘制脑电波时，要在头皮的特定区域贴上多个电极，同时记录下这些电极产生的读数。由于神经信号要穿透多层组织和头骨，因此无法读出单个神经元产生的电信号；脑电图测定的是很多神经元的、经电路放大后的集合活动。功能性核磁共振成像（fMRI）是核磁共振成像（MRI）的一种特殊形式，可以测量血流相对神经活动的变化，或许能用于提供局部信息。在脑皮层电图中，电极直接放置在大脑上帮助检测高频、低电压的信号。■

现代助产术

玛丽·布雷肯里奇（Mary Breckinridge，1881—1965）

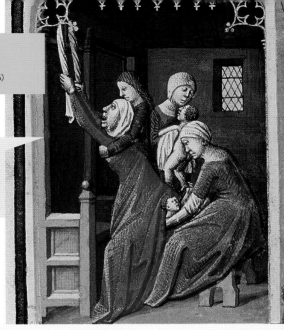

圣·奥古斯汀（St. Augustine）所著《上帝之城》（*La Cité de Dieu*）一书中的插图《以扫和雅各布的诞生》，由艺术家弗朗索瓦·迈特尔（François Maitre）绘制于约 1475 年。

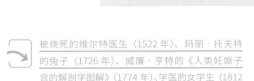

被烧死的维尔特医生（1522 年）、玛丽·托夫特的兔子（1726 年）、威廉·亨特的《人类妊娠子宫的解剖学图解》（1774 年）、学医的女学生（1812 年）、护理学（1854 年）、剖宫产术（1882 年）

1925 年

助产士南希·沙利文（Nancy Sullivan）写道："在古代原始社会，稳婆的工作既是一门手艺，又是神秘的魔法。因此，人们有时尊敬她们，有时害怕她们，有时认为她们是社会领袖，有时却又折磨甚至杀害她们。"医院牧师卡伦·汉森（Karen Hanson）写道："由于稳婆会影响生产、疾病和死亡这些神秘的事情，因此她们曾被指责是女巫，被人们猜忌。"出于对巫术的恐惧以及越来越多的人开始去找外科医生，在中世纪晚期和欧洲的文艺复兴时期，人们对稳婆的需求大幅下降。

现代助产术是护理领域的职业，为女性在孕期、临盆和生产的时候给予护理，还会提供有关母乳喂养和新生儿护理方面的知识。在美国，执业助产士护士（Certified Nurse-Midwife, CNM）在护理和助产两方面都接受过专门的培训。助产士可以在医院或者孕妇家中工作，当需要额外护理时会将孕妇转给产科医生。

1925 年，玛丽·布雷肯里奇在英格兰接受助产士护士训练后，把现代助产术带回美国，并于同年成立了肯塔基母婴委员会（Kentucky Committee for Mothers and Babies），该组织很快更名为高端护理服务（Frontier Nursing Service）。运营几年后，肯塔基州东部的母婴死亡率就下降得比美国其他地区低得多了。1939 年，布雷肯里奇开设了美国首个培养助产士护士的学校。

汉森写道："医学的普及，加之医生成为社区正式的医者，使得稳婆等其他业余医者在美国消失了。19 世纪，医疗开始市场化，尽管稳婆可以为产妇接生，但医生把治病变成了一种商品，一种赚钱手段。"1900 年时，美国半数的婴儿是稳婆接生的，但到了 1939 年，这一比例降到了 15%。■

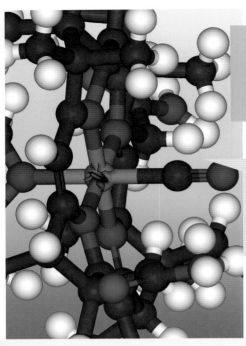

肝脏疗法

乔治·理查兹·迈诺特（George Richards Minot，1885—1950）
乔治·霍伊特·惠普尔（George Hoyt Whipple，1878—1976）
威廉·帕里·墨菲（William Parry Murphy，1892—1987）
威廉·博斯沃思·卡斯尔（William Bosworth Castle，1897—1990）

画家绘制的维生素 B$_{12}$，为了突出视觉上的效果，在位于分子中心的金属钴的位置画了一只甲虫，这是为了提醒人们，日常饮食中摄入的极小量的钴对所有动物都很重要。

 《坏血病大全》（1753 年）、维生素的发现（1906 年）、消灭软骨病（1922 年）、镰状细胞贫血症病因（1949 年）、自身免疫疾病（1956 年）

1926 年

20 世纪 20 年代中期，美国每年约有 6 000 人死于恶性贫血。恶性贫血的症状包括性格改变、行动笨拙等，最终导致患者死亡。虽然贫血的种类很多，但大体上都涉及血红细胞及血红蛋白的减少。血红蛋白是一种含铁的分子，负责给人体内的组织输送氧气。

1925 年，美国医生乔治·惠普尔证实，铁是导致犬类贫血的重要原因。他首先通过放血让健康的狗患上贫血，之后给这些狗饲喂肝脏，贫血症状得到缓解，这很快就证实肝脏中的铁在康复过程中发挥了重要作用。1926 年，美国医生乔治·迈诺特和威廉·墨菲证实，恶性贫血患者吃下大量生肝脏后症状就会消退。此后，医生就经常使用这样的"肝脏疗法"治疗恶性贫血患者。那些过于虚弱的患者则通过插在鼻孔中的胃管来吃下流体状的生肝脏。

美国医生威廉·卡斯尔想弄清楚为什么患者要吃这么多肝脏才能有效果。结果发现，恶性贫血患者的胃酸也少。卡斯尔自己先吃下生牛肉，之后通过催吐的方法把肉吐出来，恶性贫血患者吃下这些肉后贫血症状就减轻了。他据此认为，想要避免恶性贫血，不仅需要肝脏中的某些物质，还需要胃酸中的一些"内因子"。

人们现在知道，肝脏中能治病的成分是维生素 B$_{12}$，它是合成血红蛋白所必需的物质。此外，正常的胃壁细胞会分泌胃酸和内因子（一种蛋白质），而只有存在内因子时小肠才能吸收维生素 B$_{12}$。恶性贫血是一种自身免疫疾病，病因就是内因子和维生素 B$_{12}$ 被破坏了。从某种意义上来说，惠普尔的肝脏疗法是给缺铁性贫血患者补充铁，这种方法还推动了治愈因维生素 B$_{12}$ 缺乏导致的恶性贫血，这就是个幸运的巧合了。■

"兔子死了"

塞尔马·阿什汉（Selmar Aschheim，1878—1965）
伯恩哈德·桑戴克（Bernhard Zondek，1891—1966）

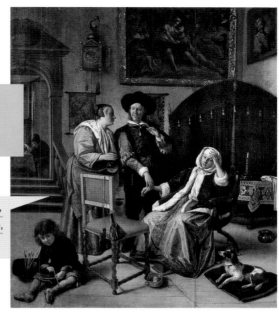

这幅画描绘了等待验孕结果的女性，是荷兰画家扬·斯特恩（Jan Steen，1626—1679）于 1660 年前后创作的。

尿液分析（公元前 4000 年）、流产（70 年）、精子的发现（1678 年）、肾上腺素的发现（1893 年）、宫内节育器（1929 年）、避孕药（1955 年）

"怀上了吗？"数千年来，女性、她们的家人和医生都想知道这个问题的答案。为了找出答案，已经出现了很多不准确却很有创意的测试尿液的方法。古埃及人把女性的尿液注入装有小麦或者大麦的袋子里来验孕。据说，如果小麦发芽，怀的就是男孩，大麦发芽则是女孩，如果哪个都不发芽就是没怀孕。在更现代的时期，会把女性的尿液注射到兔子体内来验孕，这就是为什么"兔子死了"成了怀上孩子的流行委婉语。

现如今，很多妊娠试验会检测是否存在人绒毛膜促性腺激素（human chorionic gonadotropin, HCG），这种激素是受精卵着床（通常发生在排卵后的 6~12 天）后由早期的胚胎产生的。之后胎盘也会分泌 HCG。1928 年，德国妇科医生塞尔马·阿什汉和伯恩哈德·桑戴克发明了一种妊娠试验，给未成熟的雌性小鼠注射女性尿液，之后将小鼠解剖，如果尿液中存在 HCG，小鼠就会出现排卵的迹象，那么这位女士就会被告知怀孕了。后来发明了使用小兔子的类似实验，在注射尿液几天后，这些兔子也会被杀死来检查它们的卵巢。需要注意的是，"兔子死了"这句话是有误导性的，因为要检查卵巢，因此所有的兔子都会死。随后，发明了用青蛙的测试方法，如果尿液中有 HCG，雌青蛙一天内就会产卵。更准确地使用 HCG 抗体的验孕方法于 20 世纪 70 年代出现。这些测试在家中就可以进行，如果出现一条彩线或者"+"符号，那就说明怀孕了。■

1928 年

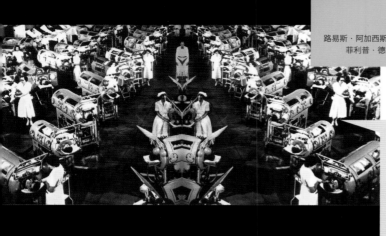

图片是加利福尼亚州兰乔·洛斯·阿米戈斯医院（Rancho Los Amigos Hospital）中著名的脊髓灰质炎患者铁肺治疗室，摄于 1953 年。该医院开设于 1888 年前后，当时洛杉矶县医院（Los Angeles County Hospital）把家境贫困的患者转移至此处，这里也因此得到"贫困农场"的绰号。

 肺量计法（1846 年）、血液透析（1943 年）、心肺机（1953 年）、
脊髓灰质炎疫苗（1955 年）、肺移植（1963 年）

1928 年

铁肺是最早可替代人体基本功能的机械设备之一。同时也是生物医学工程的早期应用实例，生物医学工程是在医学中使用工程方法。具体来说，铁肺能帮助那些无法控制肌肉的人们呼吸。铁肺呈圆筒状，由钢制成，使用时患者需躺在设备里，头部从其中一端的橡胶领子露出。铁肺连有一台泵，可周期性改变内部压力，从而使患者的肺部充气或放气，患者则用嘴呼吸。当内部压力低时，胸腔便会扩张，空气便被吸入患者的肺中。

铁肺是美国人菲利普·德林克和路易斯·肖于 1928 年发明的，因其在 20 世纪四五十年代治疗脊髓灰质炎患者而出名，这些患者因感染脊髓灰质炎病毒而瘫痪，甚至无法自主呼吸。尽管铁肺能救命，但医生罗伯特·艾本（Robert Eiben）还是写道："每个脊髓灰质炎患者都害怕'铁肺'。很多患者承认，他们认为用上铁肺基本等于死亡判决书，铁肺就等同于棺材。"尽管一些患者在铁肺中度过了余生，但大多数患者不到一个月就因急性发病而离开了铁肺。有一位患者在铁肺中存活了 60 年。还有专门针对婴儿设计的微型铁肺。

后来，大部分铁肺都被正压呼吸机（通过导气管把空气鼓入患者肺部的设备）取代，但时至今日仍有一些患者使用铁肺。作家鲁思·德豪雷吉（Ruth DeJauregui）在谈及铁肺及后来设备的重要性时写道："呼吸机对现代医学至关重要，它能辅助瘫痪病人呼吸，提供吸入式药物，帮助工人避免有毒烟气，在受控环境中给早产儿提供空气。"■

涂片检查

乔治·尼古拉斯·帕帕尼古拉乌（Georgios Nicholas
Papanikolaou，1883—1962）

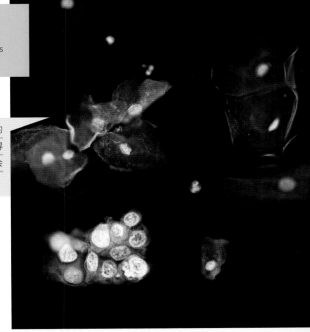

巴氏涂片检查结果的显微照片，照片中左下角的
就是异常细胞，可能会引发浸润性宫颈癌。所得
的组织样本需进行染色，并且为了突出特点，会
采用负像（即呈现真实颜色的补色）。

避孕套（1564 年）、《显微图谱》（1665 年）、癌症
病因（1761 年）、牛痘接种（1798 年）、子宫切
除术（1813 年）、病毒的发现（1892 年）、乳腺 X
线摄影（1949 年）、海拉细胞（1951 年）、逆转
录酶与艾滋病（1970 年）

1928 年

在 1928 年巴氏涂片检查出现前，美国每年死于宫颈癌的女性比死于其他癌症的都多。当
20 世纪 50 年代普遍使用这项检查后，死亡率大幅下降，因此涂片检查也被称为历史上最成功
的、使用最广泛的癌症筛查手段。在 19 世纪，医生就已经注意到宫颈癌（宫颈是子宫下方与
阴道连接的狭长部分）看似是一种经性行为传播的疾病，因为禁欲的修女很少得这种病。然
而，直到 20 世纪 80 年代才在宫颈癌组织中识别出了人乳头瘤病毒（HPV）。自此，人们发现
所有这类癌症中都有 HPV 出现。

巴氏涂片检查得名于希腊病理学家乔治·帕帕尼古拉乌。检查时医生提取宫颈细胞样本
以检查是否有癌前细胞和癌细胞。可以用木制刮刀在宫颈外口，或者用毛刷在宫颈内旋转来取
样。取下来的细胞随后被涂在玻璃片上，经染色后使用显微镜检查。或者，先把细胞样本存放
在装有细胞保存液的小瓶中以供日后研究。如果发现了可疑细胞，医生可能会进行阴道镜检
查，具体来说就是在光源照射下，使用阴道镜放大宫颈的可疑部位，进行活检供日后检查。

宫颈电热圈环切术（loop electrical excision procedure, LEEP）等局部手术可用于治疗
宫颈癌，金属圈通电后可以快速切除其周围已经病变的宫颈组织。如果发展到晚期，就可能
要切除子宫，并进行放射疗法和化疗了。

现在，女性可以通过注射疫苗来抵御 HPV 病毒，但还是需要进行巴氏涂片检查，因为疫
苗无法预防所有类型的 HPV 病毒。此外，对注射疫苗前染上的 HPV 病毒也没有保护作用。在
感染 HPV 病毒的女性中，只有很小一部分会最终发展成宫颈癌。■

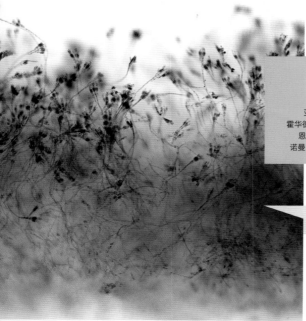

青霉素

约翰·丁达尔（John Tyndall, 1820—1893）
亚历山大·弗莱明（Alexander Fleming, 1881—1955）
霍华德·沃尔特·弗洛里（Howard Walter Florey, 1898—1968）
恩斯特·鲍里斯·钱恩（Ernst Boris Chain, 1906—1979）
诺曼·乔治·希特利（Norman George Heatley, 1911—2004）

产生青霉素的青霉菌的特写照片。

消毒剂（1865 年）、埃尔利希的"魔法子弹"（1910 年）、磺胺类药物（1935 年）、胃溃疡与细菌（1984 年）

1928 年

在反思自己的发现时，苏格兰生物学家亚历山大·弗莱明回忆道："1928 年 9 月 28 日天一亮我就醒了，当时我没想到会发现世界上首个抗生素，从而彻底颠覆医学。不过我想这正是我当时做的。"

弗莱明结束休假返回实验室后发现，金黄色葡萄球菌培养皿由于受到污染已经长出了霉菌。他还注意到，霉菌附近的细菌生长受到了抑制，因此他推断霉菌分泌了某种抑制细菌生长的物质。他很快就在肉汤中培育出了这种纯的霉菌，并确定这是一种青霉菌，因此他把肉汤中的这种抗菌物质称作青霉素。有意思的是，古时候也有很多人注意到霉菌可以用来治病，爱尔兰物理学家约翰·丁达尔甚至于 1875 年宣布青霉菌可以杀菌。不过，很可能是弗莱明首次提出这种霉菌会分泌某种抗菌物质，并将这种物质分离出来的。后续研究表明，青霉素通过破坏细菌的细胞壁来杀死细菌。

1941 年，澳大利亚制药学家霍华德·弗洛里、德国生物化学家恩斯特·钱恩和英格兰生物化学家诺曼·希特利合作证实了青霉素可以治疗小鼠和人类的感染，并最终使青霉素变成了一种可用的药物。美国和英国政府在第二次世界大战期间决定，尽可能多地生产青霉素来治疗士兵。在 1944 年前，美国伊利诺伊州皮奥里亚市的一个发霉的哈密瓜产生了 200 多万剂青霉素。很快，青霉素就被用于治疗败血症、肺炎、白喉、猩红热、淋病、梅毒等主要的细菌疾病。不幸的是，细菌会慢慢演化出耐药性，导致青霉素的用量增加。

在自然界，并不是只有霉菌会产生抗生素。比如，链霉菌就会分泌链霉素和四环素这两种抗生素。青霉素和后续发现的抗生素掀开了抗击细菌的新篇章。■

宫内节育器

恩斯特·格雷芬贝格（Ernst Gräfenberg，1881—1957）

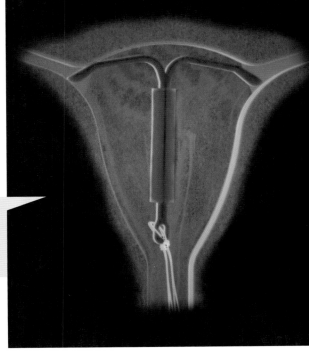

图中是曼月乐宫内节育器（Mirena IUD），展示了其在子宫中的合适位置。这种设备有时被称作宫内缓释系统，其中的圆筒会释放人工合成的孕激素。

流产（70 年）、避孕套（1564 年）、精子的发现（1678 年）、子宫切除术（1813 年）、乳胶外科手套（1890 年）、"兔子死了"（1928 年）、避孕药（1955 年）

1929 年，德国医生恩斯特·格雷芬贝格发表了一篇关于宫内节育器的报告，节育器由柔性丝环制成，通过放入女性子宫来避孕。一年后，他又发表报告称，由内包银线的环制成的节育器效果更好。这要归功于银中含的杂质铜，不过格雷芬贝格并不知道这个原因。1933 年纳粹政府上台后，身为犹太人的格雷芬贝格被迫放弃了自己在布里茨–柏林市立医院妇产科主任的职位。1937 年，他被关进了监狱，不过在他的支持者支付了一大笔赎金后，他被释放了，最终逃亡美国。

尽管关于宫内节育器准确机制的研究仍未结束，但铜离子似乎可以杀死精子。仅仅是放入宫内节育器就能刺激子宫内膜释放前列腺素（类激素物质）和白细胞，它们都会杀灭精子和卵细胞。于 20 世纪 70 年代生产的达尔康盾（Dalkon Shield）或许是最臭名昭著的一款宫内节育器，由于存在设计缺陷，在使用时并不安全。比如，其使用的复丝线最后却起到了桥梁作用，使得细菌进入子宫。这会导致使用者患上脓毒症、流产甚至死亡。

现代宫内节育器是使用最广的可逆避孕手段。其样式也有很多，如由塑料制成的 T 形节育器，上面缠有铜线。T 形的上部正好可以把节育器卡在子宫顶部。还有 U 形的，或者把铜珠穿在塑料线上。还有的会释放人工合成的孕激素。除了白细胞／前列腺素机制的避孕，这些节育器还能通过降低排卵频率和使子宫内膜增厚的方法来避孕。■

蛆虫疗法

约翰·福尼·扎卡赖亚斯（John Forney Zacharias，1837—1901）
威廉·史蒂文森·贝尔（William Stevenson Baer，1872—1931）

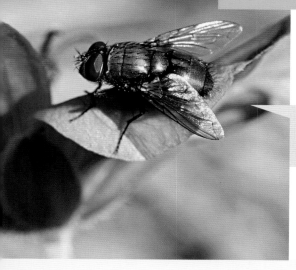

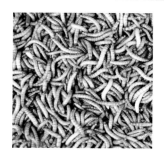

右图：各种蛆虫。左图：绿豆蝇，它的幼虫可以只吃坏死组织而不伤害健康组织。

组织移植（1597 年）、人体内的"动物园"（1683年）、水蛭疗法（1825 年）、消毒剂（1865 年）、邦迪创可贴（1920 年）

1929 年

设想有这么一个场景，你去探望一位伤口总是愈合不了的朋友。结果你会发现伤口上爬满了蛆虫（苍蝇的幼虫）——医生们认为，这些自然界存在的微型外科医生有很强的治愈能力。这就是所谓的蛆虫疗法。

威廉·贝尔是美国首批仔细研究使用这些幼虫来治疗伤口的外科医生之一。在第一次世界大战期间，贝尔见到一位有多处严重伤口但仍坚持战斗数日的士兵。当这位士兵回到医院脱下衣服后，贝尔看到他的伤口里面爬满了"数千只"蛆虫。但令人惊奇的是，这名士兵并没有发热，伤口里的组织也呈现出健康的粉红色。这些经历促使贝尔在 1929 年尝试使用蛆虫来治疗顽固性慢性骨髓炎患者的身体组织。结果，蛆虫创造了小小的奇迹，贝尔发现蛆虫清创（去除死亡、受损或者感染的组织）的速度很快，致病微生物的数目减少了，散发出的臭味也减轻了，患者恢复很快。事实上，古时候的人们就已经观察到，蛆虫可以用来促进伤口愈合。在美国内战期间，医生约翰·扎卡赖亚斯注意到："仅仅一天，蛆虫清创的效果就比我们现有的所有药物都好。我确信我用这种方法救了很多人的生命。"

如今，蛆虫疗法是一种获得批准的清除坏死组织的方法。为了取得好的疗效，必须小心选用特定苍蝇经清洁后的卵——比如，绿豆蝇（学名丝光绿蝇）的幼虫就可以只吃坏死组织而不会伤害健康组织。蛆虫以细菌喂食，其分泌的很多种类的酶还可以使坏死组织液化，这也能杀死细菌，这样一来蛆虫就可以给伤口杀菌。蛆虫的分泌物还可以刺激宿主产生有用的组织生长因子。而蛆虫在伤口上爬行还会促使生成健康组织以及起到净化作用的浆液。■

医生自我试验

沃尔特·里德（Walter Reed，1851—1902）
沃纳·西奥多·奥托·福斯曼（Werner Theodor Otto Forssmann，1904—1979）
约翰·罗宾·沃伦（John Robin Warren，1937— ）
巴里·詹姆斯·马歇尔（Barry James Marshall，1951— ）

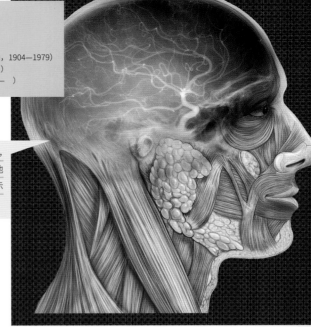

1929 年，福斯曼把一根导管插入心脏，这引发了后续使用导管来运输拍摄其他器官 X 线片所需染料的研究。图中显示的是头部造影，能够清楚地看到血管。

颅骨穿孔术（公元前 6500 年）、人体内的"动物园"（1683 年）、可卡因成为局部麻醉剂（1884 年）、黄热病病因（1937 年）、给自己动手术（1961 年）、胃溃疡与细菌（1984 年）

很久以前，医生就开始在自己身上做实验，本文末尾处列出了其中的一些案例。比如，医学界认可胃溃疡的病因是幽门螺旋杆菌，这要归功于澳大利亚医生罗宾·沃伦和巴里·马歇尔进行的开创性研究。1984 年，为了向持怀疑态度的同行验证，马歇尔真的喝下了一培养皿的幽门螺旋杆菌，5 天后他得了胃炎（胃黏膜炎症）。

自我实验最著名的例子之一是德国医生沃纳·福斯曼，他认为，可以向心脏中植入导管来输送药物和用于 X 射线研究的染料。然而，没人知道这么做会不会有危险，因此他本人于 1929 年在自己的手臂上植入了一根插管，经由该插管把导管输送至自己的心脏处。有趣的是，沃伦、马歇尔和福斯曼都获得了诺贝尔奖。

再举个例子，1900 年，在美国陆军外科医生沃尔特·里德的带领下，医生们开始用自己的身体喂蚊子，以证明黄热病是由蚊子传播的。其中一位医生因此丧生。

如今，患者们也开始自我实验来了解自己的病情。这样的实验当然很危险，其中有些实验是有依据的，比如缓解炎症性肠病（患者采用蠕虫疗法，主动用鞭虫感染自己来调控免疫系统），还有的则没那么可靠，比如 20 世纪 60 年代末期，一些人在自己的颅骨上钻孔来确定自己意识的影响。

医生戴维·L. J. 弗里德（David L. J. Freed）对医生为什么要自我实验给出了有说服力的解释："我们为什么要把自己当成实验品？因为我们比一百只实验室的大鼠更能代表人类；因为我们比世界上其他人都更清楚危害和可能的收益；因为我们受不了官僚主义的拖沓，我们极度需要知道答案；因为我们认为这样做可能给全人类带来巨大的益处。" ■

1929 年

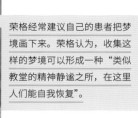

荣格经常建议自己的患者把梦境画下来。荣格认为，收集这样的梦境可以形成一种"类似教堂的精神静谧之所，在这里人们能自我恢复"。

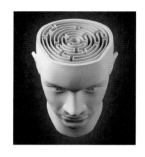

 《论巫术、魔咒和毒药》（1563 年）、精神分析（1899 年）、寻找灵魂（1907 年）、电休克疗法（1938 年）、经眼眶额叶切除术（1946 年）、抗精神病药物（1950 年）、认知行为疗法（1963 年）、濒死体验（1975 年）

1933 年

瑞士精神病学家卡尔·荣格曾写道："只有审视内心我们才能看得清楚。关注外界的人活在梦中；关注内心的人才真的清醒。"这和奥地利医生西格蒙德·弗洛伊德有些类似，弗洛伊德强调浅意识精神过程在塑造人们行为和情绪上能发挥重要作用，荣格也鼓励自己的患者讨论并画出自己的幻想和梦境。事实上，荣格和弗洛伊德在约 1912 年前合作密切。弗洛伊德把人类的行为归结于性心理，而荣格则更偏重精神层面和神秘的方法。

荣格推测人的潜意识有两层。第一层称作个人潜意识，与弗洛伊德的潜意识类似；其中包括人生中因遗忘或很难想起来的部分。第二层是集体潜意识，这部分痛苦的记忆从某种角度来说遗传自我们的祖先，为全人类共有。荣格把这种各个文化共有的图像和主题称作原型（archetype），在它看来，原型对所有人都有相同的含义。荣格认为，这些原型通常会出现在梦中，并且在某个文明时期以神话、宗教、艺术和文学作品等形式显现出来。根据荣格的分析心理学，如果人们仔细思考这些梦中的符号，他们就能采取措施自我实现并提高幸福程度。

尽管荣格的很多奇特想法并没有对医疗产生直接影响，但还是有很多流传了下来。比如，是他首先考虑外向型和内向型人格，如今的人们仍觉得这样的分类很有用。此外，荣格认为正在戒酒的人处于一种"自己选择的"宗教氛围中，这间接影响了戒酒互助会（Alcoholics Anonymous）的成立。这样的精神方法似乎让一些采用其他方式都无效的酒鬼改好了。荣格还提到，患者可以通过绘画来缓解恐惧和焦虑。■

斯坦利的病毒晶体

弗里德里希·维勒（Friedrich Wöhler，1800—1882）
温德尔·梅雷迪思·斯坦利（Wendell Meredith Stanley，1904—1971）

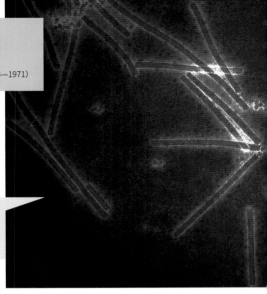

使用重金属对棒状烟草花叶病毒染色，以便能在透射电镜下看到它们。对图片进行额外处理以便突出显示病毒。

牛痘接种（1798 年）、病毒的发现（1892 年）、普通感冒（1914 年）、脊髓灰质炎疫苗（1955 年）、逆转录酶与艾滋病（1970 年）、癌症基因（1976 年）

1935 年，美国生化学家温德尔·斯坦利制作了人类最早发现的病毒——烟草花叶病毒（TMV）的晶体，这震惊了科学界。科学家好奇那些看起来是有生命的东西怎么可能也是晶体。看起来，这种病毒横跨了生命体和非生命体之间若隐若现的边界。

如今，我们知道病毒的形状各式各样，比如正二十面体和长螺旋状。烟草花叶病毒呈棒状，只有单股遗传密码的 RNA，最外层被蛋白质包裹。RNA 一旦进入植物细胞就开始复制，并且在细胞内制造更多的壳蛋白。不同的病毒"零件"同时组装，形成新的烟草花叶病毒。

该病毒会导致烟草叶片部分变黄，还会感染西红柿等其他蔬菜。和很多其他病毒一样，烟草花叶病毒很小，无法直接使用光学显微镜看到。本书"病毒的发现"一节中介绍过一个病毒致病的例子。1918 年西班牙暴发了某种致命病毒导致的流感，在最开始的 6 个月就使 2 500 万人丧生。

其他历史事件也表明，无机物和有机物之间的界限很模糊。比如，科学家一度认为有机物中含有某种形式的"生命力"，因此无法在实验室合成有机物。而德国化学家弗里德里希·维勒于 1828 年在实验室中，使用无机物合成了通常由肝脏产生的有机物尿素，从而否定了生命力理论。

科学史家安杰拉·克里杰（Angela Creager）写道："烟草花叶病毒在关于生命起源的争论中扮演了重要角色，是研究生物大分子的重要工具，还在（尽管看起来不像）科学商用仪器发展中起到了重要作用。在 20 世纪中叶抗击骨髓灰质炎和癌症的斗争中，关于烟草花叶病毒的知识帮助确认了大规模资助病毒研究的合理性，并且为研究人类病原菌提供了实用的指南。"■

1935 年

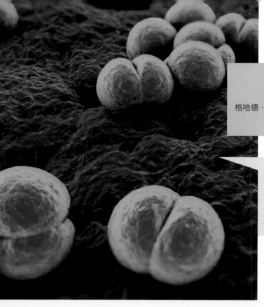

磺胺类药物

格哈德·约翰尼斯·保罗·多马克（Gerhard Johannes Paul Domagk，1895—1964）
丹尼尔·博韦（Daniel Bovet，1907—1992）

在磺胺类药物出现之前，脑膜炎患者中有 30% 会死亡。彩图中展示的就是脑膜炎球菌，它会感染包裹中枢神经系统的膜。

塞麦尔维斯：教会医生洗手的人（1847 年）、水的氯化（1910 年）、青霉素（1928 年）

1935 年

作家埃克哈德·格伦德曼（Ekkehard Grundmann）写道："人类从未奢望有一天能战胜感染，但格哈德·多马克开启了这个医学时代。我们如今很难想象磺胺类药物出现前的情况，那时候脑膜炎、肺炎和扁桃体炎的致死率高达 30%，此外平均每 7 位女性中就有一位会死于产后脓毒症。而 1935 年以后，这一切都改变了。"

磺胺类药物包括一系列化合物，其中的一些具有抗菌性。1932 年，德国细菌学家多马克在测试一种提取自染料的磺胺类物质百浪多息时，发现了首个可以用于系统性治疗链球菌等细菌感染的药物。当时多马克的女儿手臂感染了，可能面临截肢，多马克急迫地想要阻止悲剧发生，幸运的是，他手头正好有这个还没怎么检测的药物，用药后他女儿的手臂完全康复了。多马克于 1935 年发表了多个临床试验成功的结果。有意思的是，百浪多息在试管中并没有出现抗菌性。1936 年左右，瑞士裔药理学家丹尼尔·博韦发现，人体内的化学反应将这种磺酰类药物分解成了两部分：一部分是没有抗菌活性的染料成分，另一部分则是无色的、有抗菌活性的磺胺。

在 20 世纪 40 年代早期，研究者发现，磺胺类药物通过抑制细菌合成叶酸，从而阻止细菌进一步繁殖，由此提高人体免疫系统战胜感染的概率。在青霉素使用前，磺胺类药物是唯一有效的抗生素。而青霉素在第二次世界大战期间及之后挽救了不计其数的生命。如今，尽管通常其他抗生素效果更好，但在细菌已经对其他抗生素产生了耐药性的情况下，仍会用到磺胺类药物。

1939 年，多马克因发现了磺胺类药物百浪多息等物质被授予诺贝尔生理学或医学奖。不过，当时的纳粹政府禁止他接受奖项，因为 1935 年的一位诺贝尔奖得主是一位和平主义者，对纳粹政权持批评态度。■

抗组胺药

亨利·哈利特·戴尔（Henry Hallett Dale, 1875—1968）
乔治·巴杰（George Barger, 1878—1939）
丹尼尔·博韦（Daniel Bovet, 1907—1992）
安妮-玛丽·斯托布（Anne-Marie Staub, 1914—　）

蜜蜂毒液中含有蜂毒素、组胺等物质，
会导致疼痛和瘙痒。

吞噬理论（1882 年）、过敏（1906 年）、阿尔茨
海默病（1906 年）、可的松（1948 年）、抗精神
病药物（1950 年）

戴维·希利医生写道："从技术的角度看，抗组胺药是药物研发的分水岭。"对这类简单化学物质的早期研究使得医生不仅找到了抗过敏的药物，而且研制出用于其他领域的药物和疗法，如抗精神病药物和治疗胃溃疡的方法。

组胺存在于很多植物和动物的毒液中，也存在于多数人体组织中，一般被存储在白细胞（尤其是肥大细胞和嗜碱性粒细胞）中，在这里参与过敏反应和炎症等免疫应答。组胺可以增加白细胞穿过毛细血管的能力，使其拥有消灭外来入侵者的能力，而毛细血管渗出的液体还可以清理战场，这也就是为什么会流清鼻涕。组胺还可以在特定神经元（脑细胞）中充当神经递质。而在胃中，分泌组胺的细胞会刺激胃酸的产生。

1910 年，英国化学家乔治·巴杰和亨利·戴尔首次从生长在植物上的、称作麦角菌的真菌中分离出了组胺。这种荨麻植物身上长有刺，被碰了之后就会像皮下注射针一样给入侵者来上一剂组胺。在人体中，组胺能够结合细胞表面的四种组胺受体，从而发挥作用。其中最广为人知的就是 H_1 受体（存在于平滑肌、血管内壁表面细胞和中枢神经系统组织中）和 H_2 受体（位于胃壁细胞）。

1937 年，瑞士药理学家丹尼尔·博韦和学生安妮-玛丽·斯托布首次制备了抗组胺药物，但是由于毒性太大，无法给人类使用。经过博韦和同事的改进，最终于 1944 年制出了对人类有用的新安替根（亦称吡拉明）。第一代抗组胺药物能够结合 H_1 受体，用于治疗鼻部过敏和昆虫叮咬，副作用是犯困。后续的抗组胺类药物无法穿透血脑屏障，因此可以避免相应的镇静作用。抗精神病药物氯丙嗪与抗组胺药物异丙嗪的化学结构相似。一些神经疾病（如阿尔茨海默病和多发性硬化症）都与脑中组胺系统的显著变化有关。■

1937 年

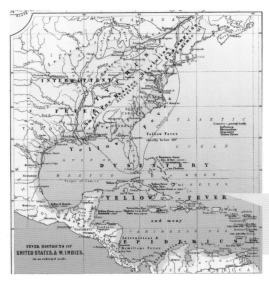

黄热病病因

卡洛斯·胡安·芬莱（Carlos Juan Finlay，1833—1915）
沃尔特·里德（Walter Reed，1851—1902）
马克斯·泰累尔（Max Theiler，1899—1972）

"美国和西印度群岛黄热病发病图"
（1856 年）。图中深黄色部分代表了
黄热病发病区。

 牛痘接种（1798 年）、病毒的发现（1892 年）、疟疾病因（1897 年）、落基山斑疹热病因（1906 年）、
医生自我试验（1929 年）、斯坦利的病毒晶体（1935 年）

1937 年

科学作家玛丽·克罗斯比（Mary Crosby）是这样描述黄热病的："病毒攻击各个器官，患者会逐渐失去意识。身体开始大出血，眼睛、鼻子和嘴里都会流血。患者还会剧烈呕吐出黑血。高热后会留下痕迹，皮肤和巩膜（即眼白）被染成亮黄色，'黄热病'这个臭名昭著的名字也因此而来。"

黄热病病毒在南美洲和非洲比较普遍，可由埃及伊蚊等多种蚊子的雌性传播。绝大多数患者会发热和呕吐，但不会死亡。不过，有 15% 的患者进入了会致死的阶段，出现黄疸（由于肝脏受损导致皮肤变黄）和出血。1881 年，古巴医生卡洛斯·芬莱首次提出蚊子可能会传播黄热病。1990 年，美国陆军外科医生沃尔特·里德开始进行人体实验，以验证蚊子传播的假说，而黄热病病毒也是首个确认由蚊子传播的病毒。1937 年，南非裔病毒学家马克斯·泰累尔最终培养出了毒性减弱的活病毒。他在蛋清中培养黄热病病毒，经过数代后，病毒虽然基本丧失了毒性，但仍可以进行自我复制，因此在接种疫苗后可以引发人体免疫系统发起防御。1951 年，泰累尔被授予诺贝尔奖，这也是诺贝尔奖首次授予成功研发病毒疫苗。

黄热病对美国历史产生了深远影响。比如说，1793 年，当时的美国首都费城（Philadelphia）暴发了大规模黄热病，这导致时任总统乔治·华盛顿（George Washington）和美国政府搬离费城。1802 年，加勒比地区的黄热病病毒造成拿破仑军中数千名士兵死亡，使他放弃了新奥尔良和其他现如今位于美国的领土，并低价卖给了托马斯·杰斐逊（Thomas Jefferson）政府。而法国试图修建巴拿马运河的努力也被疟疾和黄热病阻挠。■

电休克疗法

乌戈·切莱蒂（Ugo Cerletti, 1877—1963）
卢西奥·比尼（Lucio Bini, 1908—1964）

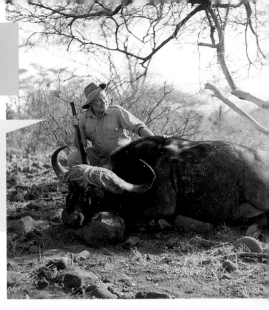

图中是美国作家欧内斯特·海明威（Ernest Hemingway）于 1953 年在非洲狩猎时拍摄的。传记作家杰弗里·迈耶斯（Jeffrey Meyers）称，海明威在 1960 年 12 月接受了多达 15 次电休克治疗，"治疗结束后整个人都垮了"。次年，海明威用自己的猎枪结束了生命。

解开精神病人身上的锁链（1793 年）、治疗癫痫（1857 年）、吐真药（1922 年）、脑电图（1924 年）、经眼眶额叶切除术（1946 年）、知情同意书（1947 年）

律师柯蒂斯·哈特曼（Curtis Hartmann）曾使用电休克疗法来治疗自己严重的抑郁症，治疗过程中使用电击诱发了大脑癫痫，他是这么描述治疗经历的："我大约 20 分钟后醒过来，如地狱般压抑的感觉已经基本消失了。原来那种压抑的感觉对我来说就是病，毫不夸张地说把我的灵魂偷走了。这种病不仅杀了我，还强迫我站起来俯视自己的尸体。谢天谢地，电休克疗法让我不再忍受这种折磨，我的希望完好无损。"

1938 年，意大利医学研究者乌戈·切莱蒂和卢西奥·比尼首先提出了人类电休克疗法试验的想法，这源于切莱蒂在罗马一家屠宰场看到了一头猪被电死。在该疗法的早期，患者不像今天会接受被麻醉或注射肌肉松弛剂。他们的癫痫发作太剧烈了，常常会造成骨折。

今天，电休克疗法被用来无痛治疗那些药物已经无效的严重抑郁症和其他疾病。治疗通常分多次进行。人们一般认为该疗法只是临时"治愈"，接下来还要吃药并且定期继续接受电休克。一个常见的副作用是丧失接受电休克前后较短一段时间内的记忆。如今，这种副作用可以通过使用短脉冲电流而不是过去的正弦电流得以缓解。大鼠实验表明，电休克疗法可以提高生长因子的浓度，而这种化学物质有助于新的神经突触的形成。

尽管电休克疗法挽救了生命，但患者有时也会经历明显的副作用，尤其是进行该疗法的医护人员缺乏经验时。20 世纪 80 年代，一位接受电休克疗法的护士芭芭拉·科迪（Barbara Cody）这么描述自己的治疗经历："我生命中有 15~20 年被抹掉了，现在只会想起很少的一部分。并且还导致了我严重的认知缺陷，这种所谓的'疗法'夺走了我过去的记忆，我忘了大学里面学了什么，我的音乐能力也消失了，我甚至都不认识自己的孩子。休克疗法夺走了我的灵魂。"

1938 年

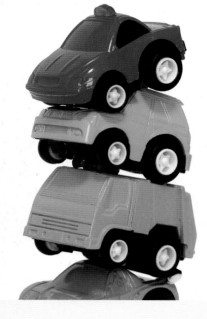

自闭性障碍

莱奥·坎纳（Leo Kanner，1894—1981）
布鲁诺·贝特尔海姆（Bruno Bettelheim，1903—1990）
汉斯·阿斯伯格（Hans Asperger，1906—1980）

自闭症患者有时会有反复整理或者排列物品的需求。比如说，当还是孩子时，他们可能会花数小时把玩具车摆放成特定的形状，而不是以玩具更常见的形状来玩。

 精神分析（1899 年）、脸盲症（1947 年）、认知行为疗法（1963 年）

1943 年

　　"他脸上带着笑容四处走动，手指漫无目的地重复一些动作……他的脑袋摇来摇去。当被带进房间后，他完全无视其他人，立刻朝物品走去。"奥地利精神病学家莱奥·坎纳在 1943 年发表的论文《情感接触中的自闭性障碍》（Autistic Disturbances of Affective Contact）中的这些及其他描述是自闭症研究史上的一个重要里程碑，也是首次赋予单词"autism"自闭症这个含义。坎纳论文中描述的 11 个孩子的大多数特征，比如语言缺陷和 30 个月前保持同一性的要求，仍然被认为是自闭症谱系障碍的典型特征。

　　自闭症是一种行为障碍，其特征是可以在三岁前识别的社交和沟通能力受损。自闭症只是自闭症谱系障碍中的一种，后者还包括以德国儿科医生汉斯·阿斯伯格的姓氏命名的阿斯伯格综合征，他在 1944 年描述了类似的行为。阿斯伯格综合征与典型的自闭症类似，但是阿斯伯格综合征的患儿在语言和认知方面的能力普遍较好。

　　自 20 世纪 80 年代以来，自闭症的确诊数量急剧增加，部分原因是诊断方法的改变以及公众关注度的提高。自闭症儿童经常做重复动作，兴趣少，饮食也异于常人。可惜的是，在 60 年代后期，奥地利出生的儿童心理学家布鲁诺·贝特尔海姆错误地把自闭症归咎于父母的冷漠和不支持，特别是他所谓的"冰箱母亲"。人们还提出了很多其他错误原因，诸如儿童时期打疫苗，但这些都没有得到证实。今天，我们知道自闭症是一种复杂的神经疾病，其中遗传因素具有很大影响，可能还涉及大脑系统发育时间的紊乱。男孩比女孩的患病风险更高。早期的强化行为疗法可以帮助一些自闭症儿童培养一些技能，使他们能更好地应对困难，与他人互动。有些患者完全无法和他人交流，而有一小部分患者表现出"学者综合征"，他们在记忆、艺术或计算方面展现出惊人的技能。■

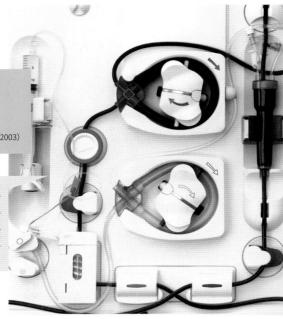

血液透析

格奥尔格·哈斯（Georg Haas，1886—1971）
威廉·约翰·科尔夫（Willem Johan Kolff，1911—2009）
贝尔丁·希巴德·斯克里布纳（Belding Hibbard Scribner，1921—2003）

在患者等待肾脏移植期间，可能会使用带有旋转泵的血液透析仪。需要注意的是，在透析过程中，透析液中的碳酸氢根离子等物质会进入血液。通常来说，血液透析需要每周进行 3 次，每次持续 4 小时。

 尿液分析（公元前 4000 年）、铁肺（1928 年）、心肺机（1953 年）、肾脏移植（1954 年）

人的肾脏有许多功能，包括分泌激素和清除运送到膀胱的废物。当糖尿病等疾病导致肾功能衰竭时，使用人造膜过滤血液的透析机可以取代肾失去的功能。在血液透析过程中，红细胞和大蛋白质等较大的物质被留在接触血液的膜的一侧。而患者血液中毒素会通过扩散作用穿过渗透膜进入透析液。含毒素的透析液与毒素一起被丢弃，而净化后的血液返回身体。血液中多余的液体也被清除。

1924 年左右，德国医生格奥尔格·哈斯首次对患者进行透析治疗，但他的设备无法挽救患者的生命。荷兰医生威廉·科尔夫被认为是透析之父，他在 1943 年建造了第一台全尺寸透析机。最早的透析机使用香肠皮和各式各样的零件。科尔夫的透析机器挽救的首位患者是一位急性肾功能衰竭的女性，治疗前她已经陷入昏迷状态。1945 年，进行了 11 小时透析后她恢复了意识。她清醒后说的第一句人们能听明白的话是："我要和丈夫离婚！"

直到 20 世纪 60 年代初才出现了可减少凝血且静止的连接设备，如贝尔丁·斯克里布纳医生发明的特氟龙分流器，此后透析就可以反复进行而不会损伤血管。在当时，由于透析机数量有限，由匿名委员会决定哪些患者能够接受透析治疗，而没被选中的患者往往就会死亡。

约翰·马赫（John Maher）医生写道："接受透析治疗后，患者生存率与肾功能良好的对照组接近，这是一项令人瞩目的技术成就。"然而，透析无法完全替代原本的肾脏。透析不仅费用高昂，非常耗时，而且无法替代肾脏在分泌激素和代谢方面的作用。■

1943 年

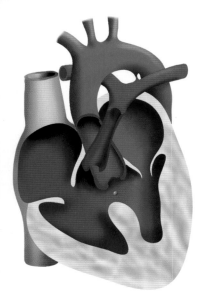

B-T 分流术

海伦·布鲁克·陶西格（Helen Brooke Taussig, 1898—1986）
艾尔弗雷德·布莱洛克（Alfred Blalock, 1899—1964）
维维安·西奥多·托马斯（Vivien Theodore Thomas, 1910—1985）

左图绘制的是室间隔缺损（左、右心室隔上的洞用黄点标出），法洛四联症的一种特征。

纳菲斯的肺循环（1242 年）、洋地黄（1785 年）、腹主动脉结扎术（1817 年）、人工心脏瓣膜（1952 年）、心肺机（1953 年）

1944 年

舍温·B. 努兰德（Sherwin B. Nuland）医生是这么描写手术治疗发明前，20 世纪 30 年代约翰斯·霍普金斯医院里青紫婴儿那让人绝望情况的："即便是最镇定的医生，在儿童心血管门诊待一下午也是个很大的考验。大量发育不完全的孩子来到医院，这些孩子由于呼吸困难，哪怕最轻微的活动都足以让他们失去意识。他们的鼻子、耳朵、手脚，有时整个身上都呈现出如蓝墨水般的紫绀（血液缺氧的颜色），为了不加重病情，他们蹲坐在地上，或者静静地躺在检查桌上。"

法洛四联症是婴儿青紫的一个常见病因。这些婴儿心脏上存在着缺陷，具体来说就是通常用来分离左、右心室的隔上有一个孔，导致富氧血液和缺氧血液在左心室混在了一起，最终导致这些婴儿血液中的氧含量较低。此外，肺动脉瓣狭窄也减少了从心脏流向肺动脉的血液流量。

美国心脏学家海伦·陶西格找到了美国外科医生艾尔弗雷德·布莱洛克及其手术助手维维安·托马斯，向他们询问能否改变这些青紫婴儿的血液流动路径，使更多的来自心脏的血液进入肺中充氧。1944 年，该手术首次在一名 15 个月大的女婴身上进行，此后共挽救了数千婴儿的生命。具体来说，布莱洛克把锁骨下动脉连到了肺动脉上（如今这一步可能会使用人工血管）。在给这个小女孩儿动手术之前，托马斯曾在 200 多条狗身上进行了实验。

布莱洛克–陶西格分流术（B-T 分流术）标志着现代心脏外科的出现。在心内直视手术出现后，B-T 分流术使用得少了，因为外科大夫可以直接打开心脏修复缺陷，例如使用膨体聚四氟乙烯直接修复左右心室隔上的洞。■

癌症的化疗

悉尼·法伯（Sidney Farber, 1903—1973）
路易斯·S. 古德曼（Louis S. Goodman, 1906—2000）
艾尔弗雷德·吉尔曼（Alfred Gilman, 1908—1984）

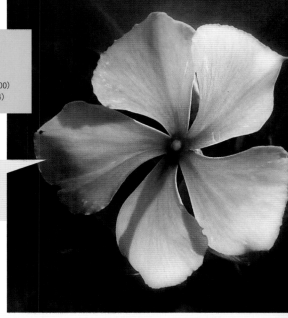

提取自长春花的长春碱和长春新碱被用作化疗试剂来治疗白血病等癌症。这些物质也会造成幻觉。

癌症病因（1761 年）、细胞分裂（1855 年）、放射疗法（1903 年）、埃尔利希的"魔法子弹"（1910 年）、DNA 的结构（1953 年）、癌症基因（1976 年）、端粒酶（1984 年）

很多癌症的化学疗法都是通过杀死快速分裂的细胞来发挥作用的，而分裂速度快正是癌细胞的特点之一。不过，这些化学试剂也会同时杀死那些分裂速度快的健康细胞，如毛囊、消化道、骨髓中的细胞等。令人意外的是抗癌药物的发现过程，第二次世界大战时有 1 000 多人意外接触了美国制造的芥子气，而最早的有效抗癌药物之一正是美国药理学家艾尔弗雷德·吉尔曼和路易斯·古德曼在秘密研究芥子气时发现的。他们发现这种化学武器可以伤害快速增长的白细胞，因此科学家推测，这或许对特定的淋巴瘤（特定白细胞的癌症）有疗效。1943 年，一位非霍奇金淋巴瘤患者被注射了某种相关的含氮化合物。检测到肿瘤肿块出现了短暂的大幅缩小。美国政府在 1946 年准许发表他们的这些发现。

美国病理学家悉尼·法伯发现，氨甲蝶呤可以抑制参与合成叶酸的酶的活性，从而减轻患急性淋巴细胞白血病儿童的病情。1951 年，化学家合成了 6-巯基嘌呤，这种药物可以抑制 DNA 的合成，从而用于治疗儿童白血病。1956 年，氨甲蝶呤有效治疗了一位绒毛膜癌女性患者体内的固体状细胞瘤。1965 年，人们发现多种抗癌药物联合使用也是有效的，1969 年报道了含金属铂的药物可以造成 DNA 交联，最终引发细胞凋亡（即细胞的有序死亡）。

目前主要的几类影响细胞分裂和 DNA 合成的化疗药物包括烷化剂（可与 DNA 链作用，从而阻止 DNA 复制）、抗代谢药（阻止基础原料组装成 DNA）、植物碱（抑制细胞分裂所需的微管的功能）、拓扑异构酶抑制剂（干扰正常的 DNA 螺旋形式）以及抗肿瘤抗生素（适当地阻碍 DNA 和 RNA 功能）。靶向治疗包括可以精准定位癌细胞的单克隆抗体以及特定激酶的抑制剂。目前，有很多曾经致命的癌症已经可以基本治愈了。■

1946 年

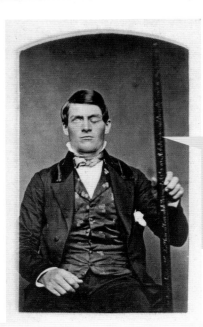

经眼眶额叶切除术

埃加斯·莫尼斯（Egas Moniz，1874—1955）
沃尔特·杰克逊·弗里曼二世（Walter Jackson Freeman II，1895—1972）
詹姆斯·温斯顿·沃茨（James Winston Watts，1904—1994）
罗斯玛丽·肯尼迪（Rosemary Kennedy，1918—2005）

176

在医生主动进行脑白质切除术之前，曾有一个著名意外切除的案例，主人公就是左图的费尼斯·盖吉（Phineas Gage，1823—1860）。盖吉曾意外被一根铁棒（正是图中他手持的这根）砸穿了大脑左侧额叶。虽然活了下来，但是他的性格也发生了一些改变。

解开精神病人身上的锁链（1793年）、替代疗法（1796年）、大脑功能定位（1861年）、吐真药（1922年）、电休克疗法（1938年）、抗精神病药物（1950年）

1946年

自19世纪中叶，科学家就已经知道大脑不同的区域具有不同的功能。因此，脑外科手术或许可以控制癫狂。不过，20世纪进行的脑叶切断术如今看起来太残忍了，手术会切断连接前额叶皮质的神经。这部分皮质负责人们的个性表达、决策、社会抑制等功能。

前额叶脑白质切除术或脑叶切断术包括如下步骤：首先在颅骨上钻一些孔，之后使用线圈或刀片把大脑切开。葡萄牙神经学家埃加斯·莫尼斯因其早期在该领域的贡献而获得了诺贝尔奖。1936年美国神经外科医生詹姆斯·沃茨和沃尔特·弗里曼二世首次在美国实施了脑白质切除术。不过，弗里曼二世觉得传统方法太慢，于是在1946年他开始进行经眼眶额叶切除术。手术过程中会把一个类似碎冰锥的工具放入上眼睑下方的眼眶中，之后用锤子砸入脑中。然后左右转动这个锥子来切断神经纤维。

在医学史家奥勒·埃纳森（Ole Enersen）笔下，弗里曼二世进行脑白质切除术时"非常鲁莽，已经近乎疯狂，他像个传教士一样游历全美。1948—1957年，仅他自己就给2 400位患者做了这种手术。大多数情况下，手术只是无端的严重施暴"。本来这种手术是为了"治愈"那些患有强迫症、精神分裂症、抑郁症等病症的患者，但是患者术后常常变得反应迟钝，没有办法制定规划。20世纪四五十年代，美国有约40 000人接受了脑白质切除术。不过在氯丙嗪等抗精神病药物出现后，这种手术逐步被人们抛弃。

脑白质切除手术最出名的失败案例是美国前总统约翰·F.肯尼迪（John F. Kennedy）的妹妹罗斯玛丽·肯尼迪。她举止叛逆且情绪化，最终在她23岁时，她父亲让她接受了脑白质切除术。手术导致她终身残疾，大小便失禁，说话语无伦次，余生一直在医院度过。■

作为 1953 年 MK-ULTRA 计划的一部分，美国中央情报局在未征得受试者同意的情况下让他们服下了致幻剂以便研究致幻剂的药效。致幻剂可能会导致服用者看到绚丽的颜色、涟漪、会动的几何图形，还会引发其他感官扭曲。（已有多部电影情节中提到了该计划，包括《谍影重重》系列和《美国队长》）

希波克拉底誓言（公元前 400 年）、犹太医生所受的迫害（1161 年）、分离连体婴儿（1689 年）、吐真药（1922 年）、随机对照试验（1948 年）、安慰剂效应（1955 年）、临终关怀（1967 年）、不施行心肺复苏术（1991 年）

古代的希波克拉底誓言表明，医生从来都在尽力让患者免于苦痛。然而，这个誓言却从没提及人体实验以及该实验需要征得患者的知情同意，即向受试患者详细解释实验及实验的危险，并且要获得受试患者接受实验和治疗的许可。事实上，在整个医学史的绝大部分时间内，医生认为可以有意识地欺骗患者。

当第二次世界大战结束后，纳粹医生因其可怖的人体实验在德国纽伦堡接受审判时，获得医学研究受试者的知情同意这个需求变得尤其重要。纳粹的这些实验通常在犹太人及其他犯人身上进行，包括脱光犯人的衣服后在冰上冷冻，向双胞胎的眼睛中注射化学试剂来改变眼睛的颜色，以及把双胞胎缝在一起来制造连体婴儿等。

1947 年颁布的医学伦理文件《纽伦堡守则》（The Nuremberg Code）强调，在进行旨在造福社会的人体实验时，受试者必须完全理解要进行的研究，并且他们必须自愿同意。受试者可以终止实验，并且实验过程中应当避免一切非必需的身体和精神痛苦。《纽伦堡守则》和 1964 年《赫尔辛基宣言》（Declaration of Helsinki）中提出的伦理指南帮助形成了用于监管美国联邦政府资助研究的相关措施。

为了受试者能够给出知情同意，他们在做出这一决定时必须具备足够的判断能力。儿童通常被认为没有足够的判断力，因此其法定监护人可以出于他们的利益来作出决定。对那些失去意识而无法给出知情同意的病人，医生也常常被允许采取紧急治疗措施。

在缺少知情同意案例中，最臭名昭著的便是 1932—1972 年在美国亚拉巴马州塔斯基吉市进行的梅毒试验。试验中，被感染梅毒的男子们并没有得到适当治疗，也未被告知他们患上了梅毒，这样一来美国研究者就可以研究这种疾病的发展。一些受试者最后死于梅毒，而受试者的妻子们也往往染上了梅毒。■

1947 年

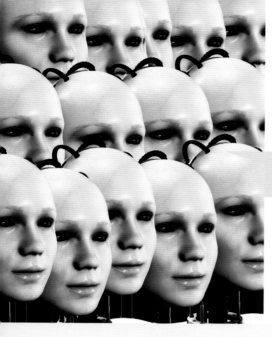

面孔失认症患者很难认出及分辨人脸，甚至认不出家人和亲密的朋友。

 大脑功能定位（1861 年）、阿尔茨海默病（1906 年）、寻找灵魂（1907 年）、自闭性障碍（1943 年）、脸部移植（2005 年）

1947 年

想象一下这个场景，当你的爱人、孩子站在面前，或是当我们看着镜子里的自己时，我们感觉看到的是陌生人。这就是严重面孔失认症，俗称"脸盲症"的症状，这使得很普通的社会交流对患者来说都很困难。

人们最开始的时候认为面孔失认症是由事故或者中风等突然脑部伤害引发的，但后来发现有人先天就患有这种疾病。1947 年，德国神经学家约阿希姆·博达默在论述一位因头部中弹而无法认出家人甚至自己的年轻男子时，创造了"面孔失认症"这个术语。大脑中与该病症相关的特定区域是梭状回，位于大脑皮质靠下的部分。在很多病例中，患者能正常分辨出不含人脸的物体。在一个著名的病例中，一位农场主患者能区分不同羊的面容，但是分辨不出人脸。

对面孔失认症的研究在医学史中有重要作用，这不仅是因为它帮助人们提出了面孔知觉理论，而且它能帮助人们理解知觉表征在大脑中组织和存储的方式。这种认知失调也迫使人们继续思考我们关于意识、熟悉和知识这些最根本的概念，以及大脑是如何管理这些概念的。此外，面孔失认症也是诸多罕见的脑部疾病中的典型病症。比如，当卡普格拉综合征（Capgras syndrome）患者看到自己的朋友、爱人或者镜子中的自己时，他们会认为这些人只不过是长得一样罢了。而弗雷戈利综合征（Fregoli syndrome）患者则会坚持认为他们认识某个实际上并不熟悉的人。科塔尔综合征（Cotard syndrome）患者则会有这样的错觉，认为自己的内脏都没了，而自己只是具行尸走肉。而主观分身综合征（syndrome of subjective doubles）患者则相信，存在着和自己一模一样的一个分身，但过着另一种生活。■

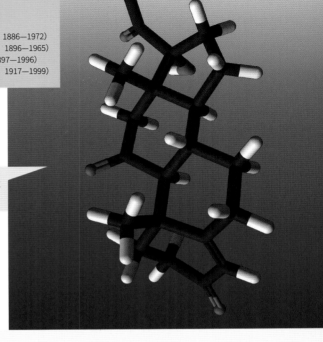

可的松

爱德华·卡尔文·肯德尔（Edward Calvin Kendall, 1886—1972）
菲利普·肖沃尔特·亨奇（Philip Showalter Hench, 1896—1965）
塔德乌什·赖希施泰因（Tadeusz Reichstein, 1897—1996）
路易斯·黑斯廷斯·萨雷特（Lewis Hastings Sarett, 1917—1999）

可的松分子中含有五个氧原子（红色表示）和四个环形结构。

肾上腺素的发现（1893 年）、过敏（1906 年）、抗组胺药（1937 年）、自身免疫疾病（1956 年）、他汀类药物（1973 年）

1948 年

1948 年，美国医生菲利普·亨奇给加德纳太太注射了可的松（一种类固醇激素），加德纳太太因类风湿性关节炎只能坐在轮椅中，虽然她只有 29 岁，但看起来却有将近 60 岁。加德纳太太患的这种风湿是一种慢性炎症，病症包括关节疼痛、肿大和损伤等。之前的 5 年，她甚至都无法独自下床。然而，用药仅 3 天后，她就基本康复了，只是走路有些跛。第 4 天她居然到纽约罗切斯特市中心疯狂购物了 3 小时。这真是个医学奇迹。

可的松创造奇迹的方式是抑制免疫系统，从而减轻炎症。位于肾顶部的肾上腺会以胆固醇为原料生产可的松和皮质醇（也被称为氢化可的松）。在人体内酶的作用下，这两种物质可以相互转化。氢化可的松的活性更强，因此对细胞和组织效果更强。

可的松的应用广泛，比如消炎、抑制器官移植后的排斥，以及治疗哮喘等。1960 年，在约翰·F. 肯尼迪（John F. Kennedy）总统竞选活动期间，他使用了高剂量的氢化可的松来治疗自己的艾迪生病，这种病会导致肾上腺无法合成可的松。事实上，可的松类药物可以缓解很多自身免疫系统疾病（即身体开始攻击自己的细胞和组织）。但是，长时间使用可的松或氢化可的松也会引起高血压等严重的副作用。

在可的松的发现、分离、检测和化学合成中发挥重要作用的其他研究者还有波兰裔瑞士籍化学家塔德乌什·赖希施泰因、美国化学家路易斯·萨雷特和爱德华·肯德尔。1950 年，可的松的产量还很低，每吨牛肾上腺只能产生 25 克纯可的松。因此，与可的松分子结构相似的强的松也被用于治疗炎症。■

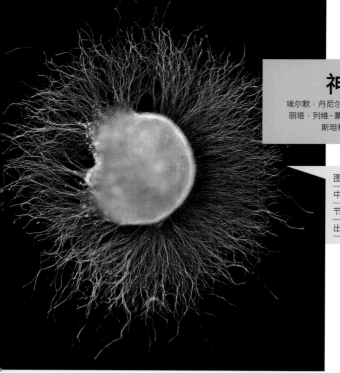

神经生长因子

埃尔默·丹尼尔·比克尔（Elmer Daniel Bueker，1903—1996）
丽塔·列维-蒙塔尔奇尼（Rita Levi-Montalcini，1909—2012）
斯坦利·科恩（Stanley Cohen，1922— ）

图中所示的是在神经生长因子培养基中培养几小时后的鸡胚胎的背根神经节（大量神经细胞体）。神经节中长出了大量的轴突（图中用粉色表示）。

神经元学说（1891 年）、阿尔茨海默病（1906 年）、神经递质（1914 年）、用左旋多巴治疗帕金森病（1957 年）

1948 年

意大利神经学家丽塔·列维-蒙塔尔奇尼曾说，自己更像个艺术家而不是科学家，引导她思考神经系统行为及发现神经生长因子的是直觉。意大利法西斯头子贝尼托·墨索里尼（Benito Mussolini）通过了禁止犹太人从事学术工作的法律后，她不得不在自己卧室里搭建的实验室中进行一些她的早期研究。列维-蒙塔尔奇尼也是首位活过 100 岁的诺贝尔奖得主。

神经生长因子是人体分泌的一种蛋白质，会影响特定靶神经元（神经细胞）的生长和存活。1948 年，美国科学家埃尔默·比克尔发现，将小鼠肿瘤移植到鸡胚胎体壁后，会导致鸡的感觉神经节（大量神经细胞体）上长出神经纤维。列维-蒙塔尔奇尼和同事后来发现，鸡胚胎中的感觉神经节和交感神经纤维侵入了小鼠的肿瘤中，而前者是动员身体对压力做出反应的自主神经系统的一部分。而离肿瘤有一定距离的交感神经节体积也增大了，这表明肿瘤分泌的神经生长因子进入了鸡胚胎的血液循环中。美国生化学家斯坦利·科恩和列维-蒙塔尔奇尼还发现，如果向新生小鼠注入该生长因子的抗体从而消除小鼠的这种因子，小鼠的交感神经系统就会发育不正常。

有意思的是，当人们初恋时，体内的神经生长因子浓度也会升高。该因子还能延长小鼠遭受心脏病后的存活时间，减轻患帕金森病小鼠的运动失调。1983 年，列维-蒙塔尔奇尼和同事提出，神经生长因子会影响大脑和脊髓中的神经。科恩发现表皮生长因子会促进动物幼崽早期睁眼和出牙。如今，我们知道很多因子都会影响人体内的细胞增殖，这些因子往往还会促进细胞分化成各种体细胞。■

随机对照试验

奥斯汀·布拉德福德·希尔（Austin Bradford Hill, 1897—1991）

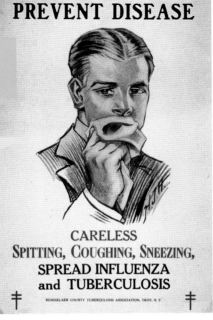

旨在阻止肺结核传播的公共健康宣传海报。1948 年，布拉德福德·希尔发表了使用随机对照试验来验证链霉素治疗肺结核疗效的研究。

阿维森纳的《医典》（1025 年）、《坏血病大全》（1753 年）、替代疗法（1796 年）、科赫的肺结核报告（1882 年）、知情同意书（1947 年）、安慰剂效应（1955 年）

1948 年

设计出可以检测某种疗法效果的测试方法很困难，这很让人意外，其中的原因有很多。比如，医生和受试者在解释结果时可能带有偏见，也不客观。疗效可能很小，而患者之所以感觉好仅仅是因为安慰剂效应（即患者在服用了如糖丸等没有疗效的安慰剂后，由于自己认为有效而引起身体状况改善）。

想要验证某种潜在疗法，现在最可靠的一个办法就是随机对照试验。这种方法的核心就是随机，这样所有患者都有相同的概率接受任意一种待研究的疗法。比如说，把患者随机分成两组，一组吃 X 这种药，而另一组吃 Y 这种药。随机对照试验应当是双盲的，也就是研究者和患者自己都不知道哪些患者是试验组（吃某种新药），哪些是对照组（接受标准治疗方法）。出于伦理，进行随机对照试验时，研究者和医生应当确实不知道哪种疗法更好。

随机对照试验早期最著名的临床研究来自英格兰统计学家布拉德福德·希尔 1948 年发表在《英国医学杂志》（British Medical Journal）的论文《使用链霉素治疗肺结核》（Streptomycin Treatment of Pulmonary Tuberculosis）。在该研究中，患者随机收到一个封着的信封，里面有一张纸片。有的纸片上写着一个 S（代表患者服用链霉素这种抗生素并卧床休息），有的纸片上写着 C（代表这是对照组，只卧床休息）。结果清晰表明链霉素是有效的。

临床流行病学家默里·恩基（Murray Enkin）写道，随机对照试验"被认为是开启医学新时代的里程碑是理所当然的。数十万次这样的试验构成了我们如今所说的'循证医学'的根基。随机对照试验被誉为改变了临床决策的方法，这很恰当"。

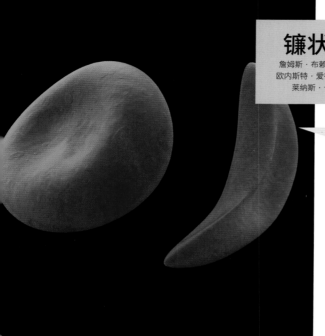

镰状细胞贫血症病因

詹姆斯·布赖恩·赫里克（James Bryan Herrick，1861—1954）
欧内斯特·爱德华·艾恩斯（Ernest Edward Irons，1877—1959）
莱纳斯·卡尔·鲍林（Linus Carl Pauling，1901—1994）

正常红细胞和镰状红细胞。

输血（1829 年）、孟德尔遗传学（1865 年）、疟疾病因（1897 年）、先天性代谢缺陷（1902 年）、肝脏疗法（1926 年）、羊膜穿刺术（1952 年）、基因疗法（1990 年）

1949 年

镰状细胞贫血症是一种会给患者带来很大痛苦的血液疾病，得这种病的儿童会死亡。在不同的非洲部落，这种病有不同的名字，比如，某个西非部落就把它称作 ogbanjes，意思是"短命的孩子"。在一些传说中，这些孩子是为了家人免受恶魔伤害而献身的。

值得注意的是，镰状细胞贫血症是人类发现的首个由某种特定蛋白质异常导致的疾病，也是首个在分子层面人们已完全了解病因的基因疾病。镰状细胞贫血症患者红细胞中的血红蛋白存在缺陷（这种蛋白质通常负责把氧气经由血液送往各个人体组织）。如果孩子从父母双方分别遗传了一个有缺陷的血红蛋白基因，就会患上这种病。如果遗传了一个正常基因和一个缺陷基因，这样的孩子只是处于携带缺陷基因状态。在疟疾肆虐的地方，镰状细胞致病基因其实是一种演化优势，因为缺陷基因携带者可以抵御疟疾感染。

在镰状细胞贫血症患者体内，血红细胞呈现出一种缺乏弹性的镰刀状（类似新月的形状），这样的形状会堵塞毛细血管，限制血流。患者的症状有疼痛、肺动脉血压升高、中风和肾衰竭等。贫血（即红细胞数目少）是因为脾脏中的镰状细胞破裂导致的。不过，如果疟原虫侵入了缺陷基因携带者的红细胞中，由于他们的红细胞比正常人的更快破裂，因此使得疟原虫很难繁殖。

1910 年，美国医生詹姆斯·赫里克和助手欧内斯特·艾恩斯发布了一位病人的镰状血细胞。1949 年，美国化学家莱纳斯·鲍林和同事证明了镰状细胞贫血症源于血红蛋白分子的缺陷。此类贫血可通过输血、骨髓移植和服用羟基脲来治疗，羟基脲可以让患者体内重新产生正常的血红蛋白。■

乳腺 X 线摄影

阿尔伯特·萨洛蒙（Albert Salomon，1883—1976）
劳尔·莱沃尔捏（Raul Leborgne，1907—1986）
罗伯特·L. 伊根（Robert L. Egan，1920—2001）

乳腺 X 线摄影下正常（左）和癌变（右）的乳腺。

癌症病因（1761 年）、孟德尔遗传学（1865 年）、X 射线（1895 年）、放射疗法（1903 年）、涂片检查（1928 年）、癌症的化疗（1946 年）、医用超声波（1957 年）、正电子发射计算机断层扫描（PET）（1973 年）、核磁共振成像（MRI）（1977 年）

1913 年，德国外科医生阿尔伯特·萨洛蒙首次提出使用 X 射线来研究乳腺癌。在他了不起的职业生涯中，他对比了数千个乳腺切片样本的 X 射线图片和显微图片，他也首次观察在 X 射线图片中观察到与肿瘤有关的微小钙化点。微小钙化点表明存在良性小囊肿，也可能是乳腺癌早期。

1949 年，乌拉圭医生劳尔·莱沃尔捏强调，为了获得清晰的图片，乳腺组织应当在摄影时被挤压，从而减少 X 射线所需穿透的厚度，减少 X 射线的剂量。1960 年，美国放射学家罗伯特·伊根找到了合适的电压和底片，从而得到清晰且可重复的乳腺摄像结果。

如今，全视野数字化乳腺 X 线摄影中用数字化电子检测器取代了传统的胶片暗盒，得到的数字信息可以很容易改善、放大和存储。超声、核磁共振成像和正电子发射计算机断层扫描也可以用在乳腺 X 线摄影中。乳腺 X 线摄影可能会遗漏一些癌症，尤其是年轻女性，由于她们的乳腺组织较年长女性的厚，因此癌变组织很难看清。计算机辅助诊断使用计算机软件来查找医生可能遗漏的癌症。

如果在乳腺 X 线摄影中发现了疑似癌变的组织，那么应当进行活检，以便病理学家可以看到乳腺中疑似癌变位置的组织。不过，乳腺 X 线摄影有时候会发出假警报，导致进行没必要的活检。

当遗传变异造成细胞无法停止分裂时，癌症就发生了。女性患乳腺癌的风险随年龄增加。此外，遗传了 BRCA1 或 BRCA2 缺陷基因的女性患乳腺癌和卵巢癌的风险也更高。乳腺癌的治疗方法包括手术、化疗、单克隆抗体和放射疗法等。一些乳腺癌还可以通过抑制雌激素的作用来治疗。■

1949 年

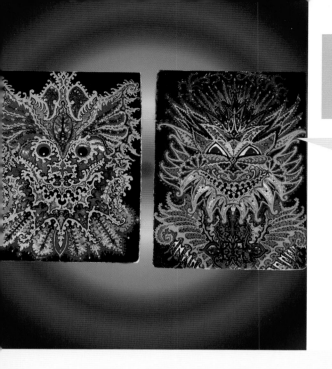

英格兰艺术家路易斯·韦恩（Louis Wain，1860—1939）画的猫。一些精神病学家认为，韦恩所患的精神分裂症对他这种狂野的画风有所影响。

解开精神病人身上的锁链（1793 年）、精神分析（1899 年）、阿尔茨海默病（1906 年）、神经递质（1914 年）、吐真药（1922 年）、抗组胺药（1937 年）、电休克疗法（1938 年）、经眼眶额叶切除术（1946 年）、认知行为疗法（1963 年）

在英国精神病学家特雷弗·特纳（Trevor Turner）看来，抗精神病药物氯丙嗪是最伟大的医学突破之一。他写道："没有氯丙嗪，精神病患者可能还被悲惨地关在精神病院里，被医护人员当成动物来对待。氯丙嗪是一种治疗精神病的'青霉素'，使得患者和医护人员能够交流。"

抗精神病药物可以用于治疗精神病、精神分裂症中的错觉、幻觉等不正常思想，以及双相型障碍中严重的狂躁发作。首个抗精神病药物氯丙嗪的发现基本上是个意外。法国化学家保罗·沙尔庞捷（Paul Charpentier）于 1950 年首次合成了氯丙嗪，之后法国外科医生亨利·拉博里在测试其作为麻醉剂的效果时发现，它可以缓解手术患者的焦虑。这一发现引起了法国精神病学家皮埃尔·德尼凯和让·德莱的注意。他们让一些最狂躁、最不好控制的患者服用氯丙嗪。很多有错觉和幻觉的患者在服药后出现了极大的好转。1954 年，氯丙嗪（商品名：冬眠灵）获准在美国使用，截至 1965 年，全世界约有 5 000 万人曾服用过这种药物。被关在精神病院的人数开始大幅下降，并且较老的精神分裂症疗法，如胰岛素休克疗法和电休克疗法也逐渐为人们所抛弃。不过，一些患者服用氯丙嗪后会患上运动障碍，如肌肉颤动。而更新的抗精神病药物氯氮平能减少患运动障碍的风险，但可能会减少白细胞数量从而带来危险。所有的抗精神病药物都会阻断中枢神经系统中的多巴胺受体（多巴胺是一种神经递质，用来帮助细胞传送脉冲的化学物质，它与各种上瘾行为有关）。

医学专家乔·格雷唐（Joe Graedon）和特蕾莎·格雷唐（Teresa Graedon）写道："数百年前，精神病患者会被活活烧死，20 世纪早期，一些精神分裂症患者会被用冰锥施以脑白质切除术。而首个抗精神病药物正是在这样野蛮的环境中研发出来的。"■

海拉细胞

乔治·奥托·盖伊（George Otto Gey，1899—1970）
海瑞塔·拉克斯（Henrietta Lacks，1920—1951）

海拉细胞分裂时的扫描电镜图。

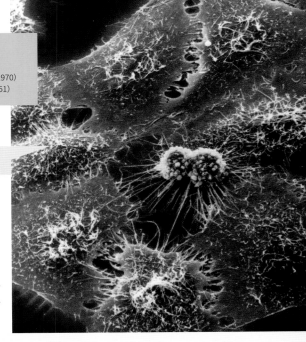

癌症病因（1761 年）、涂片检查（1928 年）、脊髓灰质炎
疫苗（1955 年）、逆转录酶与艾滋病（1970 年）、癌症基因
（1976 年）、端粒酶（1984 年）、克隆人类（2008 年）

医学研究者使用实验室培养的人类细胞来研究细胞功能，或者研发疾病的疗法。这样的细胞可以冷冻并在不同的研究者之间分享。不过，大多数细胞系在分裂有限次后就会死亡。但是 1951 年出现了重大突破，美国生物学家乔治·盖伊培养了一些从宫颈癌患处获得的细胞，创造了首批永生的人类细胞。这些细胞以其捐献者海瑞塔·拉克斯命名，被称作海拉（HeLa）细胞，不过拉克斯本人并不知情。任何科学家只要索要，盖伊都会免费给予这些细胞。至今在这些细胞上进行的研究已经发表了 6 万多篇科学论文，获得了 1.1 万个专利。

作家丽贝卡·斯克鲁特（Rebecca Skloot）写道："如果把所有的海拉细胞放在天平上，它们的质量可达 5 000 万吨——相当于 100 座帝国大厦的质量。海拉细胞在研发脊髓灰质炎疫苗时发挥了重要作用；还帮助解开了癌症的秘密，发现了病毒，了解了原子弹的影响；推动了很多重要的医学进步，如体外受精、克隆、基因图谱；有数十亿人买卖过这种细胞。"

海拉细胞中有一种活性端粒酶，可以不断修复染色体的末端，而正常情况下，染色体在多次细胞分裂后就会因受损严重而无法继续维持细胞的繁殖。海拉细胞的基因组成与众不同，因为它们中含有来自人体乳头瘤病毒 18 的基因，还有多个人体染色体的复制。由于这种细胞繁殖力旺盛，甚至能通过空气中的颗粒传播，它们已经污染了很多实验室的其他细胞环境。

拉克斯 31 岁时死于癌症扩散，而她的家人数十年后才知道她以某种方式得以"永生"。海拉细胞已经进入太空以测试低重力的影响，也被用于各种研究，比如艾滋病和测试有毒物质等。■

1951 年

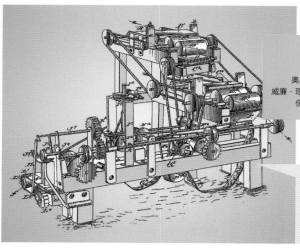

吸烟与癌症

奥斯汀·布拉德福德·希尔（Austin Bradford Hill, 1897—1991）
威廉·理查德·沙博尔·多尔（William Richard Shaboe Doll, 1912—2005）
伊恩·诺曼·麦克劳德（Iain Norman Macleod, 1913—1970）

1881 年，詹姆斯·本萨克（James Bonsack，1859—1924）给左图所示的卷烟机申请了专利，这种复杂但具有革命性的机器可以加速卷烟的生产，10 小时可生产 12 万支卷烟。

癌症病因（1761 年）、《大不列颠劳动人口的卫生情况》（1842 年）、肺量计法（1846 年）、神经递质（1914 年）、斯坦利的病毒晶体（1935 年）、DNA 的结构（1953 年）

烟草原产美洲，16 世纪早期传入欧洲后被吹捧能够治疗淋病和枪伤等多种疾病。到了 16 世纪末，烟草成为一种普遍的休闲药物。现如今，一些美洲原住民种植烟草用于宗教仪式，因为他们认为烟草燃烧产生的烟能把祈祷者带入天堂。

英国生理学家理查德·多尔和英国统计学家布拉德福德·希尔研究发现，吸烟与肺癌之间具有强相关性。他们的研究发表于 1951 年，研究中调查了 20 所伦敦医院的约 700 位患者。他们发现"重度吸烟者患肺癌的概率是不吸烟者的 50 倍"。多尔震惊于如此强的相关性，在研究过程中就戒烟了。他们的后续研究关注了三万名医生，结果证实了之前发现的相关性。1954 年，英国卫生部长伊恩·麦克劳德在一次新闻发布会上宣布："已经证实，吸烟与肺癌之间存在关系。"不过，麦克劳德在发言过程中烟就没熄过。

如今，烟草是最大的单一可预防致死因素。吸烟会增加患多种癌症的危险，如肺癌、肾癌、喉癌、颈癌、乳腺癌、膀胱癌、食道癌、胰腺癌和胃癌等，还会引发心脏病、中风、慢性阻塞性肺病（因肺气肿和慢性支气管炎导致的呼吸困难）、孕妇流产和早产、动脉粥样硬化以及高血压，仅 20 世纪就有约一亿人死于吸烟引发的疾病。

烟草中含有多种致癌物质，会和 DNA（细胞遗传物质）结合，还会导致基因突变（遗传序列发生变化）。吸烟导致的突变可能会抑制细胞的程序性死亡，从而使之癌变。烟草中含有尼古丁，这种物质会让人上瘾，当吸入身体后会增加伏隔核中多巴胺（一种神经递质）的释放量，而伏隔核在大脑中负责愉悦、上瘾和多种情绪。■

1951 年

羊膜穿刺术

道格拉斯·查尔斯·艾奇逊·贝维斯
(Douglas Charles Aitchison Bevis，1919—1994)

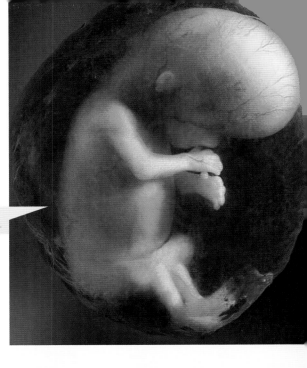

羊水包裹的人类胎儿。

流产（70年）、遗传的染色体理论（1902年）、先天性代谢缺陷（1902年）、镰状细胞贫血症病因（1949年）、乳腺X线摄像（1949年）、DNA的结构（1953年）、胎儿监护（1957年）、医用超声波（1957年）、胎儿外科（1981年）

作家弗兰克·N. 马吉尔（Frank N. Magill）写道："数千年来，我们一直没办法看到或者接触到子宫里的胎儿，这给产科护理和胎儿精神与身体健康诊断带来了很大问题。而在1952年2月23日，《柳叶刀》（Lancet）杂志发表了一篇名为《新生儿溶血病的产前预测》（The Antenatal Prediction of a Hemolytic Disease of the Newborn）的研究，文章中最早提出了解决这个问题的方法。"在这项研究中，英国产科医生道格拉斯·贝维斯描述了使用羊膜穿刺术来检查胎儿日后是否患上溶血病（一种因胎儿和母亲之间血型不合导致的致命血液疾病）。

羊膜穿刺术是一种医疗检查，通常在怀孕14~20周时进行，检查中会取出少量正在发育的胎儿周围的羊水。羊水中包含一些胎儿生长时脱落的蛋白质和皮肤细胞。通过检查胎儿的染色体和DNA可以筛查胎儿是否有唐氏综合征（唐氏综合征是由于第21号染色体多了一条或多了一部分导致的）等基因异常的状况。在进行羊膜穿刺时，医生在超声波的帮助下用一根长针穿透孕妇的腹壁、子宫和羊膜，从而取出羊水。通过测量甲胎蛋白的浓度来筛查胎儿是否患有神经管畸形（包括胚胎神经管闭合不完全导致的脊柱裂）。

那些有很大概率携带遗传疾病基因的孕妇可以进行羊膜穿刺检查，比如那些有特定先天畸形家族史的孕妇，或者超过34岁的孕妇。羊膜穿刺术还可用于检测镰状细胞贫血症、囊性纤维化、肌营养不良、泰–萨克斯病等基因疾病。另一种胎儿诊断方法是绒毛膜采样，需要从胎盘上取下很小一部分组织（胎盘是连接母亲和胎儿的器官）。■

1952年

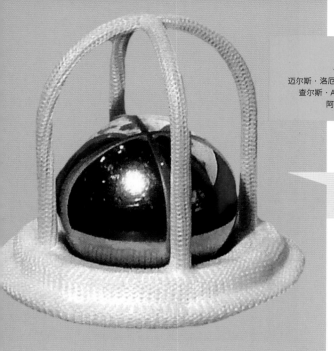

斯塔尔和爱德华兹发明的代替二尖瓣的球笼瓣。

血液循环系统（1628 年）、莫尔加尼："病变器官的哭喊"（1761 年）、洋地黄（1785 年）、B-T 分流术（1944 年）、心肺机（1953 年）、心脏移植（1967 年）、胎儿外科（1981 年）

1952 年

人的心脏中有四个单向阀，可以控制血液在心脏中的流向。如果运转正常，那么这些阀门可以确保血液流向一致，并且可以阻止血液反流。二尖瓣、三尖瓣负责心房和心室之间的开闭，而主动脉瓣、肺动脉瓣则位于流出心脏的动脉上。这些瓣膜根据两侧的压力来开闭。

如果瓣膜工作不正常，比如当二尖瓣由于风湿热并发症而增厚时，就需要用人工瓣膜代替它们。病理性狭窄指的是瓣口附近变窄，从而阻碍血液流入，而反流指的是血液沿着相反的方向流过瓣膜。现在的机械瓣膜足够患者用一辈子，但是需要患者服用抗凝血剂来减少由于红细胞和血小板受损导致的血液凝固。而由猪或牛的心包腔等其他组织制成的组织瓣膜虽然对红细胞和血小板损害小，使用的患者也不需要服用抗凝血剂，但是使用寿命短，一段时间后可能需要更换。

首个人工心脏瓣膜就是一个装有硅胶球的金属笼。随着硅胶球受压力而前后移动，此时就相当于一个单向阀。1952 年，美国外科医生查尔斯·胡夫纳格尔向一位主动脉瓣受损的患者体内植入了一个球笼瓣。美国外科医生阿尔伯特·斯塔尔和工程师洛厄尔·爱德华兹发明了一个类似的瓣膜，于 1960 年植入患者体内。后来球笼瓣被斜碟瓣或双月瓣代替，而热解碳的使用减少了血液堵塞。如果使用动物组织来制作生物瓣膜，需要清除生物标志物以减少组织排斥。■

DNA 的结构

莫里斯·休·弗雷德里克·威尔金斯（Maurice Hugh Frederick Wilkins，1916—2004）
弗朗西斯·哈利·康普顿·克里克（Francis Harry Compton Crick，1916—2004）
罗莎琳德·埃尔茜·富兰克林（Rosalind Elsie Franklin，1920—1958）
詹姆斯·杜威·沃森（James Dewey Watson，1928— ）

单链 DNA 的分子模型。

孟德尔遗传学（1865 年）、遗传的染色体理论
（1902 年）、先天性代谢缺陷（1902 年）、基因与
性别决定（1905 年）、胰岛素商业化（1922 年）、
表观遗传学（1983 年）、聚合酶链式反应（1983
年）、端粒酶（1984 年）、RNA 干扰（1998 年）、
人类基因组计划（2003 年）

1953 年

英国记者马特·里德利（Matt Ridley）写道："DNA 的双螺旋结构让我们能不断更新对身体和精神、过去和未来、犯罪和疾病的了解。"DNA（脱氧核糖核酸）分子可以被认为是包含遗传信息的"蓝图"。从受精卵开始，它就控制了蛋白质的合成以及复杂的细胞发育。一栋建筑物的设计蓝图如果出了错，那就可能导致倒塌或漏水；类似地，如果 DNA 上出了错（比如诱变剂导致的序列变化），就会引发疾病。因此，理解 DNA 中的信息能帮助人们找到治疗疾病的方法，比如开发新药。

DNA 分子很像一个扭曲的梯子，其中不同的梯级代表着碱基，碱基中包含着一段制造蛋白质的密码。DNA 组成的结构称为染色体，每个精子或者卵细胞中都含有一个基因组，即全套基因，其中包括约 30 亿个碱基对。一般来说，一个基因就是 DNA 上的一段序列，其中包括很多信息，可以明确表达成某个特定的蛋白质。

1953 年，分子生物学家詹姆斯·沃森和弗朗西斯·克里克根据莫里斯·威尔金斯和罗莎琳德·富兰克林等科学家的 X 射线及其他数据，使用分子建模的方法揭开了 DNA 的双螺旋结构。如今，通过 DNA 重组技术，可以插入新的 DNA 序列来制造出转基因生物，从而使其生成人们想要的产物，比如胰岛素。法医也可以通过研究犯罪现场遗留的 DNA 来确定犯罪嫌疑人。

1961 年 12 月，《纽约时报》（*New York Times*）报道了在理解 DNA 遗传密码方面取得的突破，称"生物学已经进入了新的领域，这场生物革命潜在的重要性远比原子弹或氢弹大"。■

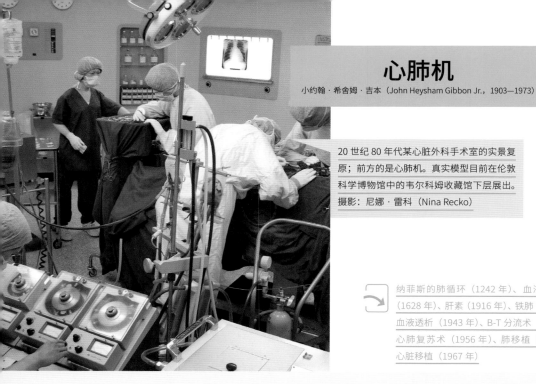

心肺机

小约翰·希舍姆·吉本（John Heysham Gibbon Jr.，1903—1973）

20世纪80年代某心脏外科手术室的实景复原；前方的是心肺机。真实模型目前在伦敦科学博物馆中的韦尔科姆收藏馆下层展出。
摄影：尼娜·雷科（Nina Recko）

纳菲斯的肺循环（1242年）、血液循环系统（1628年）、肝素（1916年）、铁肺（1928年）、血液透析（1943年）、B-T分流术（1944年）、心肺复苏术（1956年）、肺移植（1963年）、心脏移植（1967年）

1953年

在心脏瓣膜修复手术或者心脏内壁缺陷修复手术过程中，心肺机负责血液循环并确保血液中的氧达到一定浓度。在这个被称为体外循环的过程中，血液会绕开心脏和肺，再配合使用其他可以暂时使心脏停跳的化学物质，外科医生就能在相对没有血液和静止的环境下进行手术。医生使用肝素来减少血液循环中的堵塞，同时还可以降低血液温度来减慢身体的新陈代谢，从而减少需氧量。

1953年，美国外科医生小约翰·吉本为一位18岁的女性患者修补心脏内壁缺陷时首次成功地使用了心肺机。在修复过程中，患者的心脏和肺停止运转了27分钟。

为了减少人工泵可能给红细胞带来的损伤，需要使用新方法。科学家试验了蠕动泵和离心泵，前者可以平稳地推动血液通过管路，而后者可以通过旋转给血液提供动力。比代替心脏跳动功能更难的是暂时替代肺的充氧功能。人们曾使用了各种方法，如氧气鼓泡（之后对气泡过滤）和膜，等等。在正常的肺中，氧气和二氧化碳在复杂的表面上相互交换，这些表面加起来有半个网球场那么大。吉本最早的设计是和IBM公司合作完成的，当时为了给血液充氧，使用了含金属网的滚筒来搅动血液。

一些患者称自己使用心肺机后智力下降了，但那些带有类似心血管疾病危险因素的患者也出现了智力下降。因此这或许并非是使用心肺机造成的。作家奥特姆·斯坦利（Autumn Stanley）称，心肺机是"最近发明的最重要的设备，使得所有的开腔手术成为可能，外科手术能够持续的时间在整体上也延长了，更不用说为心脏移植和心肺联合移植奠定了基础"。■

内窥镜

菲利普·波兹尼（Philipp Bozzini，1773—1809）
哈罗德·霍勒斯·霍普金斯（Harold Horace Hopkins，1918—1994）
巴兹尔·伊萨克·希尔朔维兹（Basil Isaac Hirschowitz，1925—2013）

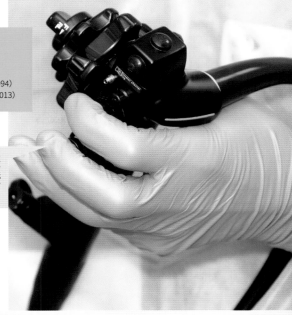

在人们的控制下，常见的弹性内窥镜具有照明、手术、冲洗及吸引等多种功能。

医用超声波（1957 年）、血管成形术（1964 年）、胎儿外科（1981 年）、腹腔镜手术（1981 年）、机器人手术（2000 年）、远程手术（2001 年）

1954 年

内窥镜是一种医用管状设备，可以查看身体内部。内窥镜中的光纤维系统可以发光，从而照亮待研究的组织，之后把图像传回给观测者。医生可以利用内窥镜的另一管路插入刀具取下组织样本，或者插入加热设备来止血。

现如今有很多特定用途的内窥镜，比如结肠镜（检查大肠）、气管镜（检查呼吸道下端）和膀胱镜（检查泌尿道）。在腹腔镜检查或关节镜检查中，有时会割开一个小口把内窥镜插入体内。

1806 年前后，德国医生菲利普·波兹尼发明了一套设备，它由管路、镜子和蜡烛组成，可以把光线照射进人体的"孔道和管腔"（比如嘴和直肠），并且可以传出影像。但是维也纳医学会立刻批评他"过分好奇"。1954 年，英国物理学家哈罗德·霍普金斯设计了光纤内窥镜，其使用一组弹性玻璃纤维来传导光线。南非医生巴兹尔·希尔朔维兹和同事拉里·柯蒂斯（Larry Curtiss）改进了这种内窥镜的照明和成像质量。希尔朔维兹回忆道："这个东西呈柱状，看起来又笨重又丑陋，但却很柔软，我鼓起勇气拿起它，在没有麻醉的情况下沿着咽喉把它吞了下去。"几天后，希尔朔维兹医生把它伸入了一位十二指肠溃疡患者体内。詹姆斯·莱·法纽（James Le Fanu）医生写道："霍普金斯发明的光纤内窥镜改变了治疗的方法，使得医生能够更深入地了解人体内从前未知的领域。"

如今的光纤视镜在顶部使用微数码相机和电感耦合设备，可以把人体组织的图像传到电视屏幕上。光沿光纤传播，照亮体内组织，不过图像通过电子设备传出。胶囊内窥镜可以无线传输图片。内窥镜超声波仪使用超声波来描绘组织结构。■

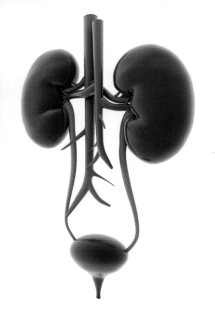

肾脏移植

亚历克西斯·卡雷尔（Alexis Carrel, 1873—1944）
彼得·布雷恩·梅达沃（Peter Brian Medawar, 1915—1987）
约瑟夫·爱德华·默里（Joseph Edward Murray, 1919—2012）

在肾脏移植过程中，原来那个已经不怎么发挥作用的肾脏会留在原处，而新肾则会被移植到较低的位置。之后把捐肾者的输尿管（图中黄色的部分）和膀胱连在一起。

组织移植（1597 年）、血管缝合（1902 年）、角膜移植（1905 年）、血液透析（1943 年）、骨髓移植（1956 年）、肝脏移植（1963 年）、肺移植（1963 年）、手移植（1964 年）、胰腺移植（1966 年）、心脏移植（1967 年）、环孢霉素（1972 年）、小肠移植（1987 年）、脸部移植（2005 年）、培育新器官（2006 年）

1954 年

数百年前，人们看待肾时有种特殊的敬畏。犹太法典《塔木德》中写道："人有两肾，其一向善，其一向恶。"而在《圣经》中，动物的肾脏会被当作祭品通过火祭献给耶和华（利未记 3:4）。

1954 年，美国外科医生约瑟夫·默里和同事在一对双胞胎之间成功进行了首例肾脏移植。在此之前，默里一直被告诫肾脏移植是"不可能的"，他是在"充当上帝，不能这么做"。1990 年，默里因在移植方面取得的成就获得诺贝尔奖。

法国外科医生亚历克西斯·卡雷尔开创的血管缝合和英国外科医生彼得·梅达沃在皮肤移植后的免疫排斥方面的研究都为 20 世纪 50 年代这些开创性的移植工作奠定了基础。不过，在出现免疫抑制药物之前，无亲缘关系个体之间的器官移植并不安全，接受移植的患者服用这种药物后，自身的免疫系统就不会排斥外来器官了。分别于 1962 年和 1972 年发现的硫唑嘌呤和环孢霉素就是两种免疫抑制药物。

导致肾功能衰竭的原因有很多，比如高血压和糖尿病。血液透析可以替代肾发挥作用，但是接受肾脏移植的患者很可能寿命更长。移植后，原来的那个已经不怎么发挥作用的肾通常还留在原处。而移植的新肾会被置于下腹部的位置，并且和髂动脉、髂静脉相连，捐肾者的输尿管会和膀胱连在一起。

排出体内废物需要肾脏参与，这些废物随尿液流向膀胱，肾脏还可以调节血液中电解质的浓度。此外，肾脏还会释放红细胞生成素（一种刺激骨髓产生血红细胞的激素）、肾素（可以调节血压）和骨化三醇（维生素 D 的活性形式，帮助维持钙浓度）。■

避孕药

玛格丽特·希金斯·桑格·斯利（Margaret Higgins Sanger Slee, 1879—1966）
保罗六世（Pope Paul VI, 1897—1978）
格雷戈尔·平卡斯（Gregory Pincus, 1903—1967）
弗兰克·本杰明·科尔顿（Frank Benjamin Colton, 1923—2003）
卡尔·杰拉西（Carl Djerassi, 1923—2015）

这幅光怪陆离的图像描绘了"避孕药发明后的天堂"，女性生活在了一个新时代。20 世纪 60 年代，很多女性在避孕上有了更大的自主权，这也推动了性革命。

流产（70 年）、避孕套（1564 年）、精子的发现（1678 年）、输卵管切除术（1883 年）、"兔子死了"（1928 年）、宫内节育器（1929 年）、羊膜穿刺术（1952 年）

1955 年

口服避孕药是 20 世纪对社会影响最大的医学进展之一。有了这种简便有效的避孕手段后，更多女性获得大学文凭并进入职场。20 世纪 30 年代，研究者已经确定高浓度的孕酮（一种通常在怀孕期出现的激素）会使身体进入怀孕状态，因此可以抑制每月的排卵。美国化学家卡尔·杰拉西和弗兰克·科尔顿在 20 世纪 50 年代分别独立合成了类似孕酮的化学物质。美国生物学家格雷戈尔·平卡斯证实，注射孕酮会阻止哺乳动物卵巢排卵。

玛格丽特·桑格以倡导节育而出名，她帮助平卡斯获得了研发人类避孕药所需的资金。平卡斯选择了科尔顿的配方，并于 1955 年和同事宣布避孕药在临床试验中有效。除了抑制排卵，这种药物还会改变宫颈黏液（使得精子很难进入子宫）和子宫内膜（抑制受精卵着床），从而增强避孕效果。美国监管部门于 1960 年批准了这种避孕药，瑟尔（Searle）制药公司将其取名为 Enovid。

最早的避孕药配方中含有雌激素，会产生一些副作用；然而，现代配方中激素的含量已经降低了，避孕药还被证实可以降低患卵巢癌、子宫内膜癌和结肠癌的危险。一般说来，吸烟的女性服用避孕药后可能会增加心脏病或中风的危险。现在，避孕药中所含激素类型不尽相同（包括只含有孕激素的避孕药），含量也各有不同，有的激素含量恒定不变，有的每周服用量不同。

1968 年，教皇保罗六世谴责使用包括避孕药等方式来人工避孕。尽管避孕药在美国很快流行开来，但在康涅狄格州，1972 年前向未婚女性销售避孕药都是违法的。■

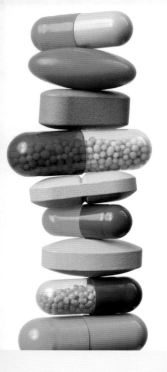

安慰剂效应

亨利·诺尔斯·比彻（Henry Knowles Beecher，1904—1976）

由于个人的主观期望会影响安慰剂效应，因此安慰剂的颜色、大小和形状都会对最后的效果产生影响。红色的安慰剂作为兴奋剂效果更好，白色的则适用作镇静剂。而胶囊状的安慰剂被认为尤其有效。

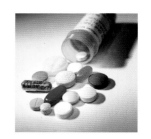

巫医（公元前 10000 年）、米特里达提解毒剂与底也迦（公元前 100 年）、《针灸大成》（1601 年）、专利药品（1906 年）、知情同意书（1947 年）、随机对照试验（1948 年）

1955 年

医学专家亚瑟·夏皮罗（Arthur Shapiro）和伊莱恩·夏皮罗（Elaine Shapiro）写道："纵览自古以来的疗法，我们能够得到这样的结论，直到最近，医学史本质上就是安慰剂效应的历史。例如，在 17 世纪出版的《伦敦药典》前三版中，收录了松萝（从暴力致死的死者的头骨长出的苔藓）和维戈药膏（由毒蛇的肉、活青蛙和虫子制成）之类毫无用处的药物。"

现在，安慰剂这个术语指某种没有疗效的药物（比如糖丸）或者假手术（比如只是割开皮肤但并不进行深入治疗），由于患者主观认为接受这种医疗干预有效，因此觉得病情改善了，有时确实改善了。安慰剂效应的存在表明患者主观期望的重要性，还说明大脑会影响身体健康，尤其是对疼痛感等主观感受有影响。

1955 年，美国医生亨利·比彻记录了一个著名的安慰剂效应案例，由于缺少吗啡这种止痛药，第二次世界大战期间医生给一些士兵注射的其实是生理盐水，但这些士兵仍觉得不怎么疼了。安慰剂效应的一个作用机制可能涉及内源性阿片物质（大脑产生的一种天然止痛剂）和神经递质多巴胺的活动。

在某项研究中，同时给小鼠饲喂抑制免疫系统的药物和一种甜味剂，一段时间后小鼠就对这两种物质建立了条件反射，只饲喂甜味剂时也会出现免疫抑制。因此，人类安慰剂也可能是因为类似的条件反射。被当作兴奋剂的安慰剂注射入人体后会增加血压，而酒精安慰剂会引起醉酒的感觉。安慰剂的颜色和大小对患者感受到的效果影响很大。在不同的社会和国家，安慰剂效应的效果也有所差异。而反安慰剂反应指的是对安慰剂的负面反应，比如当患者认为吃下这种安慰剂可能会有副作用时，他就会感到疼痛。■

脊髓灰质炎疫苗

阿尔伯特·布鲁斯·沙宾（Albert Bruce Sabin, 1906—1993）
乔纳斯·E. 索尔克（Jonas E. Salk, 1914—1995）

脊髓灰质炎分子模型（顶部）与其受体蛋白质 CD155（底部，紫色）结合，这种受体蛋白质分布在细胞膜上。

牛痘接种（1798 年）、病毒的发现（1892 年）、铁肺（1928 年）、斯坦利的病毒晶体（1935 年）、海拉细胞（1951 年）、抗体的结构（1959 年）

脊髓灰质炎是由病毒引发的，该病毒会麻痹肌肉，甚至可能致残。1952 年，美国报道了近 5.8 万感染病例，其中 3 145 名患者死亡，21 269 名患者落下不同程度的残疾。当时的美国人把这种病看作第二可怕的噩梦，仅次于原子弹。据美国医生保罗·奥菲特（Paul Offit）医生所说，当 1955 年 4 月 12 日广播和电视上最终宣布研发了注射式脊髓灰质炎疫苗后，"教堂的钟声响彻全美，工厂停工，犹太教和基督教教堂都涌入大批祈祷者，父母和老师们喜极而泣"。

在古埃及的雕刻和绘画作品中可以看到四肢萎缩、拄着拐杖走路的孩子，这说明脊髓灰质炎自古以来就一直困扰着人类。脊髓灰质炎病毒有三类，会通过受污染的食物或水进入人体并在肠道内繁殖，之后若传播至中枢神经系统则会造成瘫痪。根据受感染神经的位置，脊髓灰质炎病毒可能会造成仅腿部瘫痪，或者全身瘫痪，最终使得患者只能依靠呼吸机呼吸而无法自主呼吸（参见"铁肺"一节）。

现在有两种疫苗可以预防这种疾病。一种是 1952 年美国医学研究者乔纳斯·索尔克培养的灭活病毒，索尔克在猴子的肾脏组织细胞培养脊髓灰质炎病毒，之后用福尔马林灭活。当三种没有毒性的病毒变种进入人体后，体内就会产生抗体，从而在日后能对抗这三种类型的活病毒。在此之后，美国医学研究者阿尔伯特·沙宾研发了口服脊髓灰质炎疫苗，这种疫苗源自三种只在肠道中繁殖但不侵入神经系统的毒性较弱的病毒，因此可以产生类似的免疫。口服疫苗虽然毒性较弱，但其中极少数的病毒仍会转化成能侵入神经系统的病毒类型，因此很多发达国家现在使用注射型疫苗。广泛接种疫苗使得脊髓灰质炎在西方国家中已经很少见了。■

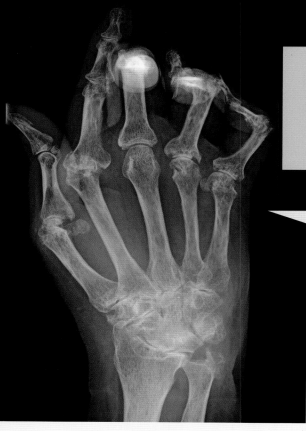

自身免疫疾病

桥本策（Hashimoto Hakaru, 1881—1934）
欧内斯特·威特博斯基（Ernest Witebsky, 1901—1969）
德博拉·多尼亚克（Deborah Doniach, 1912—2004）
彼得·坎贝尔（Peter Campbell, 1921—2005）
伊万·莫里斯·罗伊特（Ivan Maurice Roitt, 1927— ）
诺埃尔·理查德·罗斯（Noel Richard Rose, 1927— ）

类风湿性关节炎会损坏关节软骨，造成关节弯曲。左图是患者的手部 X 线片。

组织移植（1597 年）、甲状腺手术（1872 年）、吞噬理论（1882 年）、过敏（1906 年）、肝脏疗法（1926 年）、可的松（1948 年）、抗体的结构（1959 年）、环孢霉素（1972 年）、基因疗法（1990 年）

1956 年

　　自身免疫系统疾病是指免疫系统攻击并消灭自身的健康细胞和组织，就好比俗语所说的大水冲了龙王庙。1956 年，桥本甲状腺炎成为首个被确定为自身免疫系统疾病的腺体疾病。当时，英国研究者伊万·罗伊特、德博拉·多尼亚克和彼得·坎贝尔发现，在甲状腺炎患者体内，抗体会前往消灭甲状腺球蛋白。

　　几乎在同时，美国研究者诺埃尔·罗斯和欧内斯特·威特博斯基把兔子的部分甲状腺与细菌混合，之后重新注射进兔子脚中，使其患上甲状腺炎。在观察到兔子甲状腺发炎，以及抗体开始消灭甲状腺球蛋白后，罗斯"又吃惊又害怕"，因为他意识到说服别的研究者相信这些令人震惊的发现或许很难。尽管多年来人们一直认为这种疾病并不存在，但是早在 1904 年朱利叶斯·多纳特（Julius Donath）和卡尔·兰德施泰纳（Karl Landsteiner）就证实了阵发性冷性血红蛋白尿与自身免疫有关。

　　自身免疫疾病通常有遗传倾向，也是美国人的主要疾病，患者中约四分之三是女性。自身免疫疾病及相关疾病有数百种，比如类风湿性关节炎（导致炎症和关节损伤）、系统性红斑狼疮（造成炎症并会损害很多器官）、多发性硬化（损伤包裹在神经纤维外的神经鞘）等。服用控制炎症的糖皮质激素及其他免疫抑制剂等方法可以治疗这类疾病。在一些情况下，人类患上这种病可能是感染引发的，感染刺激免疫系统攻击一些自身组织。■

骨髓移植

爱德华·唐纳尔·托马斯（Edward Donnall Thomas，1920—2012）

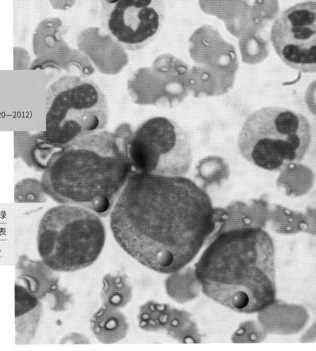

在显微镜下检查染色的骨髓细胞。蓝绿点代表中性杆状核粒细胞，黄色点代表早幼粒细胞，橘色点代表晚幼粒细胞。

组织移植（1597 年）、淋巴系统（1652 年）、放射疗法（1903 年）、角膜移植（1905 年）、肾脏移植（1954年）、胸腺（1961 年）、肝脏移植（1963 年）、肺移植（1963 年）、手移植（1964 年）、胰腺移植（1966 年）、心脏移植（1967 年）、环孢霉素（1972 年）、小肠移植（1987 年）、面部移植（2005 年）、克隆人类（2008 年）

1956 年

造血干细胞这种"未成熟细胞"可以发育成各种血细胞。大部分造血干细胞位于骨髓（骨腔内的海绵状组织），不过也有一些位于体内循环的外周血中。

干细胞可通过细胞分裂自我更新，还能产生其他有特定功能的细胞。全能干细胞（如受精卵细胞）可以分化形成生命体中所有类型的细胞。亚全能干细胞可以生成任何胎儿或成人体内的细胞，但是由于无法形成胎盘等胚胎外组织，因此无法发育成胎儿或成人。多能干细胞（如造血干细胞）可以产生的细胞类型则更为有限。比如，造血干细胞可以分化成白细胞（能够清除感染）、红细胞（能够输送氧气）和血小板（起到伤口的凝血作用）。肝脏等多种器官中也有休眠的干细胞，当组织受损或者需要新细胞时可以被激活。

白血病是一种血液或者骨髓癌症，患者体内往往会产生大量异常白细胞。在骨髓移植（也称为干细胞移植）过程中，医生通常会首先使用化学疗法或者辐射清除患者体内异常的骨髓，之后将捐献者健康的造血干细胞注射进患者血管中。这些细胞随后会进入患者的骨髓。有时，患者健康的干细胞也能使用，但不同个体之间进行骨髓移植时，必须要确保抗原匹配以减少外来细胞对患者组织的攻击（称为移植物抗宿主病）。1956 年，美国医生唐纳尔·托马斯成功实施首例骨髓移植，给一位白血病患者植入了来自患者同卵双胞胎的健康骨髓。植入后的骨髓生成了健康的白细胞和免疫细胞，缓解了患者的病情。■

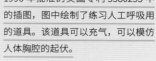

1996 年批准的美国专利 5580255 中的插图，图中绘制了练习人工呼吸用的道具。该道具可以充气，可以模仿人体胸腔的起伏。

血液循环系统（1628 年）、救护车（1792 年）、
除颤器（1899 年）、人工心脏起搏器（1958 年）、
不施行心肺复苏术（1991 年）

1956 年

心肺复苏术是一种急救措施，当患者心脏骤停、没有呼吸时用来维持生命。通常情况下，心肺复苏应当持续实施直至其他医疗救治资源抵达。心肺复苏术包括胸外按压（反复按压胸腔以促进血液流动）、人工呼吸，或使用其他设备让空气进入肺中。心肺复苏术中可能还会用到电击来恢复正常心跳。现在，在很多紧急情况下更强调使用胸外按压而非人工呼吸，尤其对那些没有受过专门训练的施救者。

1956 年，奥地利医生彼得·沙法尔进行人体实验来验证人工呼吸是否能提供维持生命所需的足量氧气。当时他招募了 31 位志愿者，首先用箭毒马钱子麻痹了他们的呼吸肌。之后向肺中通入呼出的气体，并监测血液中氧气和二氧化碳的浓度，实验共持续数小时。结果表明人呼出的气中氧气含量充足，从而验证了人工呼吸是有效的。基于自己和詹姆斯·伊拉姆医生等人的研究，沙法尔说服了挪威一家生产玩具娃娃的厂商来制作用于心肺复苏训练的模拟人偶。在他 1957 年出版的《心肺复苏入门》（*ABC of Resuscitation*）一书中，沙法尔建议施救者联合使用多项施救措施，包括检查气道、辅助呼吸和实施胸外按压等。这本书是世界范围内心肺复苏训练的基础。

《圣经》中提到，先知以利沙曾把自己的嘴贴着一个孩子的嘴，最终救活了他（列王记下 4:34）。1767 年，荷兰曾出版过一本书，建议施救者应当保证溺水者全身温暖，进行人工呼吸，并且"把烟草燃烧产生的烟气经直肠通入溺水者体内"。其他方法偶尔也用得上，比如让溺水者向下趴在一个桶上，然后前后滚动，或者把溺水者仰面朝上放在一匹慢跑的马上。■

用左旋多巴治疗帕金森病

詹姆斯·帕金森（James Parkinson，1755—1824）
沃尔瑟·比克迈尔（Walther Birkmayer，1910—1996）
阿尔维德·卡尔松（Arvid Carlsson，1923—2018）
奥勒哈·霍尔尼凯维茨（Oleh Hornykiewicz，1926— ）
奥利弗·沃尔夫·萨克斯（Oliver Wolf Sacks，1933—2015）

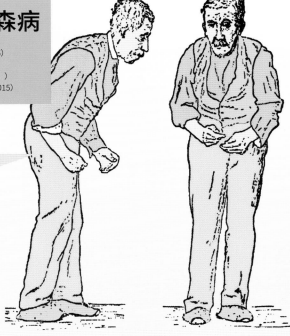

英国神经学家理查德·高尔（Richard Gowers）所著《神经系统疾病手册》（*A Manual of Diseases of the Nervous System*，1886）中的一幅著名的插画，描绘了一位帕金森病患者。

神经元学说（1891 年）、阿尔茨海默病（1906 年）、神经递质（1914 年）、骨髓移植（1956 年）、线粒体疾病（1962 年）、基因疗法（1990 年）、人体克隆（2008 年）

1957 年

帕金森病是一种中枢神经系统疾病，会损害运动控制和其他大脑功能，奥地利研究者奥勒哈·霍尔尼凯维茨和沃尔瑟·比克迈尔于 1961 年报道了一种看起来近乎奇迹的帕金森病疗法。"有的患者无法正常行走，有的站都站不起来，还有的甚至已经卧床不起，但注射了左旋多巴后，这些病人能轻易完成这些之前做不出来的动作了，甚至还能跑能跳。这种药物疗效明显，让人印象深刻。"

帕金森病患者会出现肌肉颤动、僵硬以及动作迟缓等症状。这种病是由中脑特定神经元产生的神经递质多巴胺不足导致的。1817 年，英国药剂师詹姆斯·帕金森在一篇论"震颤麻痹"的论文中详细描述了这种病的症状。 1957 年，瑞典科学家阿尔维德·卡尔松发现，大脑某个区域中的多巴胺对控制运动起到了重要作用。他还证实，减少实验动物体内的多巴胺浓度后，这些动物会出现帕金森病的症状，而注射左旋多巴后，这些症状又会消失。

左旋多巴能穿透血脑屏障，因此可以进入大脑，在大脑中它会被特定神经元转化成多巴胺。由于左旋多巴在大脑外代谢时会造成恶心、运动不流畅，因此需要服用其他药物来抑制体外代谢。当药物治疗没有效果时，可以使用电脉冲来进行脑深部刺激，人们也一直在研究向大脑中移植干细胞这种疗法的可能性。神经学家奥利弗·萨克斯使用左旋多巴治疗因昏睡性脑炎丧失运动和说话能力数年的患者。

帕金森病还和大脑中 α-突触核蛋白以路易体（蛋白质聚集）形式的异常累积有关，这会导致脑细胞死亡。人们还知道有很多基因突变也会导致帕金森病。■

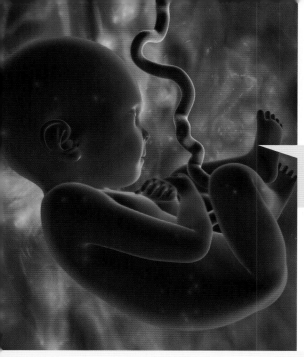

胎心宫缩监测不仅可以延长高危孕妇的妊娠时间，还可以用于诊断脐带受压。

听诊器（1816 年）、剖宫产术（1882 年）、羊膜穿刺术（1952 年）、医用超声波（1957 年）、胎儿外科（1981 年）

1957 年

出生过程是人一生受压最大的时候，但新生儿却能奇迹般地适应并顺利通过这个巨大的挑战。尽管如此，分娩时还是会出现一些问题，需要健康专家密切注视胎儿受压的情况。在胎儿电子监护设备发明之前，医生能做的只有在孕妇腹部放一个特殊的听诊器来听胎儿心跳，因此很难确定胎儿是否健康。而且在孕妇子宫收缩时，医生很有可能无法听到胎儿心跳，而此时正是胎儿受压增大的时候。

1957 年，美国医生奥万·赫斯和同事爱德华·韩发明了一种胎儿心率检测仪，这种设备高 2 米，可以连续监测胎儿心脏的电信号。如今，胎心宫缩监护可以同时记录胎儿心跳和孕期宫缩。体外使用超声传感器来探测胎儿心脏的运动。一个压敏设备可以同时记录腹部的压力，从而间接指示子宫内的压力。

进行体内测量时需要向孕妇体内插入一根电极，从子宫颈穿过，通常贴在胎儿头部位置以获得详细的胎儿心脏活动的电信号。此外，还会在子宫腔内放置一个子宫压力传感器。

有了胎心宫缩检测设备，就可以连续测定宫缩的频率、持续时间以及强度。胎儿正常心率是每分钟 110~160 次。胎儿要想健康就需要有足够的氧气供给，并且代谢废物要能通过脐带和胎盘排出。如果胎盘偏离正常位置或者血压异常，或者孕妇患有哮喘、糖尿病、肺炎、贫血，那么胎儿的上述需求就会受到影响。胎儿监护可以用于预测即将到来的胎儿缺氧，这样医生就能采取增大子宫胎盘血液流量等措施来避免胎儿受到伤害。

医生们还在争论，复杂的胎儿监测在什么情况下可以发挥最大的价值，如果胎儿被误诊为发生窒息，会导致本不需要的剖宫产术和额外的医疗花费。■

医用超声波

保罗·朗之万（Paul Langevin，1872—1946）
伊恩·唐纳德（Ian Donald，1910—1987）

使用三维超声波能够拍出胎儿在子宫中生动的图片。

X 射线（1895 年）、乳腺 X 线摄影（1949 年）、羊膜穿刺术（1952 年）、内窥镜（1954 年）、胎儿监护（1957 年）、沙利度胺事件（1962 年）、计算机轴向断层扫描（1967 年）、胎儿外科（1981 年）

1957 年

阿肖克·库拉纳（Ashok Khurana）医生写道："超声波是现今产科医生不可缺少的设备，就好像是手指的延伸一样。不过，保罗·朗之万教授在第二次世界大战期间为英法两国海军研发声呐技术时可没预料到这些，当年研究它是为了解决日益增加的潜艇威胁。"

超声波的频率过高，因此人耳是听不到的。当超声波遇到某些隐藏物体会发生反射，专业人员可以通过这一特点使用合适的信号发生和检测设备来获取信息。比如，超声探测器可以发出高频脉冲声，遇到器官后有一些会被反射回来，就像被峡谷反射的回声一样。苏格兰医生伊恩·唐纳德猜测，可以用这种方法检测子宫中的胎儿，就像战舰在海中搜索敌军潜艇或者确定海床形貌一样。1957 年，他对一位体内疑似有肿瘤的女性患者进行了超声检查，检查前医生们认为肿瘤已经发展到了晚期，无法实施手术。但检查后唐纳德认为，这只是个卵巢囊肿，很容易切除，因此挽救了这位患者的生命。1959 年，唐纳德首次发现，胎儿的头部对超声的响应很清晰，医生开始意识到在判断胎儿是否正常发育以及子宫内有多少胎儿方面，超声波可以发挥重要作用。另外，因为超声波比 X 射线更加安全，所以可以用来替代后者以判断胎儿的年龄、心脏是否有缺陷以及分娩时的产位等。

超声波扫描仪在 20 世纪 60 年代中期实现商用，约 10 年后，计算机技术开始在成像方面发挥重要作用。现在，超声可以帮助人们看到肌肉、肌腱、器官和肿瘤，还能制作三维模拟图。超声还可以用于制作心脏结构的超声心动图。多普勒超声可以用于研究血管中的血液流动。在碎石术中，强超声脉冲还能用来击碎胆结石和肾结石。■

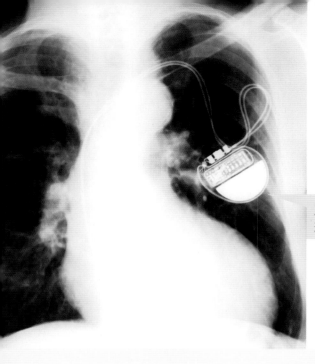

人工心脏起搏器

鲁内·艾尔姆奎斯特（Rune Elmqvist, 1906—1996）
保罗·莫里斯·佐尔（Paul Maurice Zoll, 1911—1999）
威尔逊·格雷特巴奇（Wilson Greatbatch, 1919—2011）

安装在体内的起搏器的 X 线片，图中是起搏器中的一些线路。

洋地黄（1785 年）、除颤器（1899 年）、心电图（1903 年）、β – 受体阻滞剂（1964 年）

1958 年

人工心脏起搏器这种设备使用电脉冲来辅助心脏完成正常跳动。健康的心脏拥有自主电系统来控制心跳节律：在心脏每次跳动时，都会有电信号从心脏顶部传输至底部，使得心脏收缩泵出血液。电信号来自窦房结的一组细胞，它们位于右心房（心房位于心脏上方）。如果电信号系统出现了缺陷，就会造成心律失常，可能心动过速，也可能心动过缓，还可能一会儿快一会儿慢。

最早的人工起搏器又大又笨，如今却非常小巧，可以植入人体，电池续航能力也很长。在这一演化过程中，很多人都作出了贡献。比如，美国心脏学家保罗·佐尔于 1952 年发明了体外心脏起搏器，使用脉冲电流电击患者胸部，不过这会让患者感到剧痛。美国的威尔逊·格雷特巴奇和瑞典的鲁内·艾尔姆奎斯特等发明家于 1958 年前后研发出了使用晶体管的植入式起搏器。而当医生能把电击固定在心脏壁时，起搏器就能使用低压、由电池供能的元件了。在 20 世纪 60 年代中期，电极系统可以经血管进入心脏，之后安放在心脏的一个腔内。20 世纪 70 年代出现了锂电池和低能耗电路，这使得起搏器能在体内用上很多年。

现在，起搏器可以只在检测到有需要的时候才释放脉冲电流。在双腔起搏器中，其中一个起搏电极控制心房，另一个则控制心室（心室位于心房下方）。在动态起搏器中，起搏频率可以自行变化以适应身体的需要（比如，当起搏器探测到身体进行剧烈活动时，或者是体温或血液中溶氧量变化时）。起搏器还可以检测并存储与心脏活动有关的信息，这些信息可供医生看病时使用。■

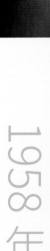

髋关节置换术

约翰·查恩雷（John Charnley, 1911—1982）

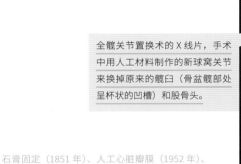

全髋关节置换术的 X 线片，手术中用人工材料制作的新球窝关节来换掉原来的髋臼（骨盆髋部处呈杯状的凹槽）和股骨头。

石膏固定（1851 年）、人工心脏瓣膜（1952 年）、骨髓移植（1956 年）、人工耳蜗移植（1977 年）

1958 年

医学史家弗朗西斯·内亚里（Francis Neary）认为："全髋关节置换术被视作 20 世纪外科手术的里程碑之一，也是现在全球范围内实施量最多的择期手术之一。自 20 世纪 60 年代早期，已经有数百万关节炎患者接受了该手术，手术缓解了患者的痛苦，还帮助他们恢复了行动能力。髋关节置换术的发展也伴随着材料学、医疗器械和手术方法的改进，这些进展中的很多经改造已经用于治疗其他关节疾病，甚至用在其他外科领域中。"

在全髋关节置换术中，需要用人工材料制作的新球窝关节来换掉原来的髋臼（即骨盆髋部处呈杯状的凹槽）和股骨头。1958 年，英国骨科医生约翰·查恩雷参与制作了一个现代人工髋关节，股骨头和髋臼分别由不锈钢和特氟龙（聚四氟乙烯）制成，之后用丙烯酸骨水泥把二者黏在人体其他骨头上。1962 年，查恩雷用耐久性更高的聚乙烯塑料替换了特氟龙。查恩雷还请求患者允许在他们离世后取走他们的髋部及周围组织，以便检查人工髋关节的持久性。大多数患者都欣然应允。

如今已经很少用骨水泥了，因为现在的人造部件表面有多孔涂层，随着人的骨头在这些涂层表面或内部生长，人造部件与原有骨骼之间的摩擦力也会增加，从而把它们结合在一起。正常的髋关节依靠强有力的韧带把股骨头和髋臼结合在一起。在计算机的辅助下，外科手术的精度不断提升，使得医生可以更好地控制手术过程。

在髋关节置换术出现前，没有什么方法可以帮助髋关节磨损的患者，他们中的很多人在 60 多岁时就会死于各种并发症。■

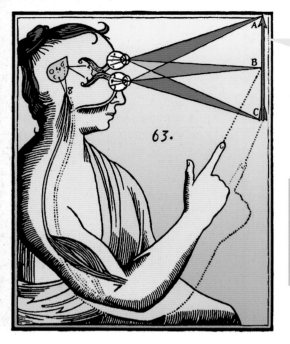

勒内·笛卡尔绘制的泪珠形的松果体。他写道："我认为松果体是灵魂主要的住所，我们所有的思想就是在这里形成的。"

松果体

勒内·笛卡尔（René Descartes，1596—1650）
约翰·奥托·伦哈德·霍伊布纳（Johann Otto Leonhard Heubner，1843—1926）
尼尔斯·弗里西奥夫·霍姆格伦（Nils Frithiof Holmgren，1877—1954）
亚伦·本森·勒纳（Aaron Bunsen Lerner，1920—2007）
里克·斯特拉斯曼（Rick Strassman，1952—　）

大脑功能定位（1861 年）、肾上腺素的发现（1893 年）、寻找灵魂（1907 年）、人类生长素（1921 年）、濒死体验（1975 年）

数百年来，人们一直不知道松果体到底起什么作用。1640 年，法国哲学家勒内·笛卡尔推测，这个小小的腺体是灵魂的栖所，是精神与肉体的调解者。笛卡尔注意到，很多大脑的功能都由两个独立且对称的脑叶控制，而松果体看起来只有一个。此外，松果体正好位于大脑两个半球之间，这也让笛卡尔认为松果体有什么独特的重要性。

直到 1898 年，才有科学证据表明松果体会分泌一种激素。也正是这一年，德国儿科医生奥托·霍伊布纳发现，一个松果体处长出肿瘤的男童会提早性成熟。1918 年，瑞典解剖学家尼尔斯·霍姆格伦发现，青蛙和角鲨的松果体中，有一些细胞长得很像视网膜中对颜色敏感的感光细胞，因此松果体的作用可能类似"第三只眼"（而哺乳动物的松果体中没有类似的细胞）。1958 年，美国医生亚伦·勒纳及同事从母牛的松果体中提取出褪黑素。

现在，人们知道人类松果体（和一粒米大小接近）会产生褪黑素，这种激素在黑暗环境下分泌，而光照会抑制其分泌。也就是说，光线进入眼睛后，会刺激视交叉上核（一组神经细胞，位于大脑中视神经上方），之后视交叉上核就会抑制松果体中褪黑素的生成。

松果体可以调节昼夜节律，比如调节入睡和清醒。儿童褪黑素的生成量高于成人，因此其可能也会调节性发育和免疫系统功能。2001 年，美国医生里克·斯特拉斯曼猜测，松果体会分泌少量的二甲基色胺（一种致幻剂），因此可能会产生"沉思、精神异常和濒死体验，随着人们死去，生命力也会从松果体处离开人体，释放出这种致幻剂分子"。■

纳米医学

理查德·菲利普斯·费曼（Richard Phillips Feynman，1918—1988）
约翰·S.坎齐乌斯（John S. Kanzius，1944—2009）
金·埃里克·德莱克斯勒（Kim Eric Drexler，1955— ）

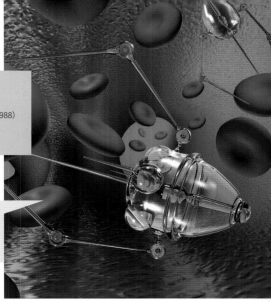

未来，可以使用小分子"机器"修复组织，治愈疾病。图中是画家绘制的正在修复血细胞的纳米机器人。

伤口缝合（公元前 3000 年）、DNA 的结构（1953 年）、抗体的结构（1959 年）、人体冷冻学（1962 年）、基因疗法（1990 年）、RNA 干扰（1998 年）、培育新器官（2006 年）

随着医学的发展，研究者不断改良使用工具，以便更加详细地研究和操控人体。以缝合伤口为例，古埃及人使用亚麻布和动物肌腱来缝合，而现在使用液体黏合剂或比头发丝还细的缝合线。继续沿着这一趋势便发展出了纳米技术，这种技术能够操控大小只有 1~100 纳米的结构。举个例子，人头发丝的直径约是 1 万纳米，而 DNA 双螺旋中的一股的直径约 2 纳米。

纳米技术这个概念是受美国物理学家理查德·费曼的启发，费曼在 1959 年发表过一次名为《底下的空间还大得很》（*There's Plenty of Room at the Bottom*）的演讲，演讲中费曼展望了如果存在能操控原子和分子的工具时的情况。美国工程师埃里克·德莱克斯勒在 1986 年出版的《造物引擎》（*Engines of Creation*）一书中，也呼吁重视纳米技术的巨大潜力。

纳米技术在医学上的应用还处在起步阶段。一个活跃的研究领域是给药，可以使用纳米尺度的粒子把药物运送至特定细胞中。纳米粒子还能用于产生高对比的图片，使肿瘤发光。美国发明家约翰·坎齐乌斯发明了射频疗法，并于 2005 年在美国匹兹堡大学医学中心进行测试，测试中首先把金属纳米粒子吸附在癌细胞上，之后通过加热这些纳米粒子来杀死癌细胞。美国生物工程师詹妮弗·韦斯特（Jennifer West）和同事在抗体外涂覆一层金纳米离子，并将其靶向癌细胞，通过红外激光加热金纳米离子来杀死癌细胞。人们还认为，金纳米壳能在外科手术"焊接"精密的组织。美国物理学家詹姆斯·贝克（James Baker）实验了树枝状大分子（结构中有数百个呈钩状的分叉）。这种树枝状大分子的钩子上连着维生素叶酸，这些诱饵能让癌细胞上的维生素受体与之结合。其他研究包括制作用于神经再生的分子骨架方面。■

1959 年

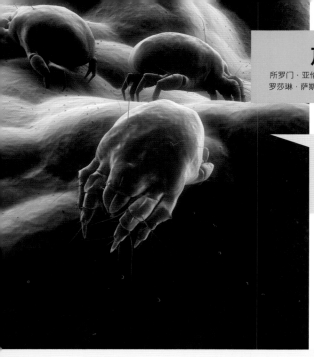

放射免疫分析

所罗门·亚伦·贝尔松（Solomon Aaron Berson，1918—1972）
罗莎琳·萨斯曼·耶洛（Rosalyn Sussman Yalow，1921—2011）

图中是枕头套纤维上的尘螨。放射过敏原吸附试验这种血液检测使用放射免疫分析来检测对螨虫蛋白质等潜在过敏原的抗体。

病毒的发现（1892 年）、神经递质（1914 年）、胰岛素商业化（1922 年）、抗体的结构（1959 年）、正电子发射计算机断层扫描（PET）（1973 年）

1959 年

1977 年，诺贝尔奖委员会评价道，美国医学物理学家罗莎琳·耶洛发明的放射免疫分析"给生物和医学的研究带来一场革命，比发现 X 射线还要重要"。科学家打了个比方来解释这种方法在检测痕量物质时有多灵敏：好比在长、宽都是 62 英里、深 30 英里的湖里溶解了半块方糖，仪器都能检测出来。

放射免疫分析是耶洛和同事所罗门·贝尔松首先发现的，目前已经用于检测含量很低的胰岛素和其他激素、毒素、病毒、神经递质、一些癌症以及毒品中。一些公司已经使用这些方法来筛查献血者是否患有乙肝。

科学家使用这种方法时要用到抗原（会被免疫系统认出来的某种分子）。让已知量的抗原具备反射性，之后与固定量抗体在试管中混合，这样抗原就会和抗体结合。接下来，向上述混合溶液中加入含少量抗体的非放射性待测物质，待测物中的部分抗体就会取代放射性物质与抗体结合。通过测量释放出的放射性抗体就能确定待测样品中抗体的含量。

现在，也使用类似的酶联免疫吸附测定等结合抗体的方法，利用可观测的颜色变化来检测痕量物质。这些方法并不需要使用放射性元素。

鉴于女性在科学界所受的阻力（以及普遍针对犹太人的歧视），耶洛在 1945 年获得核物理博士学位这件事特别令人鼓舞。她是第二位获得诺贝尔生理学或医学奖的女性，首位女性得主是同为犹太人的格蒂·特蕾莎·科里（Gerty Theresa Cori）。尽管给放射免疫分析申请专利会让她们变得富有，但耶洛和科里都拒绝这么做，因为她们希望全人类都能从这项技术中获益。■

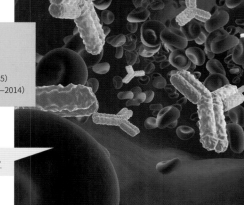

抗体的结构

保罗·埃尔利希（Paul Ehrlich，1854—1915）
罗德尼·罗伯特·波特（Rodney Robert Porter，1917—1985）
杰拉尔德·莫里斯·埃德尔曼（Gerald Maurice Edelman，1929—2014）

这幅画描绘了 Y 形抗体在血液中流动。

 淋巴系统（1652 年）、牛痘接种（1798 年）、病原菌学说（1862 年）、吞噬理论（1882 年）、抗毒素（1890 年）、过敏（1906 年）、自身免疫疾病（1956 年）、纳米医学（1959 年）、放射免疫分析（1959 年）、胸腺（1961 年）

1959 年

根据 19 世纪中叶提出的病原菌学说，很多疾病是由微生物导致的，因此人们想弄明白身体是如何抵御这些外来入侵者的。我们现在知道抗体（也被称为免疫球蛋白）本质上是起防御作用的蛋白质，抗体在我们体内四处巡视，能够鉴别和中和外来物质（即抗原），这些抗原包括细菌、病毒、寄生虫、移植的器官和有毒物质。抗体是由浆细胞（白细胞的一种）产生的，每个抗体都包含由氨基酸组成的两条重链和两条轻链。这四条链结合在一起形成了形如字母 Y 的抗体。Y 形上方分叉的两个顶端的很多区域能与抗原结合，从而把这些抗原标记出来，以便免疫系统的其他部分将其消灭。顶端的结构发生些许改变就能产生数百万种不同的抗体。抗体抵御抗原的另一种方式是直接与其结合，从而阻止这些病原体进入或者伤害细胞。

血液中的抗体在体液免疫系统中也发挥着作用。这与另一种参与免疫反应的巨噬细胞有关，巨噬细胞这种单细胞生物可以包裹并消灭比自身小的颗粒。抗体与入侵者结合后，就相当于做了标记，巨噬细胞就可以来消灭这些被标记的入侵者了。

检测抗体的测试可以帮助医生推测或者排除某些特定的疾病，如莱姆病。自身免疫失调是由于抗体结合自身健康细胞导致的。有时，可以通过给动物注射抗原后分离出血清中的抗体来制作抗血清，这些抗血清可供人类使用。

保罗·埃尔利希约在 1891 年创造了"抗体"这个词，他还提出了相应的机制，即细胞上的受体与有毒物质像锁和钥匙一样紧密结合，从而引发抗体产生。英格兰生化学家罗德尼·波特和美国生物学家杰拉尔德·埃德尔曼在 1959 年前后开始，各自独立地阐明了抗体的 Y 形结构，并确定了重链和轻链，他们因此荣获了 1972 年的诺贝尔奖。■

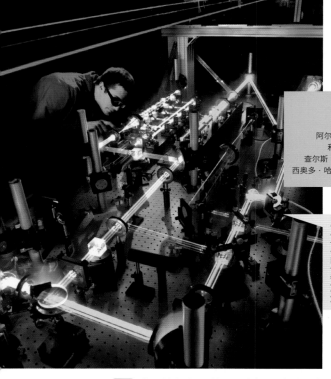

激光

阿尔伯特·爱因斯坦（Albert Einstein，1879—1955）
利昂·戈德曼（Leon Goldman，1905—1997）
查尔斯·哈德·汤斯（Charles Hard Townes，1915—2015）
西奥多·哈罗德·梅曼（Theodore Harold Maiman，1927—2007）

一位光学工程师研究多束激光的相互作用，以探索其能否用于正在研制的、抵御弹道导弹攻击的舰载激光武器系统。美国空军研究实验室下属的定向能源局研究激光控制技术。

 伤口缝合（公元前 3000 年）、眼睛手术（公元前 600 年）、眼镜（1284 年）、霍尔斯特德外科学（1904 年）、角膜移植（1905 年）

1960 年

激光专家杰夫·赫奇（Jeff Hecht）称："激光技术在很多实际应用中都发挥了重要作用，比如医学、消费电子产品、远程通信和军事技术等。有 18 位诺贝尔奖得主研究的都是与激光有关的内容。"

激光一词的意思是受激发射产生的光放大，其原理是受激发射，1917 年阿尔伯特·爱因斯坦首次考虑了这种方法。在受激发射中，具有特定能量的一个光子使得一个电子跃迁至较低能级，这一过程会生成另一个光子，这两个光子的相位、频率、偏振态、运动方向都一致。如果这些光子能在相同原子间来回反射，那就能起到放大的作用，从而释放出很强的辐射束。激光是人为创造的，因此可以有不同的频率。

1953 年，物理学家查尔斯·汤斯和学生制作了第一台微波激光器，不过这个设备没法产生连续的激光。1960 年，西奥多·梅曼使用脉冲式光源制造了首个实用的工作激光。1961 年，皮肤科医生利昂·戈德曼首次使用激光来治疗黑色素瘤（一种皮肤癌），随后它被用于去除胎记和文身，这最终只会留下很小的疤痕。由于激光外科速度快、精度高，因此它也被用于眼科、牙科等诸多领域。在激光矫正视力手术中，使用一束激光来改变眼睛中角膜的形状，从而纠正近视和远视。在前列腺手术中，使用激光来使肿瘤汽化。血红蛋白吸收绿色激光后会凝固，因此可以用于止血。外科激光温度高，因此其沿着组织移动时，可以烧灼、缝合或切开血管。■

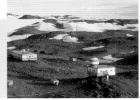
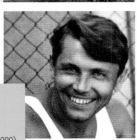
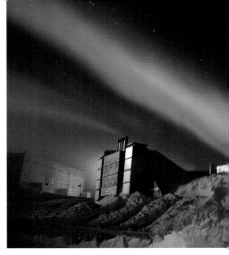

右下图：自己切除自己阑尾的列昂尼德·罗戈佐夫；右上图：新拉扎列夫南极科考站部分图景；最右图：阿蒙森-斯科特南极科考站。

给自己动手术

埃文·奥尼尔·凯恩（Evan O' Neil Kane, 1861—1932）
列昂尼德·伊万诺维奇·罗戈佐夫（Leonid Ivanovich Rogozov, 1934—2000）
杰里·林·尼尔森（Jerri Lin Nielsen, 1952—2009）
伊内斯·拉米雷斯·佩雷斯（Inés Ramírez Pérez, 1960—　）

 阑尾切除术（1848 年）、剖宫产术（1882 年）、医生自我试验（1929 年）

　　医学史上一些重要的里程碑都涉及给自己动手术，此时病人同时也是实施手术的外科医生。特别让人感兴趣的是那些在极端情况下出于必须给自己动手术的医生。例如，1961 年 4 月 30 日，俄罗斯全科医生列昂尼德·罗戈佐夫在苏联新拉扎列夫南极科考站（Novolazarevskaya Research Station）切除了自己感染的阑尾。这很可能是首例成功自己切除阑尾的手术，这场手术没有医院的设备，没有外界的援助，也没有其他医护人员在场。在手术前，罗戈佐夫在日志中写道："我整晚都痛得睡不着觉。太疼了！暴风雪抽打着我的灵魂，就像一百只豺狼在哀号。我得好好考虑唯一可行的方法：给我自己动手术，这几乎没有胜算，但我不能坐以待毙。"

　　手术前，罗戈佐夫在病灶附近注射了局部麻醉剂普鲁卡因，之后他用镜子来看着给自己动手术，这种方法"虽然有用，但也很碍事，毕竟镜子里的物体都是反的"。手术进行了近两小时，术后他完全康复了。

　　另一个自己切除阑尾的著名例子发生于 1921 年 2 月 15 日，美国外科医生埃文·奥尼尔·凯恩切除了自己的阑尾，部分原因是为了更好地理解局部麻醉剂的效用。手术是他的助手们完成的。

　　1999 年，美国医生杰里·尼尔森被迫在阿蒙森-斯科特南极科考站（Amundsen-Scott Antarctic Research Station）给自己的一个可疑的乳腺肿块进行活组织切片检查。检查结果表明是癌症，之后她给自己进行了化疗。

　　2000 年，墨西哥一位名为伊内斯·佩雷斯的孕妇成功地为自己实施了剖宫产术，这位孕妇没有受过任何医学训练，用的是菜刀。在阵痛 12 小时后，她担心胎儿有危险，因为上一次怀孕时，胎儿最后就在分娩过程中死亡。术后，这位母亲和孩子都完全康复了。■

1961 年

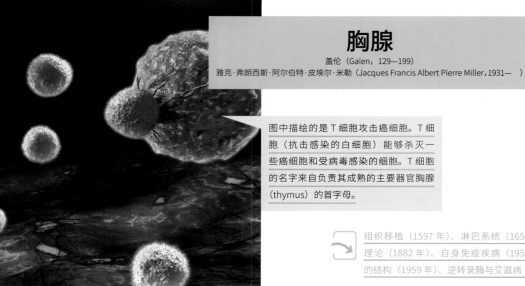

图中描绘的是 T 细胞攻击癌细胞。T 细胞（抗击感染的白细胞）能够杀灭一些癌细胞和受病毒感染的细胞。T 细胞的名字来自负责其成熟的主要器官胸腺（thymus）的首字母。

组织移植（1597 年）、淋巴系统（1652 年）、吞噬理论（1882 年）、自身免疫疾病（1956 年）、抗体的结构（1959 年）、逆转录酶与艾滋病（1970 年）

1961 年

尽管古希腊罗马医生盖伦注意到，位于胸骨后面的胸腺大小会在人们成年后随着年龄而改变，但是人们直到 20 世纪 60 年代才知道这种神秘腺体的功能。尽管胸腺是个谜，但这丝毫没有妨碍人们大快朵颐母牛的胸腺（被称作"甜面包"）。《犹太人食物百科全书》（*The Encyclopedia of Jewish Food*）的作者吉尔·马克斯（Gil Marks）写道："我们能证明，阿什肯纳兹犹太人（德国和东欧的犹太人）是最喜欢这种'甜面包'的群体，这是他们餐桌上第二受欢迎的动物器官，仅次于肝脏。"

1961 年，法国裔科学家雅克·米勒通过外科手术切除了出生仅三天的小鼠胸腺，随后他观察到小鼠出现了特定的淋巴细胞（白细胞）缺陷，这些细胞是在胸腺中形成的，因此后来被以胸腺的首字母命名为 T 细胞。米勒还发现，被切除胸腺的小鼠很容易感染，向这些小鼠移植其他小鼠的皮肤后也不会出现免疫排斥——而免疫系统正常的小鼠都会有这样的免疫排斥。

现在我们知道胸腺中包括外层皮质和内层髓质两个区域。初始 T 细胞在骨髓中生成并通过血液运输至胸腺。这些细胞首先进入外层皮质，在这里会发生一系列分子活动，训练这些细胞能够辨认出特定的抗原（抗原会引发身体产生抗体，从而消灭这些外来入侵者）。在 T 细胞的成熟过程中，那些对正常组织成分作出不当反应的细胞会被清除。剩下的则进入内层髓质，并最终进入血液中保护身体免受潜在有害物质的伤害。而胸腺分泌的激素控制了 T 细胞的成熟过程。

胸腺有两叶，在青春期时体积达到顶峰，之后迅速萎缩。到 75 岁时，胸腺就小得很难和周边的脂肪组织分开了。早年损失胸腺会导致 T 细胞匮乏，从而导致人体有严重的免疫缺陷并且容易被感染。■

人体冷冻学

罗伯特·切斯特·威尔逊·艾丁格（Robert Chester Wilson Ettinger, 1918—2011）

这个杜瓦瓶能装入四位患者完整的身体和六位患者的头颅，它们被浸没在 –196 ℃（–320 ℉）的液氮中。这个绝热容器不消耗任何电能。
图片来源：阿尔科生命延续基金会（Alcor Life Extension Foundation）。

尸检（1761 年）、寻找灵魂（1907 年）、纳米医学（1959 年）、临终关怀（1967 年）、濒死体验（1975年）、首例试管婴儿（1978 年）

1962 年

1773 年，美国政治家本杰明·富兰克林（Benjamin Franklin）遗憾道，自己生活的时代"太不发达，科学只不过处在萌芽状态"，因此自己无法先休眠，然后等待时机被唤醒，从而实现自己"看看一百年后美国的样子这一大胆的愿望"。或许富兰克林可以使用今天的人体冷冻设备，人们在法律上被宣布死亡后，用保护液体置换血液，之后把身体冷冻起来以便长期保存。这些冷冻保护剂可以减少结冰，使组织免受其伤害。人体冷冻学家希望这项技术在未来足够成熟，以唤醒并治愈病人所患的任何疾病。如果我们的思维主要依靠大脑的结构，那么其他材料制成的大脑，甚至软件模拟的大脑或许也能思考。

人体冷冻复活并没有听起来那么遥远，唤醒冷冻胚胎来生育健康的孩子已经很常见了。现代人体冷冻学是受到作家罗伯特·艾丁格于 1962 年出版的《永生不死的前景》（*The Prospect of Immortality*）一书的影响，书中讨论了人体保存的可能性。现在使用液氮在 –196 ℃（–320 ℉）的温度下保存身体。对于宗教领袖来说，如果科学家能够把他们脱离躯体的大脑冷冻起来，一百年之后再唤醒，那在这没有任何大脑活动的一百年，他们是否会有死后的生活呢？

2006 年，外科医生哈桑·阿拉姆（Hasan Alam）让猪处于假死状态——这些冷冻的猪没有心跳，没有血液，脑中也没有电活动，身体组织也不消耗氧气。几小时后，阿拉姆把温暖的血液重新通入猪的体内，这些猪又活过来了。阿拉姆称："一旦心脏开始跳动，血液开始流动，看，又有一只动物死而复生。理论上我认为人也可以。"■

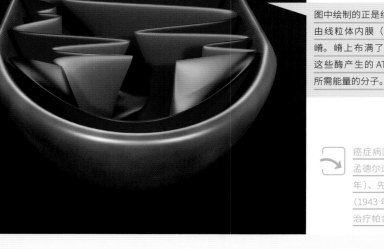

线粒体疾病

罗尔夫·卢夫特（Rolf Luft, 1914—2007）

图中绘制的正是线粒体，图中能看到由线粒体内膜（红色）折叠形成的嵴。嵴上布满了酶（图中未画出），这些酶产生的 ATP 是一种运输细胞所需能量的分子。

癌症病因（1761 年）、拉瓦锡的呼吸（1784 年）、孟德尔遗传学(1865 年)、遗传的染色体理论(1902 年)、先天性代谢缺陷（1902 年）、自闭性障碍（1943 年）、DNA 的结构（1953 年）、用左旋多巴治疗帕金森病（1957 年）

1962 年

　　我们体内大部分细胞中都有细菌的残骸，这些细菌是 10 亿多年前进入细胞的，并促进了像我们这样复杂生命形式的形成。这些细胞的微型能量工厂被称作线粒体，这里产生了大部分用来给细胞供能的三磷酸腺苷（ATP）。不过，线粒体可不仅仅是产生能量的地方，它还影响了很多过程，如身体的衰老以及不同宿主细胞中各种各样特殊的功能。它们还参与解毒过程和一些重要生物化合物的合成。一个体细胞内可能有数百个线粒体，每个线粒体都有一些自身较小的双链螺旋状 DNA，每个 DNA 中含 37 个线粒体基因。线粒体的行为很像微生物，与其宿主细胞其他部分分别进行分裂。

　　线粒体疾病是线粒体不正常导致的，这可能是线粒体基因突变或对线粒体结构和功能有影响的宿主细胞突变造成的。线粒体疾病种类繁多，症状包括丧失肌肉功能、视力或听力受损、智力障碍、失明以及发育迟缓等。线粒体疾病会影响细胞程序性死亡这一正常过程，还会导致一些"老年病"，比如痴呆症、2 型糖尿病、帕金森病、癌症和心脏病等。异常线粒体在不同器官内的分布不尽相同，并且随线粒体在细胞内复制的时间而改变。当细胞内异常线粒体的总量超过某个临界值时才会出现明显的临床症状。很多其他的人类遗传疾病可能会从父母双方遗传，而线粒体只来自卵细胞，因此只会从母亲那里遗传。

　　1962 年，瑞典内分泌学家罗尔夫·卢夫特和同事在研究了一位线粒体功能异常的女性患者后阐明了线粒体疾病的本质。这位患者摄入的能量会以热量的形式浪费，这使得她体重下降，肌肉无力，不停出汗并且总觉得热。■

沙利度胺事件

弗朗西丝·凯瑟琳·奥尔德曼·凯尔西（Frances Kathleen Oldham
Kelsey，1914—2015）
维杜金德·伦茨（Widukind Lenz，1919—1995）
威廉·格里菲恩·麦克布赖德（William Griffith McBride，1927—2018）

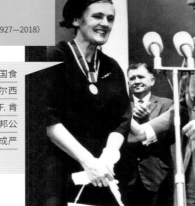

因为阻止了沙利度胺在美国销售，美国食品和药物管理局检察员弗朗西丝·凯尔西博士于 1962 年被时任美国总统约翰·F. 肯尼迪（John F. Kennedy）授予杰出联邦公民总统奖。研究者发现沙利度胺会造成严重的出生残疾。

 流产（70 年）、分离连体婴儿（1689 年）、麻风病病因（1873 年）、羊膜穿刺术（1952 年）、胎儿监护（1957 年）、医用超声波（1957 年）、胎儿外科（1981 年）

1962 年 8 月 10 日出版的《时代》（*TIME*）杂志表达了人们对不断出现的新生儿海豹肢畸形愈发加深的恐惧，这些新生儿的四肢看起来像是海豹的脚蹼。"可怕的报道不断出现。迄今已经有近八千个新生儿因为他们的母亲服用了一种称为沙利度胺的助眠镇静剂而先天残疾，沙利度胺也成了医学史上最大的用药事故。"婴儿胳膊上的长骨没能发育出来，有些婴儿的手指直接长在肩膀上。

1957 年，德国制药公司格兰泰（Grünenthal）推出沙利度胺，将其用作镇静剂、止痛药、助眠剂以及治疗恶心的药物。孕妇服用这种药物来缓解孕吐。然而，1961 年，澳大利亚产科医生威廉·麦克布赖德和德国儿科医生维杜金德·伦茨研究了不断增加的海豹肢畸形婴儿，并发出警告称沙利度胺就是元凶。

尽管沙利度胺的影响波及全世界很多国家，但美国却幸免于这次灾祸，因为美国食品和药物管理局的弗朗西丝·凯尔西医生拒绝了沙利度胺在美国上市的申请。凯尔西认为没有充分证据表明孕妇服用这种药物是安全的，也没有证据表明有疗效。由于沙利度胺事件，美国立法要求新药被批准上市前必须通过孕期安全验证。

尽管沙利度胺的使用带来了可怕的后果，但是研究者还发现这种药物在原本用途之外的新效果。麻风病导致的皮肤炎症会给患者带来很大的痛苦，给他们注射沙利度胺后可以显著缓解疼痛。此外，研究者还发现沙利度胺可以治疗多发性骨髓瘤（特定白细胞的一种癌症）。现在，如果美国的女性需要服用沙利度胺，她们必须首先接受检查验证是否怀孕，并且在服药过程中采取避孕措施。由于沙利度胺有消炎功效并会抑制血管生成，因此这种药物能治疗很多疾病。∎

1962 年

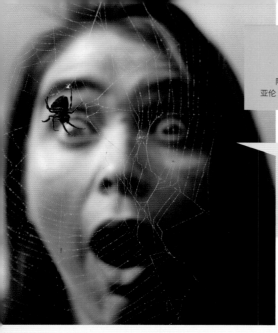

认知行为疗法

爱比克泰德（Epictetus，55—135）
阿尔伯特·埃利斯（Albert Ellis，1913—2007）
亚伦·特姆金·贝克（Aaron Temkin Beck，1921— ）

使用认知行为疗法，并且在受控条件下逐步接触蜘蛛，蜘蛛恐惧症通常可以治疗。功能核磁共振成像研究表明，认知行为疗法能在很多有用的方面影响大脑。

 《论巫术、魔咒和毒药》（1563 年）、精神分析（1899年）、荣格的分析心理学（1933 年）、电休克疗法（1938 年）、经眼眶额叶切除术（1946 年）、抗精神病药物（1950 年）

1963 年

认知行为疗法强调思维中的错误在产生消极情绪中发挥的作用，这种看法有其思想源泉。古希腊斯多葛派哲学家爱比克泰德在《手册》（*Enchiridion*）一书中写道："扰乱人心的并非事情，而是看待事情的角度。"在认知行为疗法中，心理治疗师帮助患者从新的角度思考环境，从而改变他们的反应和感受。如果患者能够辨认出错误或者不理性的想法，那么就可以质疑这些想法。随后行为上的改善可以进一步教育患者并增强更加有益的思维方式。患者通常要记录发生的事情以及自己对这些事情的感受和看法。

20 世纪 50 年代，美国精神分析学家阿尔伯特·埃利斯对认知行为疗法的发展产生了影响，这部分是因为埃利斯不喜欢传统的精神分析，他认为这种传统方法看起来效果不佳，并且还是一种间接方法。他希望治疗师能够深度帮助患者改变错误的思考模式。20 世纪 60 年代，美国精神病学家、精神分析学家亚伦·贝克成为现代认知行为疗法的主要倡导者。

认知行为疗法在抑郁症、失眠、焦虑、强迫症、创伤后应激障碍、饮食失调、慢性疼痛、精神分裂症等很多病例中都被证实是有效的。在接受治疗时，患者有时会被要求重新构造一个想法，之后验证其真伪。这种方法使得患者以旁观者的角度，更加客观地审视自己的看法，从而最终改变他们的看法。比如，一位抑郁症患者可能会在一次面试失败后就得出结论，认为自己永远也找不到工作。而对于恐怖症和强迫症患者，有时可以通过逐步接触他们害怕的事情来减轻症状。抑郁症患者可能会被要求规划一些令人愉悦的小型活动（比如和朋友一起喝咖啡）。这不仅可以改变行为，还可以用于检测诸如"没人喜欢和我待在一起"这样的看法或假设。认知行为疗法还能与药物联用，用以治疗非常严重的心理障碍。■

肝脏移植

托马斯·E. 斯塔泽尔（Thomas E. Starzl，1926—2017）

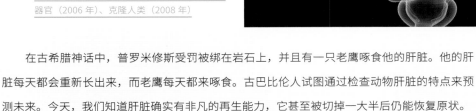

肝脏与其他主要器官的相对位置。泪滴状的胆囊就挨着肝脏。

 组织移植（1597 年）、血管缝合（1902 年）、角膜移植（1905 年）、肾脏移植（1954 年）、骨髓移植（1956 年）、肺移植（1963 年）、手移植（1964 年）、胰腺移植（1966 年）、心脏移植（1967 年）、环孢霉素（1972 年）、小肠移植（1987 年）、脸部移植（2005 年）、培育新器官（2006 年）、克隆人类（2008 年）

在古希腊神话中，普罗米修斯受罚被绑在岩石上，并且有一只老鹰啄食他的肝脏。他的肝脏每天都会重新长出来，而老鹰每天都来啄食。古巴比伦人试图通过检查动物肝脏的特点来预测未来。今天，我们知道肝脏确实有非凡的再生能力，它甚至被切掉一大半后仍能恢复原状。

人类肝脏受损后可能需要进行肝脏移植。比如，对于成人，病毒或酒精等有毒物质引发的慢性肝炎和肝硬化是常见的肝损伤。对于儿童，最常见的情况则是胆道闭锁导致的肝损伤。移植时通常要取出损坏的肝脏，之后换上已经过世的捐赠者的肝脏。不过，也可以使用活着的捐赠者的部分肝脏。

美国外科医生托马斯·斯塔泽尔于 1963 年实施了首例人体肝脏移植。20 世纪 80 年代，由于环孢霉素等免疫抑制药物的使用，肝脏移植的成功率得以提升，肝脏移植也因此变得更加普遍。在移植过程中，很多管路需要重新连接，比如下腔静脉（肝脏血液经过肝静脉流入此处）、肝门静脉（将来自胃肠道和脾脏中富有营养物质的血液排入肝脏）、肝动脉（向肝脏提供富含氧气的血液）和胆总管等。

肝脏有很多功能，比如清除血液中的有毒物质、合成和降解蛋白质、分泌用于消化食物的胆汁、分泌参与生长和血压调控的激素、代谢药物、维持血糖浓度（肝脏可以把葡萄糖转化成糖原并储存起来，并在需要的时候再把糖原转化回葡萄糖）等，肝脏还能储存多种维生素，把氨基酸转化成尿素（产生的尿素之后随尿液排出），产生凝血所需的纤维蛋白原。■

1963 年

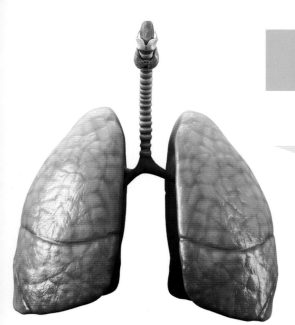

图为人类的肺。纵向的管道就是气管，气管在底部分叉，形成的两个主支气管分别通往两侧的肺。

组织移植（1597 年）、肺量计法（1846 年）、血管缝合（1902 年）、角膜移植（1905 年）、铁肺（1928 年）、肾脏移植（1954 年）、肝脏移植（1963 年）、手移植（1964 年）、胰腺移植（1966 年）、心脏移植（1967 年）、环孢霉素（1972 年）、小肠移植（1987 年）、脸部移植（2005 年）、培育新器官（2006 年）

1963 年

人类的肺是一对海绵状、充满气体的器官，用来促进环境中的氧气与血液中的二氧化碳之间的交换。空气由气管进入肺，之后进入支气管，再进入更小的小支气管，最终气管的尺寸会变得非常小。小支气管与肺泡（即微小的气囊）相连，而肺泡就是气体交换的场所。含二氧化碳废气的血液由心脏经肺动脉进入肺，而富含氧气的血液则由肺经肺静脉返回心脏。

肺移植可以用于治疗特定的肺部损伤，比如肺气肿（肺泡周围组织损坏，通常因吸烟导致）等慢性阻塞性肺病、囊性纤维化（一种会导致黏液积累的遗传疾病）和肺动脉高压。

1963 年，美国外科医生詹姆斯·哈代实施了首例人体肺移植，但患者术后只活了 18 天。1981 年，美国外科医生布鲁斯·赖茨（Bruce Reitz）同时实施了心脏和肺移植。美国外科医生乔尔·库珀（Joel Cooper）于 1983 年首次成功实施了单侧肺移植手术（患者术后活了 7 年），随后于 1986 年又首次成功实施了双侧肺移植。1989 年，外科医生认定，进行双侧肺移植时，每侧移植分开进行效果更好。

在肺叶移植中，患者受损的肺会被活体捐献者部分的肺所代替，且患者通常需要两位捐献者的肺叶。在连环器官移植中，首先更换患者 A 的心脏和两侧肺，之后再把患者 A 健康的心脏移植给患者 B。和其他器官移植一样，肺移植后也需要患者服用免疫抑制剂以抑制身体对外来组织的排斥。■

医生会首先把装有球囊的导管伸入变窄的血管，之后给球囊充气来扩张血管。为了避免血管再次变窄，手术后通常会植入支架（金属笼状圆柱体）。

血管成形术

查尔斯·西奥多·多特（Charles Theodore Dotter，1920—1985）
梅尔文·P.贾金思（Melvin P. Judkins，1922—1985）
安德烈亚斯·罗兰·格林齐希（Andreas Roland Grüntzig，1939—1985）

血液循环系统（1628 年）、腹主动脉结扎术（1817年）、心肺机（1953 年）、内窥镜（1954 年）、β-受体阻滞剂（1964 年）、他汀类药物（1973 年）

血管成形术是一种医疗方式，可以扩张因动脉粥样硬化（由胆固醇等脂肪物质和钙堆积造成的动脉血管壁增厚）而被堵塞或变窄的血管。医生会首先把装有球囊的导管伸入变窄的血管，之后给球囊充气。这样就可以压碎血管壁上的脂肪沉积物，扩张血管以便血液流动。球囊放气后随导管一起取出。现在，手术后通常会植入支架（如金属导管）以防止血管再次变窄。支架表面涂覆有一层药物，这可以抑制有害组织的增长，并且减轻炎症反应。使用支架的患者通常要服用抗凝血剂以减少被植入支架的血管中的血凝作用。

冠状动脉血管成形术（也被称为经皮腔内冠状动脉成形术）用于扩张冠状动脉，冠状动脉负责输送富氧血液至心脏。肾动脉血管成形术则用于治疗肾动脉狭窄，后者会导致高血压和肾功能异常。血管成形术还可以扩张颈动脉、脑动脉等体内血管。经皮腔内血管成形术通常指扩张除冠状动脉之外的血管，比如腿部血管等。

1964 年，美国放射科医生查尔斯·多特和梅尔文·贾金思使用球囊血管成形术治疗腿动脉粥样硬化。1977 年，德国心脏学家安德烈亚斯·格林齐希首次成功实施了冠状动脉血管成形术。1986 年，多特和同事在冠状动脉中使用了可伸展支架结构。

尽管冠状动脉血管成形术有助于缓解心绞痛，从而改善生活质量，但人们想了解这种手术在减少各种子类疾病和非急性心脏病死亡率的效果，因此也一直在进行流行病学的研究。事实上，冠状动脉旁路移植（通过连接其他血管从而绕开已经变窄的动脉）或许比冠状动脉血管成形术更能有效地减少心脏病的致死率。■

1964 年

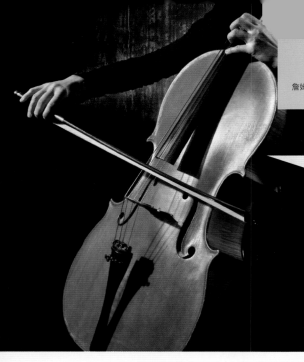

β-受体阻滞剂

詹姆斯·怀特·布莱克（James Whyte Black，1924—2010）

著名大提琴演奏家帕布罗·卡萨尔斯（Pablo Casals）经常出现典型的表现性焦虑症状，在演出前和演出时会心跳加速，喘不上气，还会浑身颤抖。今天，音乐家有时会服用 β-受体阻滞剂来改善自己的表现。

肾上腺素的发现（1893 年）、人工心脏起搏器（1958 年）、血管成形术（1964 年）、他汀类药物（1973 年）

1964 年

苏格兰医生詹姆斯·布莱克运用理性来设计目标药物，合成出了世界上首个产值数十亿美元的药物。这革新了制药业，挽救了数百万人的生命。

布莱克早就知道，当人们感到压力时会释放出肾上腺素，这种激素会加快心跳，增大心脏收缩量，而此时需要给心脏提供更多氧气。他据此推测，减少这种压力对那些心脏功能比较弱的人有很大帮助。

布莱克将他的注意力转向了 β-受体——即心肌上与肾上腺素结合的位置。布莱克认为，如果他能设计出一种结构上与肾上腺素类似的药物，那么这种药物或许就能和 β-受体结合，从而阻碍肾上腺素的作用，就像在锁眼里塞上口香糖，这样钥匙就开不了门了。布莱克和同事使用理性设计过程（基于对分子和生理过程及生物目标物质的理解），而传统方法始于自然界中发现的一种化学物质，之后再寻找其可能的用途，这两种方法截然不同。

在 20 世纪 60 年代早期，布莱克发现了首个临床上很重要的 β-受体阻滞剂——普萘洛尔（propranolol）。这种药物自此发挥了重要作用，比如保护心脏病发作后的心脏，还能治疗心绞痛、高血压、心律失常、偏头痛、表现焦虑（比如音乐家和演讲家）和青光眼（通常与眼压增加有关）等。尽管这种药物已经被国际奥林匹克委员会禁止，但是外科医生、狙击手和弓箭手仍服用 β-受体阻滞剂来减少肌肉颤抖，以期让自己的表现更完美。

1988 年布莱克因其在药物设计方面的成就获得诺贝尔奖，这些工作包括发明用于治疗胃溃疡的甲氰咪胍（商品名"泰胃美"）。当他接到获奖通知时，布莱克打趣道："要是手头有 β-受体阻滞剂就好了。"■

手移植

罗伯托·吉尔伯特·埃利萨尔德（Roberto Gilbert Elizalde，1917—1999）
让-米歇尔·迪贝尔内德（Jean-Michel Dubernerd，1941— ）

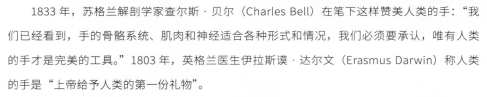

手与前臂的肌肉和肌腱。

组织移植（1597 年）、血管缝合（1902 年）、角膜移植（1905 年）、肾脏移植（1954 年）、骨髓移植（1956 年）、肝脏移植（1963 年）、肺移植（1963 年）、胰腺移植（1966 年）、心脏移植（1967 年）、环孢霉素（1972 年）、小肠移植（1987 年）、脸部移植（2005 年）、培育新器官（2006 年）、克隆人类（2008 年）

1833 年，苏格兰解剖学家查尔斯·贝尔（Charles Bell）在笔下这样赞美人类的手："我们已经看到，手的骨骼系统、肌肉和神经适合各种形式和情况，我们必须要承认，唯有人类的手才是完美的工具。"1803 年，英格兰医生伊拉斯谟·达尔文（Erasmus Darwin）称人类的手是"上帝给予人类的第一份礼物"。

不幸的是，人们有时会在事故中失去双手，因此需要进行手移植。1964 年，厄瓜多尔外科医生罗伯托·埃利萨尔德给一位在爆炸中受伤的水手进行了手移植，但是由于当时仅有很原始的免疫抑制剂，仅两周后这位水手的身体就开始强烈排斥移植来的手。1998 年，澳大利亚外科医生厄尔·欧文（Earl Owen）和法国外科医生让-米歇尔·迪贝尔内德给在圆锯事故中失去一只手的克林特·哈勒姆（Clint Hallam）成功实施了手移植手术。手术中，医生首次把捐献者前臂的两根骨头和哈勒姆的骨头连接在了一起。之后连接了肌腱、动脉、神经和静脉。最后再把皮肤缝合在一起。

术后两年内情况很好，这段时间哈勒姆也学着使用自己新的手指，但是之后哈勒姆决定停止服用免疫抑制剂。停药之后，他开始觉得移植来的手并不属于自己的身体。之后他的手慢慢腐烂，他也丧失了手部的所有感觉。最后他恳求医生取掉移植来的手，医生在 2001 年进行了手术。这个病例说明，进行手移植手术后，应该对患者进行心理激励，让他们持续服用免疫抑制剂。

2009 年，杰夫·凯普纳（Jeff Kepner）进行了首例双手移植手术。2010 年，一位波兰士兵在炸弹爆炸中失去了双手，之后凯普纳医生给他移植了一位女性的双手。■

1964 年

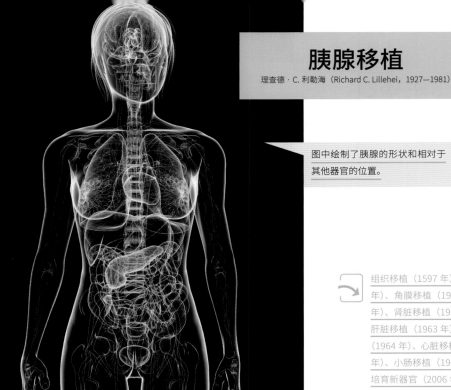

胰腺移植

理查德·C. 利勒海（Richard C. Lillehei，1927—1981）

图中绘制了胰腺的形状和相对于其他器官的位置。

组织移植（1597 年）、杀人犯与维尔松氏管（1642 年）、角膜移植（1905 年）、胰岛素商业化（1922 年）、肾脏移植（1954 年）、骨髓移植（1956 年）、肝脏移植（1963 年）、肺移植（1963 年）、手移植（1964 年）、心脏移植（1967 年）、环孢霉素（1972 年）、小肠移植（1987 年）、脸部移植（2005 年）、培育新器官（2006 年）、克隆人类（2008 年）

1966 年

胰腺形状细长，长约 17.8 厘米，宽 3.8 厘米，颜色较浅，在胃的下方，于十二指肠处和小肠相连。公元前 300 年前后，古希腊解剖学家赫罗菲拉斯（Herophilus）首次提到胰腺，不过直到 19 世纪 90 年代，科学家才证实狗在切除胰腺后会得糖尿病。现在，我们知道胰腺既是内分泌腺（直接向血液中分泌激素），也是外分泌腺（分泌的激素由导管流出）。尤其是胰腺分泌的消化酶会进入小肠帮助分解食物。胰腺中的胰岛会产生很多激素，其中的一种就是能够降低血液中葡萄糖浓度的胰岛素。1 型糖尿病的病因是患者体内的免疫系统破坏了分泌胰岛素的细胞。因此，患者通常需要皮下注射胰岛素。尽管患者可以通过这种方式稳定血糖浓度，但效果还是比不上正常工作的胰腺。此外，1 型糖尿病还会导致一系列次生问题，比如肾病、心血管疾病，还会损伤视网膜。

如果注射胰岛素作用已经不大了，那么患者可以进行胰腺移植。在手术中患者的胰腺仍会留在原来的位置，这样可以继续参与食物消化，而捐赠者的胰腺（其中产生胰岛素的细胞可以正常工作）被放置在下腹部的右边，与患者的血管连接在一起。

但是，胰腺移植对胰腺癌患者并没有效果。最常见的胰腺移植是胰腺–肾脏联合移植，尤其是当患者的肾脏已经因糖尿病受损伤时。1966 年，美国外科医生理查德·利勒海、威廉·凯利（William Kelly）和同事实施了首例胰腺移植手术。■

计算机轴向断层扫描

高弗雷·纽博尔德·豪斯费尔德（Godfrey Newbold Hounsfield，1919—2004）
艾伦·麦克劳德·科马克（Allan MacLeod Cormack，1924—1998）

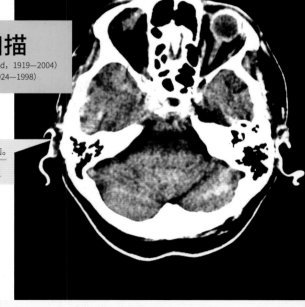

CT 扫描能够逐层扫描头部和大脑。
图中右上角部分就是右眼的横截面。

X 射线（1895 年）、放射疗法（1903 年）、乳腺 X 线摄影（1949 年）、医用超声波（1957 年）、核磁共振成像（MRI）（1977 年）

X 射线是物理学家威廉·伦琴（Wilhelm Röntgen）于 1895 年发现的，不久之后就出现了使用 X 射线来检查人体内部的设备。尽管这一发展非常重要，但由于人体重要解剖结构和组织密度相近，在 X 线片中很难区分，因此其使用很有限。此外，拍摄 X 光片的传统方法是让 X 射线穿透身体，因此这样照出的图片不同器官会相互重叠，也就看不清楚不同器官了。而计算机轴向断层扫描（简称"CT 扫描"）的发明克服了上述绝大多数问题。比如，传统的头部 X 线片只能显示出颅骨，而 CT 扫描则能显示颅骨和大脑的细节。在计算机的帮助下，CT 设备能使用多张 X 线片合成出人体的截面图。此外，这些截面图又可以进一步构建出器官和其他结构的三维图像。CT 扫描设备中包括一个像炸面包圈的 X 射线发射源（可以从很多角度发射 X 射线），发射出的 X 射线穿过人体后被检测器接收。CT 扫描是信息处理技术在医学中的一个主要应用。

英格兰电机工程师高弗雷·豪斯费尔德与南非物理学家艾伦·科马克因 CT 扫描方法和理论上的贡献而共享了诺贝尔奖。1967 年，豪斯费尔德开始研发第一代商用 CT 扫描设备，当时他就职于英国的百代唱片公司（EMI）。1971 年，EMI 扫描仪的原型机进行了首秀，检测到一位患者脑中的肿瘤。

今天，CT 扫描在检测肿瘤，排除冠状动脉疾病，诊断肠梗阻、复杂性骨折和椎间盘损伤时都发挥很大作用。CT 扫描能帮助外科医生规划重建手术的方案，设计替换部分，如髋关节置换。在 CT 肺动脉造影中，CT 扫描与增强对比度的染料联用可以照出肺栓塞（肺动脉堵塞）。螺旋 CT 扫描设备则可以在 X 线源旋转时不停地对患者进行断层扫描。■

1967 年

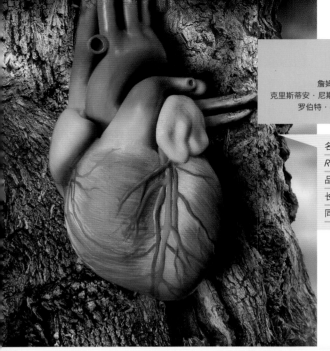

心脏移植

詹姆斯·D. 哈代（James D. Hardy, 1918—2003）
克里斯蒂安·尼斯林·巴纳德（Christiaan Neethling Barnard, 1922—2001）
罗伯特·考夫勒·贾维克（Robert Koffler Jarvik, 1946—　）

名为《移植、重生和现代医学》（*Transplants, Resurrection, and Modern Medicine*）的艺术品。富有创造力的画家描绘了人类的心脏从树上长出来，象征着患者接受心脏移植后获得重生，同时也象征着现代心脏移植所创造的奇迹。

 组织移植（1597 年）、血管缝合（1902 年）、人工心脏瓣膜（1952 年）、心肺机（1953 年）、肾脏移植（1954年）、骨髓移植（1956 年）、肝脏移植（1963 年）、肺移植（1963 年）、手移植（1964 年）、胰腺移植（1966年）、环孢霉素（1972 年）、小肠移植（1987 年）、脸部移植（2005 年）、培育新器官（2006 年）

1967 年

记者劳拉·菲茨帕特里克（Laura Fitzpatrick）写道："在有记录历史中的大部分时间内，很多医生都把人类的心脏视作灵魂的一个神秘莫测且不断跳动的栖所，这里太过精细，是人类不能触碰的地方。"不过，1953 年发明了心肺机后（一种装置，在手术中用于使血液暂时绕过心脏和肺，同时保证血液中氧气含量充足），心脏移植就成为可能，该过程就是用已经过世的捐献者健康的心脏替换患者受损的心脏（参见"心肺机"一节）。

1964 年，美国外科医生詹姆斯·哈代实施了首例心脏移植，由于没有可用的人类心脏，他最终把黑猩猩的心脏移植进一位濒死的男性患者的胸腔内。移植的心脏能在患者体内跳动，但是个头太小了，没办法维持患者的生命，最终这名患者在 90 分钟后死亡。世界上首例成功的人类心脏移植出现在 1967 年，南非外科医生克里斯蒂安·巴纳德取下了一位在车祸中身亡的年轻女性的心脏，之后把心脏移植给了 54 岁的患有心脏病的路易斯·沃什坎斯基（Louis Washkansky）。术后一天病人就清醒过来了，并且还能讲话。在手术后 18 天，他死于因服用抑制排斥外来组织的免疫抑制剂而导致的肺炎。

直到 1972 年发现环孢霉素后，器官移植的成功率才大幅上升。环孢霉素来自真菌，抑制器官排斥的同时又不会影响大部分身体免疫系统的功能。自此，器官移植后患者的存活率大为提高。举个有点极端的例子，美国的托尼·休斯曼（Tony Huesman）在心脏移植后活了 31 年。现在，心脏、肾脏、肝、肺、胰腺、肠道都可以移植。1982 年，美国研究者罗伯特·贾维克首次给患者移植了永久性人工心脏。■

临终关怀

让娜·加尼耶（Jeanne Garnier，1811—1853）
西西里·玛丽·桑德斯（Cicely Mary Saunders，1918—2005）
伊丽莎白·屈布勒-罗斯（Elisabeth Kübler-Ross，1926—2004）

耶路撒冷圣·约翰医院骑士团在开设首家安养院前，该团体曾与耶路撒冷一家创立于 1023 年的医院有关。法国画家 D. 帕佩蒂（D. Papety，1815—1849）的这幅画描绘了 1291 年阿卡围城战的景象（阿卡位于现在以色列的北部），骑士团首领马蒂厄·德·克莱蒙特（Mathieu de Clermont）正率部守卫城墙。

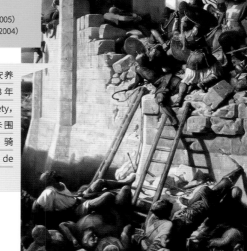

医院（1784 年）、救护车（1792 年）、知情同意书（1947 年）、人体冷冻学（1962 年）、濒死体验（1975 年）、不施行心肺复苏术（1991 年）

临终关怀是一种照顾身患绝症的人们的观念和方法，包括减轻痛苦，并满足人们临终前的生理和心理需求等。具体的地方可以是医院、养老院或者各自家中。14 世纪时，耶路撒冷圣·约翰医院骑士团（Knights Hospitaller of the Order of St. John of Jerusalem，一个信奉基督教的军事团体）在希腊的罗德岛（Rhodes）设立了类似安养院的机构来照料伤员和临终之人。1842 年，失去丈夫和其他亲人的让娜·加尼耶支助法国在里昂创立了加略山夫人协会安养院（hospice of L'Association des Dames du Calvaire）。

现代安养院的重要创立者之一是英国护士、医生、作家西西里·桑德斯，她将临终关怀运动的目标定为"慰藉而非治愈"。她于 1967 年在伦敦南部创立了圣·克利斯朵夫安养院（St. Christopher's Hospice）。

当桑德斯在美国和英格兰推广临终关怀，以及"死亡并不一定是痛苦的过程"这个观念时，瑞士裔精神病学家伊丽莎白·屈布勒-罗斯也在研究医院和社会是如何对待绝症的。1972 年，屈布勒-罗斯在美国参议院衰老问题特别委员会（U. S. Senate Special Committee on Aging）作证道："我们正生活在一个拒绝死亡的社会。我们把临终之人和老人隔离开，但死亡有其自身的作用。这些人提醒我们终将有一天我们也会死去。我们不应该把人制度化。我们应当在家庭护理和回访护士方面提供更多帮助，从而给病人及其家庭更多精神、情绪和经济方面的帮助，使得在家中进行临终关怀更加便利。"

桑德斯本人在伦敦自己创立的安养院中逝世，终年 87 岁。她在临终前写道："你很重要，因为你就是你。直到生命的最后一刻你依旧很重要，我们会竭尽所能，不但帮助你安详地离开人世，也要帮助你有尊严地走到人生的终点。"■

1967 年

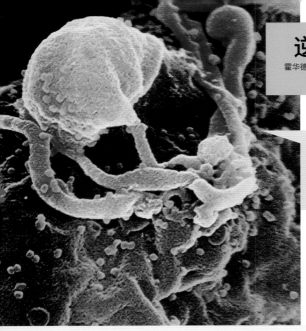

逆转录酶与艾滋病

霍华德·马丁·特明（Howard Martin Temin，1934—1994）
戴维·巴尔的摩（David Baltimore，1938— ）

来自一个成熟的淋巴细胞的 HIV-1 型病毒的彩色扫描电镜图。细胞表面很多圆形突起处就是病毒粒子组装和出芽的地方。

犹太医生所受的迫害（1161 年）、避孕套（1564 年）、科赫的肺结核报告（1882 年）、病毒的发现（1892 年）、斯坦利的病毒晶体（1935 年）、DNA 的结构（1953 年）、胸腺（1961 年）、癌症基因（1976 年）、RNA 干扰（1998 年）

1970 年

生物学的一条中心法则是，包含在人体细胞内的 DNA 序列中的遗传信息可以转录成 RNA 分子，之后表达成蛋白质。然而，美国生物学家霍华德·特明和戴维·巴尔的摩于 1970 年各自独立发现了逆转录酶，这种酶可以将单股 RNA 逆转录成双链 DNA。这一发现加深了人们对 HIV 等逆转录酶病毒的理解，HIV 病毒会导致获得性免疫缺陷综合征（AIDS，简称艾滋病），后者是一种人类免疫系统疾病。

简单来说，逆转录病毒由脂类外膜（源自被病毒感染细胞的外膜）和嵌在其中的包膜蛋白构成。包膜内是被病毒蛋白质外壳所包裹的两段完全一致的 RNA 分子和逆转录分子。当逆转录病毒入侵细胞时，病毒的包膜蛋白质首先和宿主细胞的蛋白质受体结合。例如，HIV-1 型病毒的包膜蛋白质会和人体 T 细胞（白细胞的一种）的蛋白质受体结合。之后病毒的逆转录分子便会进入宿主细胞，并开始把自身的 RNA 逆转录为 DNA。形成的 DNA 随后进入宿主细胞的细胞核中，病毒的整合酶在这里将新的 DNA 插入宿主细胞的 DNA 中。

这些插入的 DNA 会被宿主细胞自己的酶转录成新的 RNA 分子，这些 RNA 又会被宿主细胞表达成衣壳蛋白、逆转录酶和包膜蛋白质。其他 RNA 则会被插入新形成的病毒粒子中。

为了对抗 HIV 病毒，科学家们已经研发出了抑制逆转录酶的药物。此外，由于 HIV 病毒在发育成熟过程中要用到自身编码产生的 HIV 蛋白酶，因此抑制这种酶活性的蛋白酶抑制剂也可以用来治疗艾滋病。另外，融合抑制剂药物会感染 HIV 病毒粒子进入人体细胞这一过程，而整合酶抑制剂则会抑制整合酶的活性。需要注意的是，很多逆转录病毒制造的病毒 DNA 插入宿主细胞后都可致癌，具体内容详见"癌症基因"一节。■

环孢霉素

哈特曼·F. 斯托赫林（Hartmann F. Stähelin, 1925—2011）
托马斯·E. 斯塔泽尔（Thomas E. Starzl, 1926—2017）
罗伊·约克·卡尔尼（Roy Yorke Calne, 1930— ）

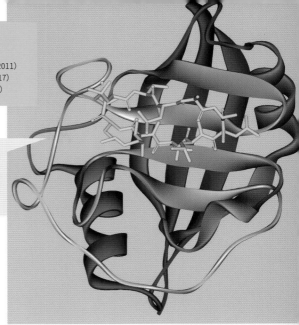

人体亲环蛋白 A 与环孢霉素（黄色）结合的分子条状图。二者结合产生的物质能够抑制某种酶的产生，从而阻止生成促炎分子，抑制器官排斥。

组织移植（1597 年）、角膜移植（1905 年）、肾脏移植（1954 年）、骨髓移植（1956 年）、肝脏移植（1963年）、肺移植（1963 年）、手移植（1964 年）、胰腺移植（1966 年）、心脏移植（1967 年）、小肠移植（1987年）、脸部移植（2005 年）

在 20 世纪 60 年代，虽然器官移植后患者的生存率不断上升，但是患者的身体通常会排斥移植来的新器官。记者理查德·霍林汉姆（Richard Hollingham）写道："器官移植愈发被人们视作死马当成活马医的无奈之举。"幸运的是，在与死神的竞争中，外科医生马上就会有个新帮手了。

免疫抑制剂，顾名思义，可以抑制身体的免疫系统，从而有助于阻止身体对移植器官的排斥反应。1972 年，瑞士制药公司山德士（Sandoz）的研究人员开始进行一项由哈特曼·斯托赫林医生设计的筛选实验，实验发现提取自真菌的环孢霉素有抑制免疫的功效。英国外科医生罗伊·卡尔尼和同事宣布，在肾脏移植时使用环孢霉素取得了成功，美国于 1983 年批准环孢霉素可以用于所有器官移植后的排异反应。

美国外科医生托马斯·斯塔泽尔证实环孢霉素与类固醇一起使用时效果最佳，他还宣布环孢霉素可以减轻肝脏移植后的免疫排斥。记者巴里·沃斯（Barry Werth）写道："环孢霉素使托马斯·斯塔泽尔成为世界上最著名且最有影响力的器官移植专家。器官移植曾经并不被看好，现在人们却充满信心。看起来没有斯塔泽尔做不了的。1984 年，他给一个 6 岁的小姑娘进行了心脏-肝脏联合移植，术后两周这个小女孩就能绕着医院蹦蹦跳跳了。"

环孢霉素之所以著名，是因为它是首个能够选择性抑制 T 细胞功能的免疫抑制剂，并且没有其他毒性，因此身体大部分免疫系统能够正常运转，还能抗击一般的感染。不过，环孢霉素并不完美，也并不能适用于所有的器官移植。器官移植的患者必须一直服用这种药。此外，这种药可能会导致肾脏损伤，还会增加患癌症的概率。发现环孢霉素后的 20 年内，约 20万名器官移植患者使用了这种药。■

1972 年

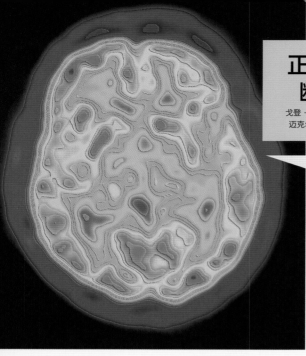

正电子发射计算机断层扫描（PET）

戈登·L. 布劳内尔（Gordon L. Brownell，1922—2008）
迈克尔·E. 费尔普斯（Michael E. Phelps，1939— ）

给患者注射痕量氟代脱氧葡萄糖后，可以使用 PET 逐层扫描患者大脑。红色区域表示此处氟代脱氧葡萄糖浓度高，而蓝色区域则表示此处含量极低。

X 射线（1895 年）、放射疗法（1903 年）、乳腺 X 线摄影（1949 年）、医用超声波（1957 年）、放射免疫分析（1959 年）、计算机轴向断层扫描（1967 年）、核磁共振成像（MRI）（1977 年）

1973 年

《星际迷航》中虚构的宇宙飞船依靠物质与反物质之间的相互作用驱动，不过真正的反物质–物质作用已经应用在正电子发射计算机断层扫描（简称"PET 扫描"）这种三维医学影像技术中了。与分别使用 X 射线和磁力的计算机轴向断层扫描（简称"CT 扫描"）或核磁共振成像扫描（简称"MRI 扫描"）等其他扫描技术不同，使用 PET 扫描能够得到身体和组织功能的详细信息。

接受 PET 扫描前，医护人员会给患者注射氟代脱氧葡萄糖或其他放射性物质，这其中包含粒子回旋加速器中生成的放射性氟原子。癌细胞等新陈代新很快的细胞比代谢慢的细胞和组织吸收的氟代脱氧葡萄糖更多。其中的放射性氟原子衰变时会释放出带正电荷的正电子，正电子就是普通电子对应的反物质。正电子撞上普通电子后，会以伽马射线的形式释放出很高的能量。这些释放出的伽马射线之后会被环绕患者周围的检测器检测到，从而帮助确定哪些地方氟代脱氧葡萄糖的浓度高。现在，PET 扫描往往与 CT 扫描联合使用，以便得到代谢与解剖信息间更准确的关联。由于放射性氟元素的寿命很短，因此患者受到的辐射量很低。

在 PET 扫描的发展中，有很多人作出了贡献。例如，美国物理学家戈登·布劳内尔于 1953 年开展了使用正电子进行大脑成像的早期研究。美国生物物理学家迈克尔·E. 费尔普斯则于 1973 年发明了一台 PET 设备，并在此后继续参与多代 PET 设备的研发，现在使用的系统正是以这些早期设备为原型的。

尽管 PET 扫描的精度不及 CT 扫描和 MRI 扫描，但是它能用于检测肿瘤和癌症扩散、确定一种癌症疗法的效果、研究心肌中的血流、评价癫痫、预测阿尔兹海默病的发病时间，还能把阿尔兹海默病与帕金森病、亨廷顿舞蹈症和血管性痴呆区分开。■

他汀类药物

远藤章（Akira Endo，1933— ）

左图：动脉中的斑块阻碍血液流动。
右图：平菇（一种食用蘑菇）中含有洛伐他汀。

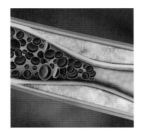

 脉搏表（1707 年）、腹主动脉结扎术（1817 年）、可的松（1948 年）、血管成形术（1964 年）、β– 受体阻滞剂（1964 年）

1973 年

记者彼得·兰德斯（Peter Landers）写道："远藤章花费了 2 年时间，用掉了数千个霉菌培养基，最终才找到了可以降低胆固醇的物质。他提取出的霉菌和那些橘子上的霉菌很像，这一突破是人们发现的首个他汀类物质，而 2006 年制药公司卖出了 250 亿美元的他汀类药物。"

胆固醇在我们身体的每个细胞中都发挥着重要作用，但胆固醇同时也会导致动脉粥样硬化，即含胆固醇的沉积物在动脉血管内壁上堆积。这些堆积物（或者称作斑块）还可能破裂，从而形成血栓。斑块或者血栓会减少血流量，从而导致心绞痛，而一旦堵塞冠状动脉就会引发心脏病。动脉粥样硬化还与动脉血管壁炎症有关。

他汀类药物可用于降低胆固醇浓度，原理是抑制肝脏合成胆固醇所需的 HMG-CoA 还原酶。1973 年，日本生化学家远藤章从橘青霉中分离出首个抑制胆固醇的他汀类物质——美伐他汀（mevastatin）。受到这一启发，美国制药公司默克公司于 1978 年从土曲霉中分离出了另一种他汀类物质洛伐他汀，并于 1987 年正式推向市场，起名为美降脂（Mevacor）。

他汀类物质似乎有多种好处。比如，它们可以减少低密度脂蛋白胆固醇（简称"LDL 胆固醇"，是导致动脉形成血栓的有害形式的胆固醇）和炎症，与此同时维持斑块稳定。此外，当肝脏细胞检测到因服用他汀类物质肝脏中胆固醇含量下降时，他汀类药物还会增加 LDL 的摄入，并且通过产生 LDL 受体来进行补偿，这些受体能抽出在体内循环的胆固醇。一般认为他汀类药物可以降低心血管疾病患者及高危人群的死亡率，但也可能有副作用，比如肝脏中酶的异常增加以及骨骼肌分解，后者会产生有害肾脏的物质，其进入血液后可能会导致肾衰竭。■

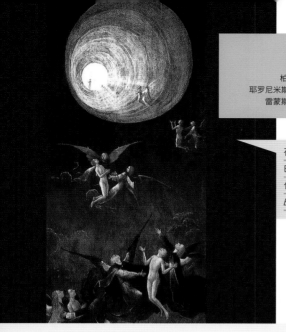

荷兰画家耶罗尼米斯·博斯（Hieronymus Bosch，约 1450—1516）在约 1500 年创作的《被祝福者的升天》（Ascent of the Blessed）。

 除颤器（1899 年）、寻找灵魂（1907 年）、荣格的分析心理学（1933 年）、松果体（1958 年）、人体冷冻学（1962 年）、临终关怀（1967 年）

1975 年

孟加拉族诗人拉宾德拉纳特·泰戈尔（Rabindranath Tagore）曾写道："死亡并不是光明的陨灭，而是关上灯，因为黎明已经降临。"科学家和神秘主义者长久以来一直在思索，人们离世的那一刹那，身体和精神到底经历了怎样的转变。1975 年，雷蒙德·穆迪医生出版了一本畅销书《死后的世界》（Life After Life），书中介绍了一些案例，其中的当事者都曾失去生命体征，其中一些人还曾被医生宣布死亡，但后来都又活了过来。这其中有些人就曾有过濒死体验（"濒死体验"这个词也是穆迪创造出来的），当时他们觉得自己正离开身体，飘向屋顶。很多人还看到了隧道尽头的亮光，有的人感到平静，也有的人感到害怕，后来就感受不到对死亡的恐惧了。有人还宣称自己看到医生正在抢救自己。

尽管有些研究者认为濒死体验证明存在着死后的世界，或者这是一种意识离开身体的运动，但其他人从纯生物的角度解释这些现象，认为这些体验只不过是大脑缺氧或血液中一氧化碳浓度过高造成的幻觉。一些人还提出，可能是大脑中内啡肽（endorphin）这种化学物质产生了濒死体验中的快乐感觉。研究者还用克他命（ketamine）进行了实验，这种致幻剂可以改变服用者的意识状态，让他们感受到与濒死体验很像的感觉。不过，即便濒死体验只是幻觉，医生仍会研究这些当事人以便更好理解其产生的原因，因为这种体验对当事者产生了长时间、深远的心理影响。

当然，濒死体验并非人们刚发现的。柏拉图在《理想国》一书中就讲过一位名为厄洛斯（Er）的士兵的故事，他在死后的旅途中看到"一根笔直的光柱，自上而下贯通天地，颜色像虹但比虹更明亮更纯洁"。厄洛斯重返人间后把自己在死后世界的所见所闻讲给人们听。耶罗尼米斯·博斯的惊世之作《被祝福者的升天》就描绘了灵魂朝着光线通过隧道的场景。■

癌症基因

约翰·迈克尔·毕晓普（John Michael Bishop, 1936—　）
哈罗德·埃利奥特·瓦慕斯（Harold Elliot Varmus, 1939—　）

肿瘤抑制蛋白 p53 与单股 DNA 结合的分子模型。这个蛋白质通常扮演了"基因组守护者"的角色，如果基因突变，导致这种蛋白质失去活性就可能会引发癌症。如果把癌症基因比作汽车的加速踏板，那么 p53 蛋白质就是制动踏板。

癌症病因（1761 年）、细胞分裂（1855 年）、孟德尔遗传学（1865 年）、病毒的发现（1892 年）、斯坦利的病毒晶体（1935 年）、逆转录酶与艾滋病（1970 年）、表观遗传学（1983 年）、基因疗法（1990 年）、RNA 干扰（1998 年）

细胞正常分裂需要其中的各个步骤按特定顺序发生，其中一步就是正确处理基因中包含的信息。分裂过程出差错后就无法控制细胞的增长，癌症也就出现了。关于正常细胞转化成癌细胞有两个一般理论。其一涉及原癌基因，这种基因正常时可以促进健康细胞增殖。但如果发生基因序列突变等情况导致原癌基因发生变化，这种基因就会转变成癌症基因，而癌症基因会导致细胞过度增殖。放射性物质、化学物质等都可能诱发这种突变。

另一方面，肿瘤抑制基因则可以抑制癌变情况的发生。这种基因产生的一些有用物质能使异常细胞凋亡（一种正常且有益的细胞死亡过程）。以汽车作为类比，癌症基因就像是被踩到底、被卡住的加速踏板，而肿瘤抑制基因就是制动踏板。如果其中任一个失效了，那么这辆车就可能飞速行驶，完全失控。

1976 年，美国生物学家约翰·迈克尔·毕晓普和哈罗德·E. 瓦慕斯证实，癌症基因就是有缺陷的原癌基因，而后者存在于包括人类在内的很多生命体内。毕晓普曾把原癌基因比作致癌物质，认为"很多种致癌物质都会影响这种基因"。

致癌基因最早发现于病毒中，后来被证实是正常细胞基因复制而来的。简而言之，病毒癌症基因就是曾经存在于病毒中、后来出现微小变化的原癌基因。当病毒侵入宿主细胞，将额外的病毒癌症基因插入后，这些基因就会提升宿主细胞中已有的原癌细胞活性，从而导致危险。由于单克隆抗体能够靶向癌症细胞中的某些癌症蛋白质，因此由癌症基因导致的癌症有时可以通过接种抗病毒疫苗来预防。此外，被称作"小 RNA"的小分子 RNA 有时也能抑制癌症基因的表达。不过，这些小 RNA 上的基因要是发生突变也会激活癌症基因。■

1976 年

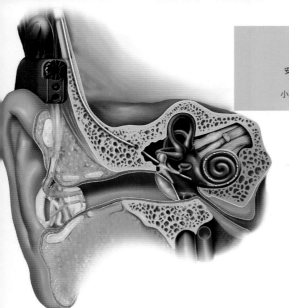

人工耳蜗移植

安德烈·德约诺 (André Djourno, 1904—1996)
查尔斯·埃里 (Charles Eyries, 1908—1996)
小亚当·M. 基西亚 (Adam M. Kissiah, 1947—)

同时使用助听器和人工耳蜗的声电联合刺激示意图。一组电极沿螺旋状耳蜗缠绕。

眼镜（1284 年）、脑神经分类（1664 年）、探索迷宫般的内耳结构（1772 年）、听诊器（1816 年）、助听器（1899 年）

1977 年

　　根据《圣经》中先知以赛亚（Isaiah）的说法，总有一天"失明者能看到光明，失聪者能听到声音"。不过，自古以来，失聪者要么被他人虐待，要么被社会所抛弃。对失聪者最大的偏见来自古希腊博学者亚里士多德（Aristotle），他曾说："所有先天失聪的人都失去感知，没有能力进行逻辑推理。"

　　对人类来说，声音会传入耳蜗中，耳蜗是内耳中呈螺旋状、充满液体的器官。显微镜下才能看得到的听毛会伸入这些液体中，这些听毛接收到声波后会随之震动，并把声音转化成神经信号，这些神经信号会沿着听觉神经传输至大脑。发育异常、遭受创伤或疾病会导致听毛细胞缺失或异常，从而可能会造成感觉神经性听觉障碍。

　　给失聪者植入人工耳蜗这种电子设备可以让他们听到声音。人工耳蜗的外部设备包括麦克风、语音处理器和声音发射器。语音处理区负责把声音切分成不同频率信道，而发射器负责向皮肤下接收器传输（经电磁感应）处理后的声音。这些信号随后被输送至沿耳蜗缠绕的电极上。人工耳蜗移植对刚刚失聪的患者，或者年龄还小的（2 岁前）失聪儿童效果最好。而对那些失聪已经很久，或者天生失聪患者来说，他们的大脑可能很难适应这种新输入的感觉信号。

　　人工耳蜗的早期研究开始于 1957 年，法国籍阿尔及利亚裔外科医生安德烈·德约诺和查尔斯·埃里在一场手术中把一根电线搭在了一位失聪患者裸露的听觉神经上。当有电流通过时，患者听到了类似"轮盘"和"蟋蟀"的声音。早期设备无法用于帮助失聪者理解别人的话，但可以辅助他们解读唇语。而在 1977 年，美国工程师小亚当·基西亚申请了一份关于人类听觉神经数字技术–电子设备刺激的专利，这也为日后该领域的工作奠定了基础。■

核磁共振成像（MRI）

保罗·克里斯琴·劳特伯（Paul Christian Lauterbur，1929—2007）
彼得·曼斯菲尔（Peter Mansfield，1933— ）
雷蒙德·瓦汉·达马迪安（Raymond Vahan Damadian，1936— ）

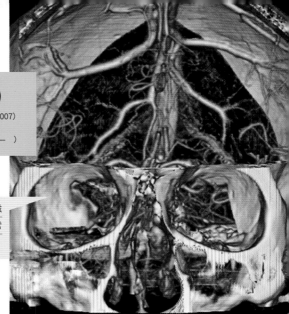

大脑血管（动脉）的核磁共振成像 / 磁共振血管成像图。这类 MRI 研究通常用于显示大脑动脉瘤。

 X 射线（1895 年）、放射疗法（1903 年）、乳腺 X 线摄影（1949 年）、医用超声波（1957 年）、计算机轴向断层扫描（1967 年）、正电子发射计算机断层扫描（PET）（1973 年）

1977 年

核磁共振成像（MRI）使用磁、无线电波和计算机来检测身体的内部结构，与 X 射线和计算机轴向断层扫描相比，该方法能更好地区分软组织。

如果原子核中有至少一个未成对中子或质子，那么该原子核就有类似磁铁的性质。磁场施加的力可以通过原子核像陀螺那样旋转。通过加强外部磁场可以增大不同核自旋态之间的能量差。施加外部磁场后，无线电波可以诱发原子核的自旋态发生变化，有些甚至能达到最高能级。当无线电波消失后，自旋态会重新回到较低能级（术语称作"弛豫"），同时释放出可探测到的无线电信号，频率相当于自旋翻转的共振频率。

1971 年，美国医生雷蒙德·达马迪安证实，水中氢原子的弛豫速率在正常细胞与肿瘤细胞之间是不同的，从而使 MRI 应用于医疗诊断成为可能。1977 年，他进行了人体全身扫描。美国化学家保罗·劳特伯也推动了 MRI 成像的诞生。他使用了梯度磁场，而英国物理学家彼得·曼斯菲尔则创造出了可以有效制作图像的数学方法。

MRI 可用于扫描含氢原子核（比如水分子中就含有氢）的组织，这些组织包括大脑、脊髓、椎间盘和心脏。MRI 能够提供某个组织化学构成方面的信息，并且不像 X 射线那样要用到危险的电离辐射。在 MRI 的方法中，可以通过注射造影剂（比如含金属钆的溶液）来增强对比度。扩散 MRI 可以测定组织中水的扩散，而功能 MRI 可以研究实时大脑活动。■

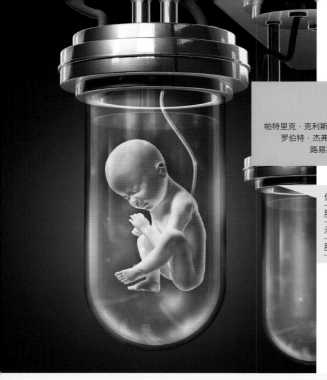

首例试管婴儿

帕特里克·克利斯朵夫·斯特普托（Patrick Christopher Steptoe，1913—1988）
罗伯特·杰弗里·爱德华兹（Robert Geoffrey Edwards，1925—2013）
路易斯·乔伊·布朗（Louise Joy Brown，1978— ）

体外受精技术刚出现时，有些人认为胎儿是在子宫之外成长的，如左图所示。但事实是，医生会把很早期的胚胎重新植入孕妇的子宫里。

流产（70年）、精子的发现（1678年）、分离连体婴儿（1689年）、输卵管切除术（1883年）、羊膜穿刺术（1952年）、人体冷冻学（1962年）、克隆人类（2008年）

1978年

1978年7月有一期《时代》（*TIME*）杂志的通栏大字标题"将试管婴儿称作'奇迹'以及'这个世纪的婴儿'。一些评论者称赞这是现代医学的奇迹，能与首例肾脏和心脏移植相提并论。神学家和医学科学家则警告，这可能会在道德、伦理和社会上引发不良影响"。

体外受精是指卵细胞在体外受精的过程。首先服用激素来刺激卵巢产生若干卵细胞，之后医生会用针把这些卵细胞从卵巢中取出。卵细胞和精子随后在装有可供卵细胞存活的营养物质的实验室培养皿中进行混合。一段时间（两三天）后，医生会把早期胚胎（例如，包含八个细胞的胚胎）转移至子宫中，并给孕妇注射一段时期的激素（如孕酮）来防止子宫内膜脱落，从而帮助胚胎着床。这种方式诞生的婴儿就被称为试管婴儿。

不孕不育的夫妻（比如女方输卵管损失，导致卵细胞无法进入子宫）可以选择这种方法来受孕。而卵细胞胞浆内单精子注射技术则是直接把单个精子注射到一个卵细胞内，该技术用于某些男性不育的情况。

通常会向子宫内转移多个胚胎以保证至少有一个胚胎能够成活。而植入前进行遗传学诊断可以筛查出那些染色体异常的胚胎。胚胎还可以冷冻起来以后使用。

1978年7月25日，全球首例试管婴儿路易斯·布朗诞生了，这要归功于英国医生帕特里克·斯特普托和生理学家罗伯特·爱德华兹开创的体外受精方法。迄今已有100多万试管婴儿出生。不过，罗马天主教认为体外受精把性行为和生育割裂开了，因此反对这项技术。■

下图：微创胎儿外科手术可以治疗双胎输血综合征，如果患有这种症状，供给两个胎儿的血液并不相同。右图：《包裹的孩子》（De Wikkellkinderen，1617），作者不详，这幅画中双胞胎中的一个脸色苍白，这可能是双胎输血综合征造成的结果。

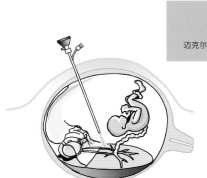

胎儿外科

迈克尔·R. 哈里森（Michael R. Harrison，1943— ）

分离连体婴儿（1689 年）、剖宫产术（1882 年）、羊膜穿刺术（1952 年）、内窥镜（1954 年）、胎儿监护（1957 年）、医用超声波（1957 年）、沙利度胺事件（1962 年）

1981 年

帕梅拉·卡莫西（Pamela Camosy）医生写道："治疗还未出世的胎儿是个令人兴奋的尝试，目前仍处于初期阶段。迄今，人们愈发细致地考察胎儿所处的隐藏世界，而医学的边界，无论是科学还是人文方面，都被永久扩展了。"胎儿外科指胎儿在出生前、仍在子宫时接受手术。一般当胎儿的生命受到威胁时才会进行这样的手术，其形式有多种。在开放性胎儿外科手术中，外科医生会切开孕妇的腹部和子宫，给胎儿动手术，此时胎儿和孕妇依旧通过脐带和胎盘相连。术后胎儿还会回到子宫，之后子宫壁和腹壁会被缝合好。另一类手术却不用切开孕妇的腹部和子宫。这类手术的挑战之一是要预防孕妇因为手术损伤子宫导致早产。微创胎儿镜手术使用实时视频以及像试管一样的胎儿镜（参见"内窥镜"一节）来引导小型手术设备抵达动手术的地方。

1981 年，一个胎儿因尿路堵塞导致膀胱增大，情况危急。为了挽救这个小生命，小儿外科医生迈克尔·哈里森在美国加州大学旧金山分校实施了首例开放性胎儿外科手术。哈里森给胎儿插入了一根导管来使尿液排出，手术很成功。

超声波能找出各种胎儿畸形，胎儿外科手术可以用来打开胎儿心脏瓣膜、修复膈疝，切除危及生命的畸胎瘤，并且修复与脊柱裂天生缺陷相关的胚胎神经管不完全封闭。选择性激光焊接还可以用于封闭血管，对于双胞胎来说，一些血管连在一起可能会导致血液流动不畅，甚至危及生命。■

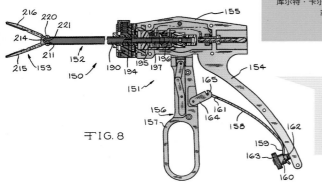

腹腔镜手术

汉斯·克里斯琴·雅克贝乌斯（Hans Christian Jacobaeus, 1879—1937）
库尔特·卡尔·斯蒂芬·泽姆（Kurt Karl Stephan Semm, 1927—2003）
菲利普·穆雷（Philippe Mouret, 1938—2008）
埃里希·米厄（Erich Mühe, 1938—2005）

234

干IG.8

下图：准备胃分流手术。左图：美国专利 5480409 中腹腔镜手术设备的插图。标记为 215 和 216 的钳口可以在体内打开和关闭。

 伤口缝合（公元前 3000 年）、子宫切除术（1813 年）、全身麻醉（1842 年）、阑尾切除术（1848 年）、输卵管切除术（1883 年）、内窥镜（1954 年）、激光（1960 年）、机器人手术（2000 年）、远程手术（2001 年）

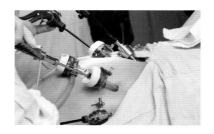

1981 年

腹腔镜手术又称锁眼手术或微创手术，在手术中只需要很小的切口。内窥镜是一种管状设备，通常可经由嘴等孔道进入人体，帮助医生看到体内情况。腹腔镜通常用于腹部和骨盆手术，通常会用到一些电子设备，比如腹腔镜底部用于捕捉视频图像的电荷耦合设备等。除此之外，腹腔镜中使用光纤系统来提供照明。在内窥镜手术中，手术设备通常经由内窥镜自身的小通道进入身体，不过腹腔镜手术使用的设备是通过套管针进入身体的，套管针中有不同的通道，可供外科手术设备使用。与传统外科手术相比，腹腔镜手术有多个潜在优势，比如减少出血量，术后患者恢复更快，且患者痛苦少、留疤少，感染概率也会降低。

瑞典医生汉斯·雅克贝乌斯于 1910 年前后开始进行腹腔镜手术。1981 年，德国外科医生库尔特·泽姆实施了首例腹腔镜阑尾切除手术。德国外科医生埃里希·米厄和法国外科医生菲利普·穆雷分别于 1985 年和 1987 年进行了最早的腹腔镜胆囊切除术。不过，直到 1986 年视频计算机芯片发展到可以将图像放大并投影到电视屏幕后，腹腔镜手术才成为普通外科中的常规手术。

医生谢利·斯帕纳（Shelly Spaner）和加斯·沃诺克（Garth Warnock）写道："普通大众很快就接受了腹腔镜手术这项技术，这在外科历史上还是头一回。腹腔镜手术比其他外科手术进展都更快且深远地影响了普通外科手术领域。"■

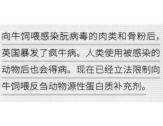

朊病毒

斯坦利·本·布鲁希纳（Stanley Ben Prusiner，1942—　）
丹尼尔·卡尔顿·盖杜谢克（Daniel Carleton Gajdusek，1923—2008）

向牛饲喂感染朊病毒的肉类和骨粉后，
英国暴发了疯牛病。人类使用被感染的
动物后也会得病。现在已经立法限制向
牛饲喂反刍动物源性蛋白质补充剂。

孟德尔遗传学（1865 年）、病毒的发现（1892 年）、
阿尔茨海默病（1906 年）、《1906 年肉制品监管法》
（1906 年）、DNA 的结构（1953 年）

科幻小说《化身博士》（*Dr. Jekyll and Mr. Hyde*）中的主人公体内同时存在着善恶两种人格，与之类似，杀伤力极高的朊病毒疾病的元凶蛋白质也有着不同形式，这种蛋白质在某种形式时对人体有益，在另一种形式时对人体有害。1982 年，美国神经学家、生化学家斯坦利·布鲁希纳创造了"朊病毒"这个术语，用于指代他发现的完全由蛋白质构成的致病物质。相比之下，即使病毒也包含除蛋白质以外的、以 DNA 或 RNA 形式存储的遗传信息。

在三维空间中，朊蛋白（PrP）至少有两种存在形式。当以正常细胞形式（PrP-C）存在时，这种蛋白质有一些益处，比如维持绝缘以便电信号沿神经纤维传递。而当其处在致病形式时（PrP-Sc，Sc 代表一种称为羊痒病的朊病毒疾病）则会损伤大脑。一些朊蛋白疾病能够遗传，比如克–雅病就是编码朊蛋白的基因发生突变导致的，可以遗传。然而，类似的疾病还可能由于食用感染了朊病毒的牛肉导致。牛的朊病毒疾病被称为牛海绵状脑病，俗称"疯牛病"。另一类后天的朊病毒疾病被称为库鲁病，美国医生丹尼尔·盖杜谢克曾在巴布亚新几内亚的一个被称作弗雷（Fore）的原始部落中研究过这种病。库鲁病的病因可能是食用已经死去的染病亲戚的大脑。

研究者还在研究致病形式的朊蛋白是如何把正常朊蛋白转化成致病形式的。这种异常蛋白质在大脑中积累到一定程度后会形成斑块，杀死脑细胞，并在大脑中产生海绵状的孔洞，从而使患者丧失控制运动的能力，出现痴呆症状，最终导致患者死亡。糟糕的是，这种致病朊蛋白非常稳定，能够耐受化学和物理试剂。此外，由于不会引发炎症，免疫系统也不会作出反应。不过，经基因编辑不会产生任何朊蛋白的小鼠并不会被朊病毒所感染。■

1982 年

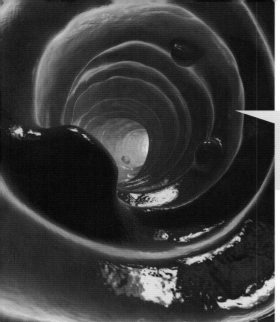

直肠癌中会出现 DNA 甲基损失，正如此图中的息肉。由于甲基化的基因通常处于关闭状态，因此甲基损失可能会异常地激活与癌症有关的基因。

癌症病因（1761 年）、孟德尔遗传学（1865 年）、遗传的染色体理论（1902 年）、DNA 的结构（1953 年）、癌症基因（1976 年）、基因疗法（1990 年）、RNA 干扰（1998 年）、人类基因组计划（2003 年）

1983 年

正如钢琴家能理解乐谱上的音符、从而控制音量和节奏一样，表观遗传也能影响细胞中 DNA 遗传序列的表达。表观遗传学通常研究的是细胞 DNA 序列未发生改变的可遗传性状。

控制 DNA 表达的一种方式是在 DNA 的某个碱基上添加一个甲基（由一个碳原子和三个连接在该碳原子上的氢原子构成的基团），这可以降低该区域 DNA 的活性，从而抑制特定蛋白质的生成。连接在 DNA 分子上的组蛋白也能改变基因表达。

20 世纪 80 年代，瑞典研究者拉尔斯·奥洛夫·比格伦（Lars Olov Bygren）发现瑞典北博滕省有一些男孩子，他们曾经在丰收季节暴饮暴食，他们的儿子和孙子的寿命要短得多。一种假设是这是遗传来的表观遗传因素发挥了作用。其他研究表明，压力、饮食、吸烟和父母营养等环境因素也会在我们的基因中留下痕迹，从而传给下一代。基于这个论点，我们爷爷奶奶呼吸什么空气、吃什么东西会在几十年后影响我们的健康。

1983 年，美国医学研究者伯特·福格尔斯泰因和安德鲁·P. 范伯格（Andrew P. Feinberg）记录到了首例表观遗传机制导致的人类疾病。具体来说，他们观察到大肠癌患者体内的 DNA 普遍缺少甲基。由于带甲基的基因通常处于关闭状态，缺少甲基可能非正常激活癌症基因。此外，DNA 中甲基太多也会妨碍起到防御作用的肿瘤抑制基因的表达。目前正在研发影响表观遗传标记的药物，这些标记能够关闭坏基因，同时激活好基因。

表观遗传学中的基本概念并不新奇。毕竟，大脑细胞和肝脏细胞的 DNA 序列完全相同，但正是表观遗传激活了其中不同的基因。表观遗传或许能够解释为什么在同卵双胞胎中，有一个患上哮喘或者躁郁症，而另一个却依然健康。■

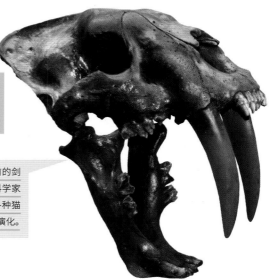

聚合酶链式反应

凯利·班克斯·穆利斯（Kary Banks Mullis, 1944— ）

PCR 曾被用于扩增这件一万四千年前的剑齿虎化石的 DNA。这样的研究帮助科学家对比这些已经灭绝的动物和现存的各种猫科动物，以便更好地理解猫科动物的演化。

DNA 的结构（1953 年）、逆转录酶与艾滋病（1970年）、人类基因组计划（2003 年）

1983 年，当生化学家凯利·穆利斯开车行驶在美国加利福尼亚州的一段高速公路上时，想到了一种能在几小时内复制一小段遗传物质数十亿次的方法——这种方法迄今已经在医学上得到广泛应用。尽管穆利斯想到的这种聚合酶链式反应（PCR）已经发展成了一个产值数十亿美元的产业，但是老板只给了他一万美元奖金。或许十年后的诺贝尔奖算是个不错的补偿。

科学家研究特定 DNA 遗传序列的时候往往需要大量该序列的样本。而 PCR 这种突破性技术在 Taq 聚合酶的帮助下，即便溶液中只有一个 DNA 分子也能产生出大量所需样本。Taq 聚合酶可以复制 DNA，并且即便在加热环境中也能保持活性。这种酶最早是从生活在美国黄石国家公园中某个温泉中的细菌中分离得到的。复制 DNA 还需要引物，即可以和位于样本 DNA 中待研究序列前面、后面某个位置相结合的 DNA 短片段。在不断的加热—冷却循环中，聚合酶开始快速复制样本 DNA 中位于引物之间的要研究的序列。在热循环过程中，DNA 双链按复制过程所需的那样打开双链或者重新结合双链。PCR 技术还可以用于检测食物源致病原、诊断基因疾病、检测艾滋病患者体内 HIV 病毒的浓度、确定孩子的父母、根据遗留在犯罪现场的痕量 DNA 来找出罪犯，以及研究化石中的 DNA 等。PCR 技术在推动人类基因组项目中也发挥了重要作用。

医学记者塔比莎·波莱格（Tabitha Powlege）写道："PCR 于基因物质就如同印刷机之于文字——使得复制变得容易、廉价且人人能够接触。"《纽约时报》称穆利斯的发明"把生物学划分成了两个时代：PCR 出现前的生物学和 PCR 出现后的生物学"。■

1983 年

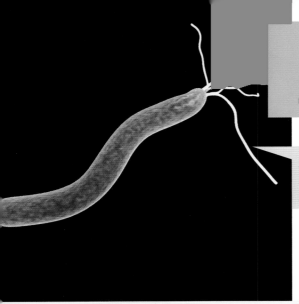

胃溃疡与细菌

马塞勒斯·多纳图斯（Marcellus Donatus, 1538—1602）
约翰·雷科迪斯（John Lykoudis, 1910—1980）
约翰·罗宾·沃伦（John Robin Warren, 1937—　）
巴里·詹姆斯·马歇尔（Barry James Marshall, 1951—　）

有 4~6 根鞭毛（像鞭子一样的尾巴）的幽门螺旋杆菌。这些鞭毛使细菌能够穿过黏膜抵达胃的上皮细胞。

布氏腺（1679 年）、尸检（1761 年）、观察圣·马丁的胃部（1833 年）、青霉素（1928 年）、医生自我试验（1929 年）

1984 年

　　1586 年，意大利曼图亚的医生马塞勒斯·多纳图斯在一次尸检后记录下了胃黏膜上的溃疡，这是人类对胃溃疡最早的记录之一。直到不久之前，人们还认为胃及十二指肠消化性溃疡是由于饮食和压力导致的。现在我们知道，导致绝大多数溃疡的元凶是幽门螺旋杆菌，这是一种能在胃的酸性环境中繁殖的螺旋状细菌。医学界认可这个幽门螺旋杆菌致病的假说还要归功于澳大利亚医生罗宾·沃伦和巴里·马歇尔进行的开创性研究。1984 年，为了给持怀疑态度的同行证明，马歇尔真的喝下了一培养皿幽门螺旋杆菌，五天后他得上了胃炎（胃黏膜炎症）。

　　溃疡可能会导致腹痛，并会出现呕血。要是胃或十二指肠出现穿孔则会危及生命。当幽门螺旋杆菌在胃里大量繁殖后，会导致慢性炎症，还会改变胃泌素的分泌量，而胃泌素负责调解胃酸量。检测幽门螺旋杆菌的方法包括通过胃或十二指肠活检组织培养、血液检测（检测抗体）、粪便检测（检测抗原）以及尿素呼气试验。在尿素呼气实验中，患者先服下放射性尿素，由于幽门螺旋杆菌能够分解含碳的尿素而人体自身不能，因此要是检测到呼气中存在放射性二氧化碳，那就说明胃中很可能存在幽门螺旋杆菌。人们认为这种细菌可以通过食物、水和人类唾液传播。不过，事实上只有一小部分幽门螺旋杆菌携带者患上了溃疡，可能的原因包括不同人的遗传易感性不同，以及不同类型的细菌菌株的毒性差异。

　　联合使用抗生素、铋配合物和减少胃酸的质子泵抑制剂可以杀灭幽门螺旋杆菌。有意思的是，希腊医生约翰·雷科迪斯于 1958 年提出了自己使用抗生素治疗溃疡的方法，但其他医生大多并没有重视他的工作。

　　阿司匹林、布洛芬等非甾体类抗炎药也会导致消化性溃疡。因为这种药物会减少前列腺素的生成量，而这种类激素分子通常会刺激胃产生起保护作用的黏液。■

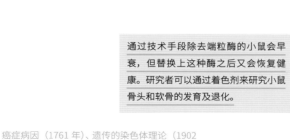

端粒酶

伊丽莎白·海伦·布莱克本（Elizabeth Helen Blackburn, 1948— ）
卡罗尔·格雷德（Carol Greider, 1961— ）

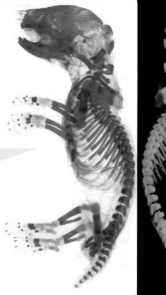
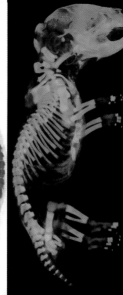

通过技术手段除去端粒酶的小鼠会早衰，但替换上这种酶之后又会恢复健康。研究者可以通过着色剂来研究小鼠骨头和软骨的发育及退化。

癌症病因（1761 年）、遗传的染色体理论（1902年）、癌症的化疗（1946 年）、海拉细胞（1951年）、DNA 的结构（1953 年）

1984 年

我们细胞中的每个染色体都是由一个很长、螺旋状的 DNA 分子绕着一个蛋白质骨架形成的。每个染色体末端都有一个特殊的保护帽，称为端粒，其中包括一段特定的碱基序列（TTAGGG）。尽管酶在细胞分裂时并不会复制到染色体特别靠近末端部分的 DNA，但端粒依然对可能发生的 DNA 复制错误地进行了补偿，这是因为染色体末端的 DNA 只是 TTAGGG 这段序列不断重复一千多次而已。然而，细胞每分裂一次，就会损失一部分端粒，而一旦端粒变得太短，染色体在这些"老"细胞中就无法再复制了。在培养皿中的很多人类体细胞在分裂 50 次左右之后就会进入这样的衰老状态（无法再分裂）。

1984 年，生物学家卡罗尔·格雷德和伊丽莎白·布莱克本在研究四膜虫这种很小的原生动物时发现了端粒酶，这种酶中含有 RNA，可以向染色体末端添加 TTAGGG 序列，从而抵消染色体复制时的损耗并增加端粒长度。端粒酶在大多数体细胞（非生殖细胞）中的活性都很低，不过在胎儿的细胞、成人的生殖细胞（能形成精子和卵细胞）、免疫系统中的细胞和肿瘤细胞中却存在活性，这些细胞都能定期分裂。这些发现表明，端粒酶的活性或许与衰老和癌症有关。因此，目前科学家们进行了很多实验，想要验证激活或抑制端粒酶是否能够延长寿命（使得细胞能不断分裂）或抑制癌症（把一直分裂的肿瘤细胞变回正常细胞）。一些人类早衰疾病也和端粒较短有关，在很多人类肿瘤中都发现端粒酶被激活了。由于生活在淡水中的单细胞生物四膜虫激活了端粒酶，因此这种生物可以一直复制下去，也就是说它获得了永生。

格雷德和布莱克本写道："在 20 世纪 80 年代早期，科学家并没有计划通过研究四膜虫如何维护染色体来辨认可能的抗癌疗法。在研究大自然时，我们永远也预测不了在何时、何地能发现全新的方法。"■

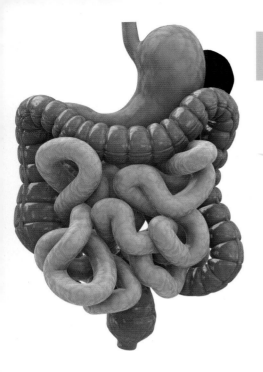

小肠移植

小肠弯弯曲曲（图中朝外的部分），长度可达6米，连接胃部和大肠。

组织移植（1597年）、布氏腺（1679年）、角膜移植（1905年）、肾脏移植（1954年）、骨髓移植（1956年）、肝脏移植（1963年）、肺移植（1963年）、手移植（1964年）、胰腺移植（1966年）、心脏移植（1967年）、环孢霉素（1972年）、脸部移植（2005年）、培育新器官（2006年）

1987年

　　小肠弯弯曲曲，长度可达6米，连接胃部和大肠。食物的消化和吸收过程大部分都在这里进行。虽然小肠内壁细胞会分泌多种酶，但起到消化作用的大多数酶是胰腺分泌、经由胰腺管进入小肠的。小肠绒毛（小肠内壁上像手指一样的凸出部分）细胞会把小肠内侧的营养物质运输至毛细血管，之后通过血管输送至身体各个器官。

　　尽管人们从20世纪60年代就开始尝试进行小肠移植，但由于免疫系统会排斥外来器官，因此直到1987年才取得成功。当年，日本研究者发表了一篇关于一种新型免疫抑制剂他克莫司（Tacrolimus，又称FK-506）的论文，这种免疫抑制剂是1984年在含筑波链霉菌（*Streptomyces tsukubaensis*）的土壤中发现的。使用他克莫司后，小肠移植的成功率有了大幅提升。而随着减轻移植排斥的药物疗法不断优化，患者移植后生存率也不断提高。

　　小肠中包含大量微生物，对抗原反应强烈，且含有大量白细胞，因此是最难移植的器官之一。在尝试进行小肠移植前，医生最早尝试使用全肠外营养方法来维持肠衰竭患者的生命，具体来说就是将所需的营养物质以液体形式经静脉注射入体内。但是长时间这么做会导致并发症，比如肝衰竭、骨疾、感染等，此外静脉注射也会造成静脉损伤。

　　克罗恩病（一种小肠炎症）、坏死性小肠结肠炎（新生儿组织死亡）、先天性巨结肠症都会导致小肠衰竭。大多数小肠供者都已经过世了，但也有患者活着的亲属捐献的部分小肠来进行移植。此外，小肠有时还会和肝脏等其他器官一起移植。■

基因疗法

威廉·弗伦奇·安德森（William French Anderson，1936— ）

血友病是 X 染色体中某处基因变异导致的。血友病患者被割伤后会大量出血。图中是英国的维多利亚女王（Queen Victoria，1819—1901），她把血友病基因遗传给了很多王室成员。

孟德尔遗传学（1865 年）、先天性代谢缺陷（1902 年）、镰状细胞贫血症病因（1949 年）、DNA 的结构（1953 年）、自身免疫疾病（1956 年）、用左旋多巴治疗帕金森病（1957 年）、纳米医学（1959 年）、癌症基因（1976 年）、表观遗传学（1983 年）

很多疾病都源自人体基因的缺陷，而基因作为人类的遗传单元，能够控制眼睛颜色、癌症和哮喘易感性等性状。比如，镰状细胞贫血症患者由于体内某个基因的 DNA 序列发生了一处改变，其产生的血红细胞就变得不正常。

基因疗法的历史还很短，它通过向人体细胞中插入、改变或者移除基因的方法来治疗疾病。在其中一种方法中，会用到改造后的病毒，这种病毒中含有一段对人体有益的基因。病毒会把这段基因插入一个有缺陷的人体细胞中（通常是插入细胞中 DNA 的某个随机位置），之后这段新的基因就能产生功能正常的蛋白质。如果改变的是精子或者卵细胞，那么这种改变就会遗传，这会给人类带来深远的伦理影响。

美国于 1990 年批准进行了首次基因疗法，治疗了一位患有腺苷脱氨酶缺乏症（此病患者极易感染）的四岁女童。美国研究者威廉·弗伦奇·安德森和同事首先从女童体内取出一些白细胞，向这些白细胞中插入她缺少的基因，之后又把处理后的白细胞重新植入女童体内，希望这些细胞能够产生她需要的酶。尽管细胞安全生成了所需的酶，但是这些细胞没能继续繁殖出健康的新细胞。后来，基因疗法成功用于治疗腺苷脱氨酶缺乏症、其他形式的严重复合型免疫缺乏症、艾滋病（通过基因改造 T 细胞来抵御 HIV 病毒）和帕金森病（缓解症状）等。尽管如此，这种疗法在某些病例中仍有危险。因为病毒把基因插入宿主细胞后有时会扰乱基因的正常功能，例如令免疫缺陷研究中的儿童患上白血病。此外，基因的病毒载体（或者包含新移植基因的细胞）也可能被宿主免疫系统攻击，导致治疗失效，最糟糕时患者还会死于强烈的免疫排斥。■

1990 年

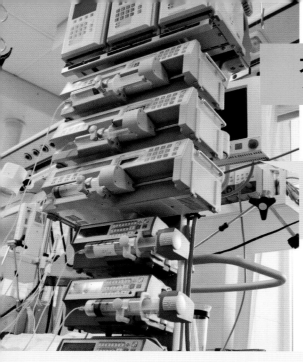

重症监护室的微量注射泵可以注射止痛剂和止吐剂来减轻患者的痛苦。重症监护室中还有呼吸机，通过气管内导管或气管切开术来辅助呼吸。

医院（1784 年）、护理学（1854 年）、知情同意书（1947 年）、心肺复苏术（1956 年）、临终关怀（1967年）、濒死体验（1975 年）

1991 年

人权运动领袖小马丁·路德·金（Martin Luther King Jr.）曾说："生命的质量比长度更重要。"确实，在过去的这几十年中，关于医生何时可以放弃救治绝症患者或昏迷患者引发了影响深远的争论。法学教授威廉·A. 伍德拉夫（William A. Woodruff）写道："随着医学技术进步，现在几乎可以无限期维持患者的生命体征。因此人们开始质疑这种进步的意义。如果患者永远昏迷下去，无法对外在环境作出反应……没有最基本的认知活动，那么这样活着还有什么意义？"

这类问题最终在美国等国家导致现代不进行心肺复苏法案的出台。这类法律文件使得患者（或其他被委托人）可以指定，当患者自己或委托人心跳或呼吸停止后，不实施心肺复苏术。1975 年的一个判例是其在美国发展的一个重要里程碑，当年，新泽西州最高法院认定，已经陷入昏迷状态的卡伦·昆兰的父亲有权移除女儿的人工呼吸机。1991 年，《美国病人自主决定权法案》（U. S. Patient Self-Determination Act）要求医院要尊重患者关于自己护理方面的决定，意识清醒的患者有权拒绝接受治疗。因此，如果患者已经签署了不进行心肺复苏术的文件，那么将来就不会使用高级的心脏生命支持设备，也不会尝试进行心肺复苏术。

当然，这也给医护系统带来了一些麻烦。比如，如果医院违背患者的意愿进行了复苏，那么患者可以起诉。在 1990 年的佩恩诉马里恩综合医院（Payne v. Marion General Hospital）案中，法院认定医生按患者亲属的要求签署不实施心肺复苏术的要求是违法的。因为患者在临终前几分钟仍意识清醒，因此医生应当直接咨询患者本人。■

RNA 干扰

安德鲁·扎卡里·法尔（Andrew Zachary Fire，1959— ）
克雷格·卡梅伦·梅洛（Craig Cameron Mello，1960— ）

研究者在秀丽隐杆线虫中使用 RNA 干扰来选择性抑制特定基因。图中是使用荧光共焦显微方法来突出某个活标本中出现的两种蛋白质。

癌症病因（1761 年）、孟德尔遗传学（1865 年）、DNA 的结构（1953 年）、逆转录酶与艾滋病（1970 年）、癌症基因（1976 年）、表观遗传学（1983 年）、聚合酶链式反应（1983 年）

1998 年

"这种全身透明、个头很小的蠕虫看起来不太会出现在 20 世纪末最激动人心的科学发现故事中，"科学记者凯特·阿尼（Kat Arney）写道，"不过，没有这种学名为秀丽隐杆线虫的小虫子，美国生物学家安德鲁·法尔和克雷格·梅洛也得不了 2006 年的诺贝尔生理学或医学奖。"

所谓基因其实就是我们细胞中染色体里特定的 DNA。DNA 所携带的遗传信息可以复制成信使核糖核酸（mRNA），随后使用其中的信息来合成蛋白质。1998 年，法尔、梅洛及同事发现，让秀丽隐杆线虫接触合适的 RNA 序列可以选择性抑制特定基因的活性，从而提出了一种称为 RNA 干扰的方法。

在实验室中对植物、果蝇、蠕虫等生命体进行 RNA 干扰时可以使用较长的双链 RNA（dsRNA），这些 RNA 要对应着需要灭活的目标基因。dsRNA 一旦进入细胞内就会被细胞内的内切酶切成数段较小的干扰 RNA(siRNA)。这些干扰 RNA 会组装成为 RNA 诱导沉默复合体（RISC，一种由阿尔古蛋白等蛋白质组成的复合体）。在阿尔古蛋白的帮助下，RISC 可以攻击、切断进而消灭干扰 RNA 序列对应的 mRNA，从而抑制某段特定基因的表达。但科学家没法在哺乳动物体内使用双链 RNA，因为它会被视作外来遗传物质从而引发强烈的免疫排斥反应。不过，通过使用较短的干扰 RNA 并绕开内切酶，科学家依旧可以在哺乳动物体内实验 RNA 干扰。

正常的人体细胞很可能使用 RNA 干扰来抵御病毒，就像植物和无脊椎动物那样，此外它还可以引导基因表达和细胞发育。需要注意的是微 RNA 是细胞自然产生的较短的 RNA 片段。研究者希望 RNA 干扰可以用于医疗，比如（通过沉默肿瘤细胞中）控制癌症、治疗神经退行性疾病和抗病毒疗法等。■

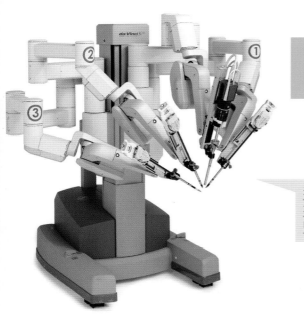

达·芬奇手术系统使用机器人来执行复杂的微创手术。图片来源：©2012，Intuitive Surgical, Inc。

伤口缝合（公元前 3000 年）、霍尔斯特德外科学（1904 年）、内窥镜（1954 年）、腹腔镜手术（1981 年）、远程手术（2001 年）

2000 年

记者戴维·冯·德赫利（David Von Drehle）这样生动地描述他自己观察到的机器人手术："这是一场大手术，但却看不到患者和医生。只看到有人在黑暗中坐在机器旁边。最大的机器位于房屋中央，样子像蜘蛛，体格很大，外面有塑料套筒。"

机器人手术类型很多，最常见的一种是在手术时只需要切开一个很小的口，这很像内窥镜手术（又称锁眼手术或微创手术）。然而，进行内窥镜手术时，外科医生得在患者旁边，直接操纵管状设备进入患者腹腔，而进行机器人手术时，医生可以很舒服地坐在控制台前，边看患者体内传回的图像边操纵控制机械臂的仪器。内窥镜手术已经能够尽可能减少患者失血、减轻患者痛苦并加快患者恢复，尽管如此，机器人手术与之相比依然具有优势。比如，机器人手术可以消除医生动手术时手部的颤抖。医生手部较大幅度的运动能通过机器按比例缩小，从而提高手术的精准度。此外，如在"远程手术"一节中提到的，机器人手术还使得医生可以通过使用高速通信网络对异地患者进行手术。

美国首次在外科手术中使用机器人的是马尼·梅农医生，他于 2000 年用机器人切除了患者癌变的前列腺，并于同年建立了美国首个机器人切除前列腺中心。如今，机器人辅助的内窥镜已经被用于切除子宫、修复心脏二尖瓣瓣膜、治疗疝气、切除胆囊等。冯·德赫利发现，使用这些方法能够很容易看到手术区域，"腹腔是个很适合使用机器人的地方，因为外科医生能用二氧化碳把腹腔充鼓，就像充气球那样，之后就能像在摄影棚里一样把腹腔照亮"。■

远程手术

雅克·马雷斯科（Jacques Marescaux, 1948— ）
迈赫兰·安瓦里（Mehran Anvari, 1959— ）

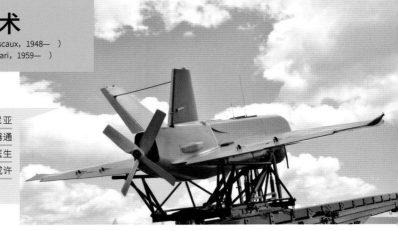

2007 年，研究者在美国加利福尼亚州的一处沙漠测试了与无人飞行器通信的外科机器人。这种机器人和医生通过无人机进行数据连接的方法或许能用于战场或远程手术。

伤口缝合（公元前 3000 年）、霍尔斯特德外科学（1904 年）、内窥镜（1954 年）、腹腔镜手术（1981 年）、机器人手术（2000 年）

远程手术技术使得医生可以通过使用高速通信网络和多臂机器人对异地患者进行手术。2001 年 9 月 7 日，身处美国纽约的法国外科医生雅克·马雷斯科给 4 300 英里（约 6 900 千米）外的法国斯特拉斯堡的一位 69 岁老妇人进行了胆囊切除手术，这是首例跨大西洋的远程手术（参见"内窥镜"一节）。两国间的光纤通信系统把马雷斯科的手部动作传递给大洋彼岸的机器人手术设备，该设备中配备内窥镜摄像机，其拍摄的画面会被传回给马雷斯科。信息单程传递的平均时间为 150 毫秒，满足手术要求。

2003 年，加拿大籍伊朗裔腹腔镜外科医生迈赫兰·安瓦里在加拿大实施了世界首例远程机器人辅助手术。安瓦里手部、腕部和手指的运动都被控制器传递到 250 英里（400 千米）外，以控制患者体内的内窥镜摄像头和外科手术设备，从而实施尼森胃底折叠术（治疗慢性胃酸反流的手术）。

从外科医生做出动作到远程机器人手臂作出反应之间的时间称作延迟，很多情况下远程手术无法进行就是因为延迟时间过长。另一方面，有了远程手术，患者就不必专程跑到专家所在的城市，在当地就能接受治疗。远程手术在战场中也能发挥作用，并且有朝一日还能用于太空任务中。机器人辅助手术（参见"机器人手术"一节）不仅消除了外科医生手部的颤抖，还能让医生们在手术过程中以一个舒服的姿势坐着。

如今，机器人已经在前列腺切除和肾脏与输尿管堵塞手术中得到普遍使用。现在还在研发能够给医生提供动手术时手感反馈的机器人设备，这样医生就能更好地感觉远处接受手术的组织。■

2001 年

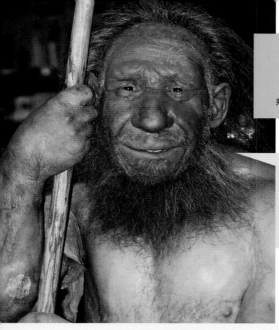

人类基因组计划

詹姆斯·杜威·沃森（James Dewey Waston，1928— ）
约翰·克雷格·文特尔（John Craig Venter，1946— ）
弗朗西斯·塞勒斯·柯林斯（Francis Sellers Collins，1950— ）

除了人类基因组计划之外，还有尼安德特人基因组计划，这些测定结果使研究者能够对比人类和尼安德特人的基因序列。尼安德特人是我们在演化上的近亲，但已在约三万年前灭绝。

 遗传的染色体理论（1902 年）、DNA 的结构（1953 年）、表观遗传学（1983 年）、聚合酶链式反应（1983 年）

2003 年

人类基因组计划是一项全球科学家通力合作的项目，共测定了人类 DNA 中约 30 亿个化学碱基对的序列，目的是深入了解人体约两万个基因。基因是遗传的基础，其具体形式就是可以编码形成具有特定功能的蛋白质或 RNA 的一段 DNA。该计划开始于 1990 年，最早由美国分子生物学家詹姆斯·沃森领导，之后领导者换成了美国医生、遗传学家弗朗西斯·柯林斯。赛雷拉基因公司（Celera Genomics）创始人、美国生物学家克雷格·文特尔也进行了类似的尝试。DNA 测序不仅有助于更好地理解人类疾病，还有助于阐明人类和其他动物的关系。

2001 年，柯林斯宣布人类基因组的大部分测序已经完成："这是一本历史书：描述了我们这个物种随时间演化的旅程。这还是一本生产手册：详细描述了制造每个细胞的蓝图。此外，它还会彻底改变医学：医护工作者理解它之后会获得全新的预防、治疗和治愈疾病的能力。"更全面的测序结果于 2003 年宣布，而这也被认为是人类文明史上的一个分水岭。

为了测定人类基因序列，基因组首先被切成小片段，随后这些片段被分别插入细菌中来复制，以产生稳定的来源，或者称作 DNA 克隆文库。把这些片段组装成更大的序列需要依靠复杂的电脑分析。

除了同卵双胞胎以外，不同个体的基因组是有差异的。未来的研究中将继续比较不同个体间的序列，以帮助科学家更好地理解基因在疾病及个体差异中发挥的作用。人体只有约 1% 的基因会编码成蛋白质。人类基因的数量介于葡萄（约 3.04 万个基因）和鸡（约 1.67 万个基因）之间。有趣的是，人类基因组中约一半是由转座子构成的，转座子又被称作跳跃 DNA，可以在不同染色体之间、附近或者同一染色体上来回移动。■

面部移植

让-米歇尔·迪贝尔内德（Jean-Michel Dubernerd, 1941— ）
博纳德·德沃谢勒（Bernard Devauchelle, 1950— ）

图中是肌肉、嘴唇和骨骼等面部关键结构的模型。复合组织异体移植由于涉及很多不同的组织，因此其免疫排斥要比涉及更少组织的器官移植更为严重。

组织移植（1597 年）、脑神经分类（1664 年）、角膜移植（1905 年）、脸盲症（1947 年）、肾脏移植（1954 年）、骨髓移植（1956 年）、肝脏移植（1963 年）、肺移植（1963 年）、手移植（1964年）、胰腺移植（1966 年）、心脏移植（1967 年）、环孢霉素（1972 年）、小肠移植（1987 年）、克隆人类（2008 年）

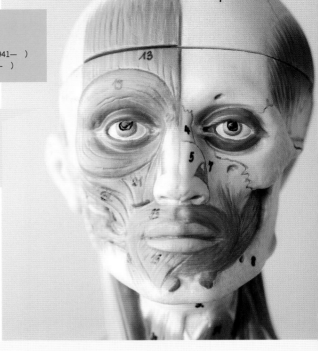

2005 年 5 月的一天，伊莎贝尔·迪诺尔（Isabelle Dinoire）服下了镇静剂后昏睡在地上，之后她被自己的狗咬掉了脸。"我醒来后想要吸一支烟，但不知道为什么嘴唇夹不住烟。我突然看到地上有一摊血和旁边的狗。我跑去照镜子……自己的样子太恐怖了。"

为了给迪诺尔一幅新面孔，2005 年法国外科医生博纳德·德沃谢勒和让-米歇尔·迪贝尔内德带领的团队实施了世界上首例部分脸部移植手术。他们成功地把一位手术前几小时自杀身亡的女性的鼻子、嘴唇和下巴接在了迪诺尔脸上。

而在此前不久，基因不同的两个人之间进行脸部或手部移植还被认为是不可能的。复合组织异体移植除了要连接许多血管和神经以外，还需要使用现代免疫抑制剂，以抑制受者的免疫系统对供者器官的免疫排斥。与肝脏移植等同种异体移植不同，脸部移植中涉及很多不同器官（如肌肉、肌腱、神经、骨骼、血管和皮肤），这使得器官排斥更加严重。

自迪诺尔接受脸部移植之后，很多类似的移植手术也成功了，其中有些患者的脸部移植面积更大，包括泪腺和眼睑。康妮·卡尔普（Connie Culp）于 2008 年接受了脸部移植，这也是美国的首例脸部移植。她接受了一位脑死亡供者的大部分鼻窦、上颌还有牙齿（卡尔普之前被自己的丈夫用枪击中面部）。接受脸部移植的患者必须终身服用抗排斥药物，不过患者能重新控制面部肌肉运动，还能恢复皮肤感知能力。由于受者和供者面部骨骼结构的差异，供者的脸部移植到受者脸上后会变样。■

2005 年

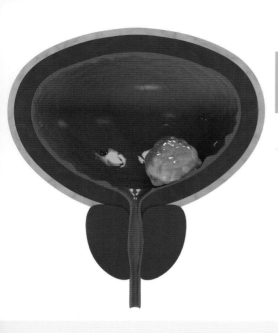

安东尼·阿塔拉（Anthony Atala，1958— ）

癌变的男性膀胱示意图。膀胱下方较小的器官就是前列腺，包围着尿道。

组织移植（1597 年）、角膜移植（1905 年）、肾脏移植（1954年）、骨髓移植（1956 年）、纳米医学（1959 年）、肝脏移植（1963 年）、肺移植（1963 年）、胰腺移植（1966 年）、心脏移植（1967 年）、环孢霉素（1972 年）、小肠移植（1987 年）、克隆人类（2008 年）

2006 年

"想象一下，在实验室中培养出一个器官，然后移植到患者体内，并且还没有免疫排斥的风险，"美国哥伦比亚广播公司（CBS）新闻记者怀亚特·安德鲁斯（Wyatt Andrews）写道："这听着像科幻小说里的情节，但上述场景已然成为现实，这就是蓬勃发展的再生医学。该领域的科学家正学着利用人体自身的能力来进行重生，并且已经取得了惊人的成果。"

2006 年，美国医生安东尼·阿塔拉领导的研究团队在位于美国北卡罗来纳州的维克森林大学医学院（Wake Forest University School of Medicine）的实验室中培养出了首个人类器官——一个膀胱，并成功将其移植给一位儿童。膀胱最外层由肌肉构成，中间是一层胶原蛋白（结缔组织），而最内层的泌尿道上皮细胞可以阻止尿液渗出。

再生医学研究的是培育可用于人体的、功能正常的活组织和器官。阿塔拉曾为因脊柱裂（还包括脊髓缺陷）而导致膀胱缺陷的患者制作了人造膀胱。这些病童的膀胱很小且缺乏弹性，因此他们的尿液往往会重新流回肾脏，造成肾脏损伤。从前，医生会用病童的部分肠道来替换膀胱。不过，由于肠道的功能就是吸收化学物质，因此会增加患者患癌症的风险，体内钙浓度也会过高。

为了进行人工膀胱的移植，阿塔拉首先从儿童的膀胱取下一些肌肉和泌尿道上皮细胞，让这些细胞在体外的培养皿中生长数周，之后他把肌肉细胞"涂覆"在由胶原蛋白制作的膀胱状的骨架外侧，再把泌尿道上皮细胞放置在骨架内侧。接下来，把这个半成品膀胱放入营养液中培养十天。所得到的人工膀胱随后就能移植到这名儿童身上了，在上方与原来的输尿管相连，底部与括约肌（一种圆形肌肉）连接。科学家正在探索使用类似方法制作其他人工器官。2011 年，一位患者移植了使用自己干细胞在实验室中制作的人工气管。■

克隆人类

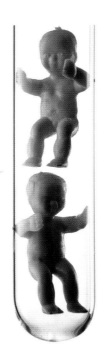

很早以前科幻小说中就开始讨论克隆人类的话题，而这在将来可能相对容易实现。一位罗马教廷代表谴责这种克隆人类的早期实验是"最不道德的非法行为之一"。

流产（70 年）、组织移植（1597 年）、分离连体婴儿（1689 年）、寻找灵魂（1907 年）、DNA 的结构（1953 年）、骨髓移植（1956 年）、首例试管婴儿（1978 年）、培育新器官（2006 年）

科学教育家雷吉娜·贝利（Regina Bailey）写道："想象这样一个世界，在这里细胞可以用来治疗特定疾病，可以发育成任何器官以供移植使用……人类可以复制自己，或者复制出已经逝去的所爱之人……（克隆和生物技术）会主宰未来数代人。"2008 年，美国科学家塞缪尔·伍德（Samuel Wood）首次克隆自己后，掀起了科技伦理上的一场风暴。

生殖性人类克隆指的是创造出与某个个体基因上完全相同的另一个个体。这可以通过体细胞核移植来实现，该过程是把供体体细胞的细胞核插入一个已经移除细胞核的卵细胞中，随后把发育的胚胎移植入子宫。把某个早期胚胎分开也能克隆出新的生命体，每个部分都会发育成独立的个体（就像同卵双胞胎一样）。在治疗性人类克隆中，克隆出的胚胎并不植入子宫，但其细胞会有其他用途，比如发育成供移植的新组织。这种为患者定制的组织不会引发免疫排斥反应。

1996 年，科学家使用成年体细胞培育出了克隆羊多莉，这在哺乳动物中尚属首次。2008 年，伍德使用自己的皮肤细胞创造出五个胚胎，这些胚胎或许可以提供胚胎干细胞（可以分化成人体中任何类型的细胞），以修复损伤、治愈疾病。出于法律和伦理原因，这五个胚胎随后被销毁了。听到人类克隆的消息后，罗马教廷的一位代表谴责称"这是最不道德的非法行为之一"。其他收集干细胞的方法并不需要克隆胚胎。比如，体细胞可以被重新编辑成诱导多能干细胞（iPS），此过程不需要胚胎，因此或许可以用于培养新组织，以代替被退行性疾病损伤的老组织。■

注释与延伸阅读

在撰写这本书的过程中，我研究了很多资料，也引用了很多重要观点，把相关的参考文献都罗列在这里。很多读者都知道，在互联网上，网站经常发生变化，有些会改变网址，有些就直接消失了。我在这个单子里列出的网站，曾给我提供了非常有价值的背景信息。

如果我遗漏了某个有趣的或者重要的医学事件，而你认为这一事件的重要性并没有被充分认识到，那么请告诉我。你可以登录我的网站，然后给我发送一封邮件，告诉我相关信息，并解释一下你认为这一事件对医学的发展有哪些影响。

一般阅读

Adler, R., *Medical Firsts*, Hoboken, NJ: Wiley, 2004.

Craft, N., *The Little Book of Medical Breakthroughs*, NY: Metro Books, 2010.

DeJauregui, R., *100 Medical Milestones that Shaped World History*, San Mateo, CA: Blue Wood Books, 1998.

Ellis, H., *Operations that Made History*, London: Greenwich Medical Media, 1996.

Loudon, I., *Western Medicine*, NY: Oxford University Press, 1997.

Porter, R., ed., *Cambridge Illustrated History of Medicine*, NY: Cambridge University Press, 2009.

Porter, R., *Timetables of Medicine*, NY: Black Dog & Leventhal, 2000.

Simmons, J., *Doctors & Discoveries*, Boston: Houghton Mifflin, 2002.

Straus, E., Straus, A., *Medical Marvels*, Amherst, NY: Prometheus, 2006.

Wikipedia Encyclopedia, *wikipedia.org*.

引言

Cunningham, A., *The Anatomist Anatomis'd*, Surrey, UK: Ashgate, 2010.

Kemp, M., Wallace, M., *Spectacular Bodies*, Berkeley, CA: University of California Press, 2000.

Lenzer, J., Brownlee, S., *tinyurl.com/5wbnlsw*.

Simmons, J., *Doctors & Discoveries*, Boston: Houghton Mifflin, 2002.

The Great Courses, *tinyurl.com/4f5asmc*.

公元前 10000 年：巫医

Adler, R., *Medical Firsts*, Hoboken, NJ: Wiley, 2004.

Krippner, S., in *The Complete Idiot's Guide to Shamanism*, Scott, G., NY: Alpha, 2002.

Porter, R., ed., *Cambridge Illustrated History of Medicine*, NY: Cambridge University Press, 2009.

公元前 6500 年：颅骨穿孔术

Finger, S., *Origins of Neuroscience*, NY: Oxford University Press, 1994.

公元前 4000 年：尿液分析

Armstrong, J., *Kidney Intl.* 71:384; 2007.

公元前 3000 年：伤口缝合

Kirkup, J. *The Evolution of Surgical Instruments*, Novato, CA: Norman, 2006.

公元前 2400 年：包皮环切术

Bryk, F., *Circumcision in Man and Woman*, Honolulu, HI: University Press, 2001.

Gollaher, D., *Circumcision*, NY: Basic Books, 2001.

公元前 2000 年：阿育吠陀医学

Magner, L., *A History of Medicine*, NY: Marcel Dekker, 1992.

公元前 1500 年：放血疗法

In the 1800s, strange "mechanical leeches" were sometimes used. These spring-loaded devices simulated a leech's bite.

公元前 1000 年：格雷维尔·切斯特大脚趾

The history of prosthetics for limb amputation can be traced to ancient civilizations, including ancient Egypt, Greece, India, Rome, and Peru.

Poland, H., *tinyurl.com/47g7avl*.

公元前 600 年：眼睛手术

The Bower Manuscript (fourth century A.D.) is the earliest surviving written material that contains the works of Sushruta.

James, P., Thorpe, N., *Ancient Inventions*, NY: Ballantine, 1995.

Koelbing, M., *Klin. Monatsbl. Augenheilkd.* 168:103; 1976.

公元前 600 年：污水处理系统

IN.gov, *tinyurl.com/482p73f*.

公元前 400 年：希波克拉底誓言

Adler, R., *Medical Firsts*, Hoboken, NJ: Wiley, 2004.

公元前 300 年：《黄帝内经》

Unschuld, P., *Huang Di Nei Jing Su Wen*, Berkeley, CA: University of California Press, 2003.

公元前 100 年：米特里达提解毒剂与底也迦

Griffin, J., *Br. J. Clin. Pharmacol.* 58:317; 2004.

70 年：流产

RU-486 prevents implantation of the egg in the uterus or causes an abortion during the first nine weeks of pregnancy. The first law in the United States outlawing abortions after quickening (when the mother feels fetal movement) was passed in Connecticut in 1821. Some studies have shown that abortions do not occur more often in countries where abortions are legal than where they are illegal.

Guenin, L., *Science* 292:1659; 2001.

70 年：迪奥斯科里季斯的《药物论》

Mann, J., *Murder, Magic, and Medicine*, NY: Oxford University Press, 2000.

1025 年：阿维森纳的《医典》

Conrad, L., in *Companion Encyclopedia of the History of Medicine*, vol. 1, Bynum, W., Porter, R., eds., NY: Routledge, 1997.

1161 年：犹太医生所受的迫害

Lerner, B., *tinyurl.com/qq67hz*.

Prager, D., Telushkin, J., *Why the Jews?*, NY: Touchtone, 2003.

TIME, *tinyurl.com/y9ej6dw*.

1242 年：纳菲斯的肺循环

Researchers who later theorized about pulmonary circulation include M. Servetus and R. Columbus (also Colombo).

1284 年：眼镜

In 1268, R. Bacon used scientific principles to show that lenses could be used to correct vision.

Magner, L., *A History of the Life Sciences*, NY: Marcel Dekker, 1979.

1346 年：生物武器

World Medical Association, *tinyurl.com/4gvudq8*.

1510 年：达·芬奇的人体解剖图

Lambert, K., *tinyurl.com/4rhujfg*.

Museum of Science, *tinyurl.com/4zyjzw4*.

1527 年：帕拉塞尔苏斯烧掉医学典籍

Paracelsus was famous for his cocky manner, as exemplified in his writing: "Let me tell you this: every little hair on my neck knows more than you and all your scribes, and my shoe buckles are more learned than your Galen and Avicenna." Paracelsus felt that disease could be caused by poisons from the stars. C. Jung described him as "an ocean, or, to put it less kindly, a chaos, an alchemical melting-pot into which the human beings, gods, and demons . . . poured their peculiar juices."

Ball, P., *The Devil's Doctor*, NY: Farrar, Straus and Giroux, 2006.

Crone, H., *Paracelsus*, Melbourne: Albarello, 2004.

1543 年：《人体的构造》

Adler, R., *Medical Firsts*, Hoboken, NJ: Wiley, 2004.

Saunders, J., O'Malley, C., *The Illustrations from the Works of Andreas Vesalius of Brussels*, NY: Dover, 1973.

1545 年：巴累的"合理手术"

Keynes, G., *The Apologie and Treatise of Ambroise Paré*, London: Falcon, 1951.

1552 年：失而复得的埃乌斯塔基奥解剖图

Cunningham, A., *The Anatomist Anatomis'd*, Surrey, UK: Ashgate, 2010.

Enersen, O., *tinyurl.com/4l47wdf*.

1563 年：《论巫术、魔咒和毒药》

Adler, R., *Medical Firsts*, Hoboken, NJ: Wiley, 2004.

Mora, G., in *History of Psychiatry and Medical Psychology*, Wallace, E., Gach, J., eds., NY: Springer; 2008.

1580 年：产科钳

Epstein, R., *Get Me Out*, Norton, 2010.

Vickers, R., *Medicine*, Chicago: Heinemann Raintree, 2010.

1597 年：组织移植

Common tissues suitable for grafting include skin, bones, tendons, and corneas. In 1823, German surgeon C. Bünger performed a free-skin graft to repair a nose.

1618 年：彼得罗·达·科尔托纳的人体草图

Norman, J., in *The Anatomical Plates of Pietro da Cortona*, NY: Dover, 1986.

1628 年：血液循环系统

The hearts of cold-blooded animals, such as eels, were useful to Harvey because their hearts beat more slowly than mammalian hearts and allowed more careful observation. Harvey also showed that the pulse was caused not directly by the motion of the arteries but rather by a passive response from pressures caused by heart contractions. Other researchers also theorized about blood circulation, including M. Servetus, R. Columbus (also Colombo), and A. Cesalpino.

Adler, R., *Medical Firsts*, Hoboken, NJ: Wiley, 2004.

1642 年：杀人犯与维尔松氏管

Howard, J., Hess, W., *History of the Pancreas*, NY: Springer, 2002.

1652 年：淋巴系统

Unlike the blood's circulatory system, the lymphatic system has no pumping organ. Weissmann, D., *tinyurl.com/4s8a9x5*.

1665 年：《显微图谱》

Westfall, R., *Dictionary of Scientific Biography*, Gillispie, C., ed., NY: Scribner, 1970.

1678 年：精子的发现

Some religious people wondered why God would be so wasteful of the homunculi, with so many preformed humans dying.

1687 年：疥螨的发现

Ramos-e-Silva, M., *Intl. J. Dermatology* 37:625; 1998.

1689 年：分离连体婴儿

Overall, C., in *Feminist Ethics and Social and Political Philosophy*, Tessman, L., ed., NY: Springer, 2009.

1707 年：脉搏表

Clendening, L., *Source Book of Medical History*, NY: Dover, 1960.

Gibbs, D., *Med. Hist.* 15:187; 1971.

1726 年：玛丽·托夫特的兔子

Pickover, C., *The Girl Who Gave Birth to Rabbits*, Amherst, NY: Prometheus, 2000.

1733 年：切塞尔登的《骨论》

Kemp, M., Wallace, M., *Spectacular Bodies*, Berkeley, CA: University of California Press, 2000.

Neher, A., *Med. Hist.* 54:517; 2010.

1747 年：阿尔比努斯的《人体骨骼与肌肉图鉴》

Cunningham, A., *The Anatomist Anatomis'd*, Surrey, UK: Ashgate, 2010.

Schiebinger, L., in *The Making of the Modern Body*, Gallagher, C., Laqueur, T., eds., Berkeley, CA: University of California Press, 1987.

1753 年：《坏血病大全》

Bown, S., *Scurvy*, NY: St. Martin's, 2005.

1761 年：尸检

In the United States, a medical examiner is a physician, but a coroner need not have medical qualifications. Among other things, the coroner is responsible for identifying the body, notifying next of kin, and signing the death certificate.

1761 年：癌症病因

Bloom, J., *Texas Monthly* 6:175; 1978.

1761 年：莫尔加尼："病变器官的哭喊"

Simmons, J., *Doctors & Discoveries*, Boston: Houghton Mifflin, 2002.

1772 年：探索迷宫般的内耳结构

Bainbridge, D., *Beyond the Zonules of Zinn*, Cambridge, MA: Harvard University Press, 2010.

1784 年：医院

Selzer, R., *Taking the World in for Repairs*, East Lansing, MI: Michigan State University Press, 1994.

1784 年：拉瓦锡的呼吸

Minet, C., *Nature* 86:95; 1911.

1785 年：洋地黄

Major, R., *Classic Descriptions of Disease*, Springfield, IL: Charles C. Thomas, 1978.

Panda, H., *Hand Book on Herbal Drugs and Its Plant Sources*, Delhi: National Institute of Industrial Research, 2004.

1792 年：救护车

Bell, R., *The Ambulance*, Jefferson, NC: McFarland, 2008.

1796 年：替代疗法

Rosenfield, A., foreword to *Traditional, Complementary and Alternative Medicine*, Bodeker, G., Burford, G., eds., Hackensack, NJ: World Scientific, 2006.

1798 年：牛痘接种

Despite his success, Jenner did not know of the cellular mechanism of immunity, which involves white blood cells. Initially, his work was attacked and ridiculed.

Mulcahy, R., *Diseases*, Minneapolis, MN: Oliver Press, 1996.

Riedel, S., *Proc. Bayl. Univ. Med. Cent.* 18:21; 2005.

1816 年：听诊器

In the early 1850s, A. Leared and G. P. Camman invented the binaural stethoscope (with two earpieces). Note that the stiffer a membrane, the higher its natural frequency of oscillation and the more efficiently it operates at higher frequencies. The ability of a chest-piece to collect sound is roughly proportional to its diameter. Larger diameters are also more efficient at capturing lower frequencies.

Higher frequencies are diminished by tubing that is too long. Other physics principles of stethoscopes are discussed in Constant, J., *Bedside Cardiology*, NY: Lippincott Williams & Wilkins, 1999.

Porter, R., *The Greatest Benefit to Mankind*, NY: Norton, 1999.

1829 年：输血

Hurt, R., *The History of Cardiothoracic Surgery*, Pearl River, NY: Parthenon, 1996.

1830 年：医学分科

Asimov, I., *I. Asimov*, NY: Bantam, 1995.

Weisz, G., *Divide and Conquer*, NY: Oxford University Press, 2006.

1832 年：《1832 年解剖法案》

For his crimes, Burke was sentenced, hanged, and dissected.

1832 年：静脉注射用生理盐水

A "normal saline" solution has nine grams of sodium chloride dissolved in one liter of water, thus providing about the same osmolarity (solute concentration) as blood.

1842 年：全身麻醉

In 1842, a student, W. Clarke, used ether to assist in a tooth extraction. The precise molecular effect of anesthesia is still a subject of research, and it appears that anesthetics affect the spinal cord and brain.

1842 年：《大不列颠劳动人口的卫生情况》

Winslow, C., *Science* 51:23; 1920.

1846 年：帕纳的《1846 年法罗群岛麻疹流行情况调查》

The epidemic in the Faroe Islands was triggered by a cabinetmaker with measles who had journeyed from Copenhagen.

1847 年：塞麦尔维斯：教会医生洗手的人

The lethal *Streptococcus* bacteria of septicemia could invade the uterus, which was made vulnerable and exposed by childbirth. Semmelweis referred to the cause as cadaverous particles. American physician O. W. Holmes Sr. also argued that puerperal fever spread from patient to patient via physician contact, and he suggested that physicians clean their instruments.

Carter, K., Carter, B., *Childbed Fever*, New Brunswick, NJ: Transaction Publishers, 2005.

1848 年：阑尾切除术

Craft, N., *The Little Book of Medical Breakthroughs*, NY: Metro Books, 2010.

1850 年：检眼镜

In 1847, English inventor C. Babbage created an ophthalmoscope similar to the one developed and promoted by Von Helmholtz. Retinal changes may be associated with diabetes mellitus, syphilis, leukemia, and brain and kidney diseases.

McKendrick, J., *Hermann Ludwig Ferdinand Von Helmholtz*, NY: Longmans, 1899.

1853 年：皮下注射器

Duce, A., Hernández, F., *Hernia* 3:103; 1999.

1854 年：宽街的水泵手柄

Guynup, S., *tinyurl.com/2fu6z.*

1854 年：护理学

Henderson, V., *ICN Basic Principles of Nursing Care*, Geneva, Switzerland: International Council of Nurses, 2004.

1855 年：细胞分裂

R. Remak also discovered that new cells are formed by the division of preexisting cells. F. Raspail coined the phrase *omnis cellula e cellula*.

Simmons, J., *The Scientific 100*, NY: Kensington, 1996.

1857 年：治疗癫痫

A *magnetoencephalogram* (MEG) may also be used to evaluate epilepsy. J. Jackson made early seminal contributions to the understanding of epilepsy.

1858 年：《格式解剖学》

Later editions included X-ray plates and electron micrographs, and were organized in terms of regions of the body rather than systems.

1861 年：大脑功能定位

In more than 95 percent of right-handed men, language and speech appear to be mediated by the brain's left hemisphere. D. Ferrier performed tests on brains from various animals to map sensory and motor areas. Other important names in the history of cerebral localization include F. du Petit, J. Jackson, and C. Wernicke.

1862 年：病原菌学说

Pasteur's vaccinations were notable in that he created them from weakened organisms. This was not the case in E. Jenner's use of cowpox to provide cross-immunity to smallpox. Pasteur's work influenced J. Lister and his quest to reduce infections during surgeries through antiseptic methods.

1865 年：消毒剂

Listerine mouthwash is named after Lister. Around 1862, the physician G. Tichenor used alcohol as an antiseptic for wounds.

Clark, F., *Med. Libr. & Hist. J.* 5:145; 1907.

1866 年：医用温度计

In 1654, F. II de' Medici made sealed tubes that could be used as thermometers that were not perturbed by changes in atmospheric pressure. Medical thermometers were not quickly adapted in the American Old West, because the designs were fragile and broke in the physician's saddlebags.

1873 年：麻风病病因

Mycobacterium lepromatosis also causes leprosy (Hansen's disease).

1879 年：现代脑部手术

Fox, M., *Lucky Man*, NY: Hyperion, 2002.

1882 年：剖宫产术

Sewell, J., *tinyurl.com/4plwedj.*

1882 年：科赫的肺结核报告

Skeletal evidence suggests that tuberculosis has plagued humanity since prehistoric times. In 2008, roughly 1.3 million people died from tuberculosis.

Nobelprize.org, tinyurl.com/4rv5vak.

1883 年：输卵管切除术

Ellis, H., in *Schein's Common Sense Emergency Abdominal Surgery*, Schein, M., Rogers, P., Assalia, A., eds., NY: Springer, 2010.

1884 年：可卡因成为局部麻醉剂

Hardy, T., Hardy, F., *Thomas Hardy*, Hertfordshire, UK: Wordsworth, 2007 (originally published in 1928).

1890 年：抗毒素

Linton, D., *Emil von Behring*, Philadelphia: American Philosophical Society, 2005.

1891 年：神经元学说

Shepherd, G., *Foundations of the Neuron Doctrine*, NY: Oxford University Press, 1991.

1892 年：病毒的发现

In 1901, W. Reed and colleagues recognized the first human virus, yellow fever virus.

Adler, R., *Medical Firsts*, Hoboken, NJ: Wiley, 2004.

1893 年：肾上腺素的发现

J. Abel isolated a benzoyl derivative of adrenaline before Takamine's discoveries. Later, it was determined that Takamine's adrenaline was probably impure and a mixture of adrenaline and noradrenaline (norepinephrine). The sympathetic nervous system triggers the synthesis of adrenaline precursors. Around 1904, F. Stolz synthesized adrenaline without using any animal extracts, making adrenaline the first hormone to be synthesized artificially. Note that other hormones are produced in the thyroid gland, ovaries, and testes. Hormones may also, for example, regulate growth, metabolism, and hunger cravings.

Carmichael, S., *tinyurl.com/64v45a4*.

1894 年：黑死病病因

The first outbreaks of the plague in China occurred in the early 1330s. The plague was reported in Constantinople in 1347.

Cantor, N., *In the Wake of the Plague*, NY: Free Press, 2001.

Marriott, E., *Plague*, NY: Holt, 2003.

Moote, L., Moote, D., *The Great Plague*, Baltimore, MD: Johns Hopkins University Press, 2004.

1895 年：帕尔默与按脊疗法

Schneider, E., Hirschman, L., *What Your Doctor Hasn't Told You and the Health-Store Clerk Doesn't Know*, NY: Penguin, 2006.

1895 年：X 射线

Prior to Röntgen's work, N. Tesla began his observations of X-rays (at that time still unknown and unnamed).

Haven, K., *100 Greatest Science Inventions of All Time*, Westport, CT: Libraries Unlimited, 2005.

1897 年：疟疾病因

G. Grassi and colleagues demonstrated that only *Anopheles* mosquitoes transmitted the disease to humans. Malaria can cause red blood cells to become sticky and cause blockages. Chloroquine is also used in the treatment or prevention of malaria.

Poser, C., Bruyn, G., *An Illustrated History of Malaria*, Pearl River, NY: Parthenon, 1999.

Rosenberg, C., foreword to *The Making of a Tropical Disease*, Packard, R., Baltimore, MD: Johns Hopkins University Press, 2007.

1899 年：阿司匹林

Shorter, E., in *Cambridge Illustrated History of Medicine*, Porter, R., ed., NY: Cambridge University Press, 2009.

1899 年：除颤器

In 1956, P. Zoll demonstrated that defibrillation could be successfully applied across the closed chest. M. Mirowski and colleagues developed the first ICDs. Other important researchers in the history of defibrillation include C. Kite, N. Gurvich, B. Lown, C. Wiggers, and W. Kouwenhoven.

1899 年：助听器

Acoustic chairs were sometimes used in the 1700s, consisting of hollow armrests that would channel sounds to openings near the sitter's ears.

1899 年：精神分析

C. Jung, A. Adler, and S. Freud are considered to be among the principal founding fathers of modern psychology. The philosopher K. Popper argued that psychoanalysis is pseudoscience, and some studies suggest that outcomes from psychotherapy are no different from placebo controls. The first occurrence of the word *psychoanalysis* appears in 1896. Freud developed his initial ideas in *Studies of Hysteria*, cowritten with J. Breuer.

Hart, M., *The 100*, NY: Kensington, 1992.

Reef, C., *Sigmund Freud*, NY: Clarion Books, 2001.

Storr, A., *Feet of Clay*, NY: The Free Press, 1996.

1902 年：遗传的染色体理论

Today we know that the number of a creature's chromosomes is quite varied—humans have 46, chimpanzees 48, horses 64, and gypsy moths 62.

1902 年：昏睡病病因

Petersen, M., *Our Daily Meds*, NY: Farrar, Straus and Giroux, 2008.

1902 年：血管缝合

Carrel lost respect from some peers when he witnessed a healing at the religious shrine at Lourdes and suggested that some medical cures may not be explainable by science. His views on eugenics were also controversial.

1903 年：心电图

Einthoven's thin needle was created by attaching quartz to an arrow on a bow. Heat was applied to the quartz, and the arrow flew across the room to pull the quartz into an amazingly thin string. A light shining on the needle recorded a trace on photographic paper.

1903 年：放射疗法

French photographer A. Saint Victor also discovered radioactivity. By increasing the presence of oxygen in a tumor, greater numbers of damaging free radicals are produced. Stereotactic radiosurgery uses very accurate methods for targeting beams of radiation. In general, multiple beams may be used to target a cancer from many angles. Proton beams can spare surrounding healthy tissues because protons deposit much of their energy at the end of their path. Gamma rays are sometimes used in radiotherapy and are produced by decay of cobalt 60 or other elements, or by linear accelerators.

1905 年：角膜移植

V. Filatov popularized the use of cadaver corneas for transplants.

1906 年：维生素的发现

Initially, Eijkman thought of the brown rice hulls as curing beriberi and not that beriberi was caused by the *absence* of a chemical. In 1912, C. Funk identified vitamin B1 as the missing substance. The ancient Chinese, Greeks, and Egyptians were aware that certain foods cured certain diseases. For example, livers were recommended by several ancient cultures to cure night blindness.

Combs, G., *The Vitamins*, Burlington, MA: Elsevier Academic Press, 2007.

Haven, K., *100 Greatest Science Discoveries of All Time*, Westport, CT: Libraries Unlimited, 2007.

1906 年：阿尔茨海默病

Around half of early-onset AD patients have inherited gene mutations. The gene for AB precursor protein is located on chromosome 21, and people with Down syndrome who have an extra copy of this gene almost always exhibit AD by 40 years of age. Studies suggest that those who drink large amounts of coffee have a reduced risk of dementia later in life. Medical marijuana may also delay AD. Some studies suggest that head injuries earlier in life increase the risk for AD later in life. Other early discoverers of AD include O. Fischer, F. Bonfiglio, G. Perusini, and S. Fuller.

1907 年：隔离伤寒玛丽

Because the physicians mistakenly believed that removing her gallbladder could eliminate the disease, they asked Mallon if they could take out the organ. She refused, thinking that the doctors might be attempting to kill her.

1910 年：水的氯化

Darnall Army Medical Center, *tinyurl.com/48evjwo*.

1910 年：埃尔利希的"魔法子弹"

Simmons, J., *The Scientific 100*, NY: Kensington, 1996.

1914 年：含氟牙膏

Colorado Brown Stain occurred when the very young (two or three years old) had consumed too much fluoride. Fluoride strengthens teeth while they are developing and protects the teeth after they have erupted into the mouth.

1914 年：神经递质

A single neuron can release more than one kind of neurotransmitter. A single kind of neurotransmitter can inhibit or excite depending on the receptor present. When a neutron transmitter binds to a receptor, it may open channels to facilitate the flow of ions.

1921 年：人类生长素

The pituitary releases HGH when it receives a signal from the hypothalamus in the form of HGH-releasing hormone. Release can also be triggered by stress and fasting. HGH also regulates other glands in the body.

Tragically, some batches of corpse pituitary glands caused Creutzfeldt-Jakob encephalopathy in recipients.

Angier, N., *tinyurl.com/4mafjag*.

1922 年：消灭软骨病

Studies suggest that too much or too little vitamin D may cause premature aging. Vitamin D acts throughout the body to regulate cell growth and slow the progression of some autoimmune diseases and cancers.

1922 年：胰岛素商业化

N. Paulescu was the first to isolate insulin, but his impure form was never used on patients. The story of the discovery of insulin is associated with some jealousy and ill will. When Banting and J. J. R. Macleod won the Noble Prize for work on insulin, Banting gave a share of his winnings to Best, whom he thought was unjustly overlooked. J. Collip helped purify the insulin extracts. Diabetes may cause cardiovascular disease and damage to the retina. Autoimmune attack is one of the main causes of type 1 diabetes, which is also called juvenile diabetes. Insulin also controls the conversion of glucose to glycogen in muscles and the liver. In ancient days, diabetes was diagnosed by tasting sugar in the urine.

Welbourn, R., in *Companion Encyclopedia of the History of Medicine*, vol. 1, Bynum, W., Porter, R., eds., NY: Routledge, 1997.

1922 年：吐真药

Rejali, D., *Torture and Democracy*, Princeton, NJ: Princeton University Press, 2007.

1924 年：脑电图

Bear, M., Connors, B., Paradiso, M., *Neuroscience*, NY: Lippincott, 2006.

1925 年：现代助产术

Hanson, K., in *Images of Pastoral Care*, Dykstra, R., ed., St. Louis, MO: Chalice Press, 2005.

Sullivan, N., *tinyurl.com/4gf6qwt*.

1926 年：肝脏疗法

PA is a possible cause when the patient's blood contains large and immature RBCs. Treatment includes B12 supplementation. When RBCs become old and die, the spleen breaks down the RBCs, and iron is returned to the blood, where it is carried to the bone marrow for use in newly formed RBCs. PA can also cause nerve damage.

1928 年：铁肺

DeJauregui, R., *100 Medical Milestones that Shaped World History*, San Mateo, CA: Blue Wood Books, 1998.

Eiben, R., in *Polio*, Daniel, T., Robbins, F., Rochester, NY: University of Rochester Press, 1999.

1928 年：青霉素

Although it was once believed that antibiotics in a natural setting are a means for bacteria or fungi to better compete with bacteria in the soil, American biochemist S. Waksman suggested that these microbial products are a "purely fortuitous phenomenon" and "accidental."

1929 年：宫内节育器

Some IUDs irritate the lining of the uterus, making it difficult for an embryo to implant. A string descends from the IUD into the vagina, enabling the user or the physician to ensure the IUD is in place, and facilitating its removal by a physician. IUDs do not prevent sexually transmitted diseases.

1929 年：医生自我试验

Freed, D., *Lancet* 330:746; 1987.

1935 年：斯坦利的病毒晶体

Creager, A., *The Life of a Virus*, Chicago: University of Chicago Press, 2001.

1935 年：磺胺类药物

Although penicillin was discovered before sulfa drugs, the medical applications were not realized until after sulfa drugs were used in treatments. Also note that P. Ehrlich and colleagues had earlier discovered that arsenic could be used to treat syphilis, but this was not 100 percent effective.

Grundmann, E., *Gerhard Domagk*, Münster: Lit Verlag, 2005.

1937 年：抗组胺药

The H_2 receptors are used by drugs such as cimetidine (Tagamet) that inhibit gastric acid secretion. H_1 antihistamines can be used to counter nausea and motion sickness.

Healy, D., *The Creation of Psychopharmacology*, Cambridge, MA: Harvard University Press, 2002.

1937 年：黄热病病因

Crosby, M., *The American Plague*, NY: Berkley, 2007.

1938 年：电休克疗法

Cody, B., *tinyurl.com/4hv3kh4*.

Hartmann, C., *Psychiatr. Serv.* 53: 413; 2002.

1943 年：血液透析

In peritoneal dialysis, dialysate is added to the body's natural peritoneal (abdominal) cavity, and toxins diffuse through the body's peritoneal membrane into the dialysate, which is then removed from the body.

Maher, J., *Replacement of Renal Function by Dialysis*, Dordrecht, Netherlands: Editor Kluwer, 1989.

1944 年：B-T 分流术

Nuland, S., *Doctors*, NY: Black Dog & Leventhal, 2008.

1946 年：经眼眶额叶切除术

Freeman often used electroshock to anesthetize lobotomy patients. Women had lobotomies at twice the rate of men.

Enersen, O., *tinyurl.com/4gk77wa*.

1947 年：知情同意书

The Declaration of Helsinki originally distinguished between therapeutic research (which might be beneficial for the patient) and nontherapeutic research (to obtain medical knowledge not likely to benefit the patient).

1948 年：随机对照试验

Comparative effectiveness research can sometimes be useful when performed using electronic medical records of large health networks.

Enkin, M., preface to *Randomized Controlled Trials*, Jadad, A., Enkin, M., Malden, MA: BMJ Books, 2007.

1949 年：镰状细胞贫血症病因

SCT is highest in West Africa, where it has provided a selective advantage against malaria. Studies of mice with SCT suggest that levels of heme—a component of hemoglobin—in the blood plasma play a role in the parasite being able to cause disease. Also, the increased concentration of carbon monoxide in such mice stabilized hemoglobin, leading to reduced immune pathology.

1949 年：乳腺 X 线摄影

Chemotherapy damages the DNA in cancer cells but, unfortunately, also in fast-growing normal cells. Other important researchers in the history of mammography include S. Warren and J. Gershon-Cohen.

1950 年：抗精神病药物

With antipsychotic drugs, the voices in patients' heads might still be present but recede from center stage and are less worrisome. The newer medicines are often referred to as atypical drugs. Clozapine can also lead to extreme weight gain. All antipsychotic drugs make seizures more likely. J. Hamon also conducted early research on chlorpromazine.

Graedon, J., Graedon, T., *tinyurl.com/4f3z6b7*.

Turner, T., *Brit. Med. J.* 334:7; 2007.

1951 年：海拉细胞

Skloot, R., *The Immortal Life of Henrietta Lacks*, NY: Crown, 2010.

Skloot, R., *tinyurl.com/y8h5trq*.

1951 年：吸烟与癌症

Other important early studies involving smoking and cancer include the research of Americans E. L. Wynder and E. A. Graham, as well as a 1939 German study.

Wolfson, M., *The Fight Against Big Tobacco*, Hawthorne, NY: Aldine Transaction, 2001.

1952 年：羊膜穿刺术

As medicine progresses, these techniques may be increasingly used to correct diseases in the developing embryo and thus decrease the need for considering termination of any pregnancy. Fetal blood sampling is sometimes performed to study cells in the umbilical cord.

Magill, F., *Great Events from History*, Hackensack, NJ: Salem Press, 1991.

1952 年：人工心脏瓣膜

Other key individuals in the history of artificial heart valves include A. Carpentier, N. Starr-Braunwald, and D. Harken.

1953 年：DNA 的结构

DNA may be used to assess hereditary risk for certain diseases. Gene therapy, in which healthy genes are inserted into human cells, continues to be researched for treatment of diseases. Understanding gene regulation, in which genes become active and inactive, is crucial to our understanding of DNA function.

Ridley, M., jacket flap for *DNA*, Krude, T., ed., NY: Cambridge University Press, 2004.

1953 年：心肺机

Stanley, A., *Mothers and Daughters of Invention*, Piscataway, NJ: Rutgers University Press, 1995.

1954 年：内窥镜

Fanu, J., *The Rise and Fall of Modern Medicine*, NY: Carroll & Graf, 2000.

1955 年：避孕药

The mini-pill was introduced in the early 1970s, and it contained only progestin. It prevented pregnancy solely through changes in the cervix and uterus. Other key scientists in the development of the pill are J. Rock and M. C. Chang.

1955 年：安慰剂效应

Placebo treatments of gastric ulcers have often been as effective as acid-secretion inhibitor drugs, as confirmed by stomach endoscopy. Many recent clinical trials of antidepressant medications have shown that sugar pills can provide the same relief.

Shapiro, A., Shapiro, E., in *The Placebo Effect*, Harrington, A., ed., Cambridge, MA: Harvard University Press, 1999.

1955 年：脊髓灰质炎疫苗

H. Koprowski was also an important figure in the history of polio research. The various vaccines require more than one dose. In 1955, Cutter Laboratories produced some vaccines that were contaminated with live polio virus, causing around 260 cases of polio. One advantage of the OPV is that sterile needles are not necessary.

Offit, P., *The Cutter Incident*, New Haven, CT: Yale University Press, 2005.

1956 年：骨髓移植

Other diseases treated with bone marrow transplants (hematopoietic stem cell transplants) include sickle-cell anemia, lymphoma, and multiple myeloma. Stem cells have antigens on their surfaces and can be rejected just like any transplanted organ. Recipients of stem cells generally require immunosuppressive drugs to reduce graft-versus-host disease. Donor cells can come from bone marrow, the peripheral circulating blood, or umbilical cord blood. If bone marrow is extracted from the patient, it may be "purged" to remove any residual malignant cells before implantation. Bone marrow transplants were the first form of stem cell therapy.

Carrier, E., Ledingham, G., *100 Questions & Answers about Bone Marrow and Stem Cell Transplantation*, Sudbury, MA: Jones & Bartlett Learning, 2004.

1956 年：心肺复苏术

Resuscitation with compressions only is less effective in children than adults.

1957 年：用左旋多巴治疗帕金森病

Dopamine does not cross the blood-brain barrier. G. Cotzias developed effective levodopa therapies in 1967. PET scans can be useful for studying PD.

1957 年：医用超声波

Higher frequencies can be used to provide greater image clarity, but do not penetrate as deeply into the body as lower-frequency ultrasound. Piezoelectric materials are used to produce the ultrasounds. The amount of reflected waves depends on the relative densities of the tissues at interfaces. Many other physicians and technologists contributed to the development of medical ultrasound.

Khurana, A., in *Donald's Practical Obstetric Problem*, Misra, R., ed., New Delhi: Edward Arnold Publishers, 2009.

1958 年：髋关节置换术

In 1960, S. Baw pioneered the use of ivory hip parts. Neary quoted in Elliott, J., *tinyurl.com/4d3nrqw*.

1958 年：松果体

Strassman, R., *DMT*, Rochester, VT: Park Street Press, 2000.

1959 年：抗体的结构

Monoclonal antibodies, derived from a single immune cell, have been found that recognize certain human cancers.

1960 年：激光

Hecht, J., *Understanding Lasers*, Piscataway, NJ: IEEE Press, 2008.

1961 年：胸腺

Marks, G., *Encyclopedia of Jewish Food*, Hackensack, NJ: Wiley, 2010.

1962 年：人体冷冻学

In the 1970s, researchers demonstrated some electrical activity in cat brains after several years of storage at −20 °C.

Alam, H., *tinyurl.com/4h3kku2*.

1962 年：线粒体疾病

TIME, *tinyurl.com/yg5y8m7*.

1963 年：认知行为疗法

Mathematician J. Nash is famous for claiming that he was able to overcome his schizophrenia to a large degree by a reasoning process in which he was able to persuade himself of the improbability of the conclusions he was making. By adjusting his thinking about his delusions and the voices he heard, he was able to diminish their hold over him.

1964 年：β- 受体阻滞剂

Propranolol was sold under the brand name Inderal.

1964 年：手移植

Some hand recipients receive bone marrow cells from the donor to help "reeducate" the recipient's immune system to decrease tissue rejection.

1966 年：胰腺移植

The digestive enzymes produced by the donor pancreas may drain into the patient's intestine or bladder. The transplant can eliminate the need for insulin shots and decreases the secondary problems of diabetes.

1967 年：计算机轴向断层扫描

Mathematician J. Radon formulated fundamental algorithms used in reconstructing CT images.

1967 年：心脏移植

Fitzpatrick, L., *tinyurl.com/ylrlnmp*.

1970 年：逆转录酶与艾滋病

Once the DNA copy of the retroviral RNA is inserted into the host DNA, this "provirus" becomes a permanent part of the infected cell's genome. Alas, the inhibitor drugs often become ineffective because retroviruses mutate rapidly, making the proteases and RTs difficult to attack. Antiviral drugs are taken in combination. The first extensively studied retrovirus was a tumor virus of birds, isolated in 1911 by P. Rous. In 1979, R. Gallo discovered the first human retrovirus, HTLV-1. Retroviruses have been implicated in some prostate cancers.

1972 年：环孢霉素

Microbiologist J. F. Borel also played an important role in the discovery of cyclosporine while at Sandoz. Although the world was excited by the first successful heart transplant, in 1967, this patient survived only 18 days, and other patients also became victims of their own immune system.

Hollingham, R., *Blood and Guts*, NY: Thomas Dunne Books, 2009.

Werth, B., *The Billion-Dollar Molecule*, NY: Simon & Schuster, 1995.

1973 年：他汀类药物

More cholesterol in the bloodstream comes from the liver's synthesis of cholesterol than from diet. Cholesterol is an important component of membranes and is also used for creating hormones. HDL carries cholesterol back to the liver. Endo reasoned that fungi probably produced inhibitors for cholesterol-producing enzymes as a way to defend themselves against bacteria, which had cholesterol in their cell walls. Interestingly, atherosclerotic plaques can still form even in individuals who do not have high blood cholesterol levels.

Landers, P., *tinyurl.com/4drujob*.

1976 年：癌症基因

Usually, cancer involves a multistep process in which cells acquire several mutations that together lead to increased proto-oncogene function and/or decreased TS gene function.

1977 年：人工耳蜗移植

CIs do not restore normal hearing, and after CI implantation, patients must undergo therapy to help them adapt to the new sounds. W. House also played a key role in the history of CIs. Today, CIs are often fitted to both ears.

1977 年：核磁共振成像 （MRI）

NMR (nuclear magnetic resonance) was first described in 1937 by physicist I. Rabi. In 1945, physicists F. Bloch and E. Purcell refined the technique. In 1966, R. Ernst developed

Fourier transform (FT) spectroscopy and showed how RF pulses could be used to create a spectrum of NMR signals as a function of frequency. P. Lauterbur and P. Mansfield received the Nobel Prize for their role in producing images from magnetic resonance scans. Patients with pacemakers and certain metal implants often should not be scanned because of the effect of the magnet.

1978 年：首例试管婴儿

TIME, tinyurl.com/ye3zju7.

1981 年：胎儿外科

Camosy, P., quoted in *The Making of the Unborn Patient*, Caspar, M., Piscataway, NJ: Rutgers University Press, 1998.

1981 年：腹腔镜手术

The term *thorascopy* is sometimes used to refer to keyhole surgery performed in the chest. C. Nezhat was also important in the development of video laparoscopy.

Spaner S., Warnock, G., *J. Laparoendosc. Adv. Surg. Tech. A.*, **7**:369; 1997.

1982 年：朊病毒

Gajdusek was able to transmit kuru to primates and show that kuru had an incubation period of several years. In the 1980s, the "mad cows" had eaten pieces of sheep that had scrapie. Scrapie causes sheep to rub the wool off their bodies. Note that in some cases, the dangerous PrP-Sc seems to arise simply by a chance natural event in the body.

1984 年：端粒酶

Telomerase is a reverse transcriptase that creates single-stranded DNA from single-stranded RNA as a template. J. Szostak was also involved in the discovery of telomerase. Shortened telomeres have been associated with Alzheimer's disease, cardiovascular disease, diabetes, cancer, childhood trauma, and prolonged depression.

Greider, C., Blackburn, E., *Scien. Amer.* 274:92; 1996.

1991 年：不施行心肺复苏术

Woodruff, W., *The Army Lawyer*, 4: 6; 1989.

1998 年：RNA 干扰

RNAi also plays a role in protecting cells against transposons, jumping pieces of genetic material that can damage a cell's DNA. One challenge for therapeutic use of RNAi includes unwanted "off-target" effects in which siRNAs inhibit nontargeted mRNAs. RNAi may also involve the alteration of chromatin structure and promotion of DNA methylation. RNAi can be passed on for several generations in worms.

Arney, K., in *Defining Moments in Science*, Steer, M., Birch, H., Impney, A., eds., NY: Sterling, 2008.

2000 年：机器人手术

Other uses of robotic surgery involve the computer-directed milling of artificial parts (e.g., hip joints).

Drehle, D., tinyurl.com/2ee7njs.

2001 年：远程手术

With telediagnosis, MRI scans in the United States may be sent electronically to a radiologist overseas and findings quickly returned. Augmented reality allows images to be superimposed atop a surgeon's view of an operating field, for example, to make inner structures "visible" on the surface of an organ.

2003 年：人类基因组计划

Donovan, A., Green, R., *The Human Genome Project in College Curriculum*, Lebanon, NH: Dartmouth, 2008.

2005 年：面部移植

Face transplants are not only cosmetic; they can allow a person to eat and drink through the mouth, which may not have been possible before the transplant. Antirejection drugs increase a recipient's chances of cancer.

2006 年：培育新器官

Scaffolds may be constructed of more than one material, some of which may eventually biodegrade and dissolve away. Engineered urethras are successfully created by adding muscle cells to the inside of a tube-mesh and endothelial cells to the outside. The cells come from the patients' bladders.

Andrews, W., tinyurl.com/37z4wf.

2008 年：克隆人类

In reproductive cloning, the clone is not truly identical since the somatic (body) cell may contain mutations in the DNA, as well as specific methylation patterns. Also, the mitochondrial DNA comes from the donor egg. Note also that the environments in the uterus and in the egg play a role in the development of an embryo and shape some of its characteristics. In plants, clones can be made simply by cuttings of plants. Some variety of grapes used today for making wine are clones of grapes that first appeared 2,000 years ago. For research purposes, cloning can be used to create animals with the same genetic blueprint and thus eliminate many variables during experiments. Areas for possible use include the treatment of Alzheimer's, Parkinson's, and other degenerative diseases.

Researchers have made iPS cells from blood and skin and then induced these iPS cells into becoming heart muscles and brain and spinal-cord neurons. Such cells might be used to replace damaged heart tissue. Perhaps by cloning healthy heart cells and injecting them into damaged regions of the heart, certain kinds of heart disease can be ameliorated.

After SCNT, the nucleus-egg combination is stimulated with electricity to trigger cell division.

Bailey, R., foreword to Gralla, J., Gralla, P., *Complete Idiot's Guide to Understanding Cloning*, NY: Alpha, 2004.

263

图片版权声明